신경진단학

Special Tests for Neurologic Examination

신경진단학

역자 주 민 외

Special Tests for Neurologic Examination

James R. Scifers, DScPT, PT, SCS, LAT, ATC
Associate Professor, School of Health Sciences
Associate Professor, Department of Physical Therapy
Program Director, Athletic Training Education Program
Western Carolina University
Cullowhee, NC

영 문 출 판 사

■ 옮긴이(가나다 순)

김미현	인제대학교 물리치료학과 교수	**엄기매**	여주대학 물리치료과 교수
김종만	서남대학교 물리치료학과 교수	**오경환**	신구대학 물리치료과 교수
김택훈	한서대학교 물리치료학과 교수	**유병규**	신구대학 물리치료과 교수
김효철	중국 요녕 중의학 대학교 객좌교수	**이건철**	경남정보대학 물리치료과 교수
김희권	목포과학대학 물리치료과 교수	**이규리**	김천대학 물리치료과 교수
남형천	경북전문대학 물리치료과 교수	**이완희**	삼육대학교 물리치료학과 교수
문상은	마산대학 물리치료과 교수	**이한준**	울산대학교 체육학부 교수
문성기	대전보건대학 물리치료과 교수	**이현옥**	부산가톨릭대학교 물리치료학과 교수
방상분	제주한라대학 물리치료과 교수	**장수경**	안산 1대학 물리치료과 교수
백남섭	용인대학교 체육학과 교수	**정형국**	안산 1대학 물리치료과 교수
서현규	대구보건대학 물리치료과 교수	**주 민**	안동과학대학 물리치료과 교수
성기석	경희대학교 체육대학원 겸임교수	**차정진**	대전보건대학 작업치료과 교수
송명수	원광보건대학 물리치료과 교수	**채윤원**	광주보건대학 물리치료과 교수
송병호	단국대학교 특수교육 대학원 물리-작업치료 전공 주임교수	**최병옥**	을지대학교 물리치료학과 교수
		홍완성	동남보건대학 물리치료과 교수
안창식	을지대학교 물리치료학과 교수	**황현숙**	제주한라대학 물리치료과 교수

Special Tests for Neurologic Examination

by James R. Scifers

신경진단학

2008년 10 월 16일 초판인쇄
2008년 10 월 21일 초판발행

지은이 : James R. Scifers, DScPT, PT, SCS, LAT, ATC
옮긴이 : 주 민 외
발행인 : 박 병 조
발행처 : 도서출판 영문출판사
등 록 : 1987년 12월 21일 제2-419호
주 소 : 서울시 강남구 삼성동 69-1
전 화 : (02)514-5590, 776-5590
팩 스 : (02)756-8943
E-mail : yeongmunsa@empal.com
정 가 : 22,000 원
ISBN 978-89-7224-185-0 93510

• 파본은 교환해 드립니다.

헌정의 글

DEDICATION

이 책을 나의 아내인 Michelle과 아이들인, Jacob, Jonathan, Katherine에게 바친다. 그들은 이 책이 완성하는데 많은 도움을 주었을 뿐만 아니라, 끝없는 인내로 나를 지지하고, 나와 함께 해 주었다.

목차
CONTENTS

단원 1 : 머리

단원 2 : 목뼈[경추]

단원 3 : 등뼈

단원 4 : 허리뼈

단원 5 : 상지

단원 6 : 하지

감사의 글

ACKNOWLEDGMENTS

이 책의 개념은 Dr. Jeff Konin, PhD, ATC, PT에 의해 제공되었다. 이 책을 완성하는 동안 그는 자신의 비전과 지침을 공유할 만큼 매우 친절했다. 지속적인 Jeff의 전문지식과 충고는 이 책을 완성하는데 중요한 역할을 했다.

그리고 수많은 사람들의 도움이 없었다면, 이 책을 완성하지 못 했을 것이다. 먼저, 나의 동료인 Jill Manner, MS, LAT, ATC에게 감사드린다. 그녀는 이 책의 공저자일 뿐만 아니라, 책의 내용을 감수해 준 고마운 사람이다. Jill은 상당히 많은 시간을 투자해 책의 사진들을 완성하는데 많은 도움을 주었다. 그리고 나는 Krispen Burns, Mark Green, Katlyn Joyner와 Stephenie Stark 에게 감사드린다. 그들은 바쁜 와중에도 사진 모델이 되어 주었다. 특히 Katie Martin는 몇몇 사진들의 구성을 정비함으로써 도움을 주었다.

나는 SLACK 출판사의 Jennifer Briggs, Carrie Kotlar, Kimberly Shigo, Michelle Clerici, Stephanie Doherrty와 Debra Toulson에게 감사드린다. 그들은 이 책을 출판하는데 많은 도움을 주었다. 그들의 도움과 지도가 없었다면, 이 책은 세상에 나오지 못했을 것이다.

저자에 대해
ABOUT THE AUTHOR

James R. Scifers, DScPT, PT, SCS, LAT, ATC는 Western Carolina University Athletic Training Education 프로그램의 디렉터이다. 그는 현재 Western Carolina University의 School of Health Sciences & Physical Therapy의 부교수로 재직하고 있다.

Dr. Scifers는 East Stroudsburg University에서 athletic training을 전공하고 이학사를 받았다. 그리고 그는 Emory University에서 물리치료 석사학위를 받았고, University of Maryland School of Medicine에서 물리치료 박사학위를 받았다. 그는 물리치료사이자 North Carolina licensed Athletic trainer이다. 그리고 그는 Sports Physical Therapy 전문 자격증을 가지고 있다.

Dr. Scifers는 대학교, 중학교, 임상시설 등에서 18년 이상의 경험을 했다. 그는 Salisburg University와 Lock Haven University에서 Athletic Training Education 프로그램의 디렉터로 봉사했고, 또 University of Kentucky에서 물리치료학과 교수로 재직했다.

공저자에 대해
ABOUT THE CONTRIBUTOR

Jill A. Manners, MS, LAT, ATC는 Western Carolina University의 School of Health Sciences & Physical Therapy의 부교수로 재직하고 있고, Athletic Training Education 프로그램을 담당하고 있다.

그녀는 Ithaca College에서 athletic training/exercise science를 전공하고 이학사를 받았다. 그리고 West Virginia University에서 athletic training 석사학위를 받았다. 그녀는 North Carolina licensed Athletic trainer이며, 대학교, 중학교, 임상시설 등에서 15년 이상의 경험을 가지고 있다. 그녀는 미국 테니스협회에서 Primary Health Care Provider로 봉사하고 있다.

예전에 Jill은 Salisburg University Clinical Education의 프로그램 디렉터이자 코디네이터로 일했고, West Virginia University의 Athletic Training Education 프로그램의 instructor로 일했다.

저자 서문
PREFACE

이 책은 원래 Dr. Jeff Konin의 아이디어였고, 그는 이미 출판한 *Special Tests for Orthopedic Examination* 책의 짝으로 이 책을 마음속으로 계획하고 있었다. 그는 그의 프로젝트 비전을 나와 함께 공유할 만큼 매우 친절한 사람이었고, 내가 National Athletic Training 협회의 연차총회 및 임상 심포지움을 참가하는 동안, SLACK 출판사 부스를 방문했을 때 자신의 소유권을 나에게 넘겨주었다.

Jeff의 생각은 그 프로젝터를 그 해 말경에 시작하려고 했다. 2년이 지난 후, 그 프로젝트는 자신의 생활이 되었고, 원래 신경학적 특수검사의 편집 버전보다 성장했다. 즉, 뇌신경 평가, 피절, 근절 및 반사검사, 뇌진탕 등급척도, 전산화된 뇌진탕 검사, 신경심리적 검사 등의 많은 신경학적 특수검사 절차가 포함되었다.

한 권의 책이 모든 내용을 포괄적으로 다루기 어렵지만, 본 책의 주된 목적은 독자들에게 선명한 사진과 신경학적 기능장애를 가진 환자에게 적용되는 일반적인 검사 기법들을 간략하지만, 세밀하게 소개하는데 있다. 본 책의 내용들을 편집함에 있어, 저자들은 다른 책에서 제시한 보편적인 검사들을 소개하고 있고, 또 다양한 검사들의 신뢰도, 타당도, 민감도 및 특이도를 연구를 했다. 그리고 임상에서 사용되는 검사기법의 용도를 다루었다. 몇몇 경우는, 이 책에 포함된 검사절차의 임상 사용을 지지하거나 논박할 만한 증거를 가지고 있지 않았다. 이런 경우는, 다른 책에서 널리 사용되고 있고, 또 임상에서 널리 사용되고 있기 때문에 포함시켰고, 입문 교육 프로그램에 이들 검사절차를 계속 포함시키고 있다. 이들 검사들을 지지하는 증거의 부족은 그들의 효율성을 지지하거나 논박하기 위해 임상 연구를 수행하는 연구자나, 교육자, 임상가들의 몫으로 계속 남아있게 될 것이다. 독자들이 검사의 역사적 사실과 근거중심적 연구를 쉽게 찾아볼 수 있도록 각 특수검사에 대한 참고문헌을 제공하고 있다. 이들 참고문헌들이 포괄적이지는 못하지만, 각 검사 절차에 이용될 수 있는 많은 데이터들을 독자들에게 제공한다.

부가적으로, 각 검사가 어떻게 개발되었는지, 그들의 역사 및 근본이 어떠했는지에 대한 기본적인 배경을 독자들에게 제공하기 위해 각 검사에 대한 역사적 사실을 제공하고 있다.

각 검사절차의 역사적 사실에 대한 모든 정보는 웹사이트인 www.whonamedit.

com으로 발취한 것이다.

특수검사의 많은 경우는 지역에 따라 다양한 이름으로 알려져 있다. 본 책은 특수검사기법을 언급할 때 혼동을 줄이기 위해, 이 책에서 다루어지고 있는 많은 검사법에 대해 그들의 다른 이름들을 소개하고 있다. 본 책이 제공하는 특별한 고려사항 단락은 임상가가 검사 소견을 최대로 이용할 수 있도록 하기 위해, 그리고 검사 실수와 가짜 양성 소견이나 가짜 음성 소견을 최소하기 위해 귀중한 임상적 사실과 적용에 대한 특별한 정보를 제공하고 있다.

끝으로, 모든 의학분야가 근거중심 행위 쪽으로 계속 발전하고 있기 때문에, 이용할 수 있는 특별한 결과 데이터가 있는 경우에는 신뢰도, 특이도, 민감도에 대한 데이터 뿐만 아니라, 양성 우도비와 음성 우도비를 제공하고 있다. 발표된 데이터가 없지만, 발표할 당시 이용되었던 검사들도 언급하고 있다. 이렇게 알려지지 않았던 데이터의 경우는 우리들의 후배 세대를 위해 이들 검사절차의 타당성 연구를 시작할 기회를 독자들에게 제공한다.

결론적으로, 이 책은 임상의 미래를 볼 수 있는 눈을 가진 역사에게 경의를 표하고 있다. 사실, 이번 프로젝트는 나에게 있어 재미있고, 도전적이고, 창조(책출판)에 대해 새로운 경험이었다. 나는 이 책을 완성할 때쯤, 이 책이 학생, 교육자, 임상가를 위한 유용한 자료로서 신경학 평가의 한 분류로 자리잡길 희망했다. 그리고 나는 나의 노력이 성공적으로 이루어지길 바라고, 또 우리들의 현재와 미래의 임상에서 가치있는 책이 되길 바란다.

James R. Scifers, DScPT, PT, SCS, LAT, ATC

추천글
FOREWORD

나는 Dr. James Scifers의 "Special Tests for Neurologic Examination" 책의 추천글을 쓰게 되었음에 무한한 영광을 가진다. Dr. Scifers는 명확하고, 간결하고, 잘 구성된 신경학 검사기법을 학생들에게 제공해 줌으로써, athletic training, 물리치료, 다른 보건 분야의 숨겨진 공간을 잘 충족시켰다. 이 책은 SLACK에서 출간한 "Special Tests for Orthopedic Examination" 3ed. 책과 훌륭한 짝을 이룰 것이다.

이 책의 출간은 시기적으로 적절하였다. *"Special Tests for Neurologic Examination"*은 특히 운동선수 트레이너에게 큰 도움을 줄 것이다. 그들은 이 책을 통해 다양한 근골격계 및 신경계 질환을 가진 능동적인 환자를 평가하고 치료하는 능력을 증가시킬 수 있다. 이 책은 학생과 스포츠 건강관리사에게 일반적인 신경학 검사에 대한 내용을 제공해 주고, 근거중심의 임상 진단을 형식화하는데 큰 역할을 할 것이다. 이 책에 포함된 검사와 기법들은 진단적 정확성, 민감도, 특이도를 기반으로 선택되고 제시되어져 왔다. Dr. Scifers는 서론 단락에서 근거중심 행위의 훌륭한 토의를 갖고, 특수검사 진술을 위한 단계를 설정하고 있다.

*"Special Tests for Neurologic Examination"*는 특수검사와 검사기법을 단순히 수집해 놓은 것 이상의 의미를 갖는다. 설명과 그림들이 주의깊게 선택되었고, 선택된 기법의 또다른 이름을 제시하여, 많은 검사기법들을 다루는 학생들이 경험하게 되는 혼동을 최소화시키고 있다. 전문적 지식과 여러 신체검진 교재를 가진 교육자들도 학생들이 보다 쉽게 이들 정신운동 수행능력을 학습할 수 있다는 것을 알게 될 것이다. 무엇보다 중요한 것은, 이들 기법을 분석하는데 어려움을 겪고 있는 학생들도 필요한 숙련성 수행할 수 있을 뿐만 아니라, 적절한 합리성을 제공함으로써 그들의 선택에 방어하는 능력을 갖추게 된다는 것이다.

Jay Scifers는 우리들에게 책을 제공해 줌으로써 Konin, Wiksten, Isear, Brader의 업적을 더욱 확장시켰다. Jay는 최근의 프로젝트를 높은 수준으로 완성하기 위해 임상가와 교육자로서의 통찰력을 이용해 왔다. 그는 우리들이 사용하고 즐길 수 있는 훌륭한 자원들을 축적해 왔다.

끝으로, "Special Tests for Neurologic Examination"는 우리 분야에서 다른 교재나 메뉴얼에 비해 빠르게 자리를 잡고 있다. 많은 학생들의 가방이나 운동선수 트레이닝 키트 안에 이 책을 가지고 다닌다.

John M. Hauth, EdD, ATC
Professor of Athletic Training
East Stroudsburg University of Pennsylvania

역자의 글

이 책은 대학교 교재로 손색없어 잘 구성된 신경학적 특수검사 책이다. 이 책을 번역하면서, 원저자들이 얼마나 많은 노력을 기울었는지를 곳곳에서 알 수 있었다. 이 책은 뇌신경 검사, 뇌진탕 등급척도, 전산화된 뇌진탕 검사, 그리고 일반적인 피절, 근절 및 반사 검사 등을 다루고 있고, 각 신체 영역별에 대한 특수검사를 다루었다. 이 책이 검사절차를 설명하는 패턴은 간략하지만, 검사의 주요 요점을 제대로 지적하고 있고, 무엇보다 검사할 때 실수할 수 있는 내용들도 다루고 있다. 이 책은 다양한 신경학적 검사들은 물론, 그 검사법에 대한 역사나, 배경들을 알 수 있어 좋았다. 그리고 근거중심 행위에 맞도록 구성되어 있는 것도 이 책의 특징이다. 그러나 근거중심 행위에 대한 내용이 다른 분야에 비해 부족하지만, 신경학 검사 분야에서는 저자의 노력이 근거중심 행위에 발전의 밑거름이 될 것으로 생각된다.

이 책의 가장 큰 특징은 독자들이 검사에 대한 역사적 사실과 근거중심적 연구를 쉽게 찾아 볼 수 있도록 참고문헌을 제공하고 있다는 것이다. 이 책은 다양한 장점을 가지고 있고, 단점을 찾아볼 수 없을 만큼 구성이 잘 되어 있다. 이 책을 번역하는 동안, 많은 것을 배웠고, 책이 쉽게 만들어지지 않음을 알 수 있었다.

다른 책에 비해 이 책의 번역출판하는데, 많은 어려움을 겪었다. 그런 터라 번역이 완성되었을 때 커다란 보람까지 느끼게 되었다. 많은 어려움 속에서도 번역권을 얻기 위해 노력해 주신 영문사 박병조 사장을 비롯해 임직원에게 감사드린다. 이 책이 많은 학생들에게 도움이 되었으면 한다.

2008년 역자 일동

서론
Introduction

의학은 지난 10년에 걸쳐 근거중심 행위 쪽으로 이동하고 있는 중이다. 근거중심 의학은 최상의 연구들의 통합에 딸려 있고, 또 임상가를 최상의 임상 패턴으로 안내해 줄 수 있는 임상 경험에 직면하게 된다. 근거(evidence)는 임상 행위의 모든 분야 즉, 검사, 진단 및 중재 등에서 이용된다. 검사와 진단의 분야에 있어서는, 근거중심 행위(evidence-based practice)는 임상가가 다양한 기능장애를 가진 사람과 그렇지 않은 사람을 구분할 수 있는 가장 적절한 검사절차를 선택하는데 도움을 준다. 특수검사가 평가 절차의 한 부분이지만, 그것은 감별진단에 있어 임상가에게 귀중한 정보를 제공해 준다. 그러므로 가장 신뢰성과 타당성이 좋은 특수검사를 확인하는 근거는 임상가의 평가 절차에 직접적으로 도움을 준다. 평가 절차의 모든 부분들은 다양한 질환으로 고생하고 있는 환자들의 가능성을 결정하는데 있어 임상가에게 도움을 줄 수 있다.

교재들은 전통적으로 다양한 임상 검사 기법과 검사 절차를 학습자에게 제공해 왔지만, 진단적 정확성이나 검사 효율성을 강조하지 않았다. 검사절차를 이런 관점에서 제시하면, 임상가는 그 검사의 양성 반응을 통해 항상 환자가 특별한 질환으로 고생하고 있다고 믿게 된다. 그러나 실제로는, 넓게 사용되고 효율성이 좋은 검사 절차라도 50% 미만의 진단적 정확성을 나타내는 것이다. 이것의 의미는 즉, 검사기법을 수행할 때 나타나는 양성 소견이 더 이상 양성 진단을 의미하지 않는다는 것이다. 임상 시설에서 사용되고 있는 다양한 기법들의 진단적 정확성에 대한 지식은 임상가가 정확한 진단을 결정할 때와 적절한 치료계획을 수립할 때 중요한 역할을 하게 된다.

근거중심 행위 쪽으로 의학의 경향이 흐르고 있기 때문에, 이 책(Special Tests for Neurologic Examination")은 여기에 기술된 여러 절차의 임상적 효율성에 대한 데이터를 제공하려고 노력하고 있고, 또 이런 목표를 충족시키기 위해, 저자들은 데이터가 있는 검사기법인 경우에는, 그 검사 절차에 대한 특이도와 민감도에 대한 데이터를 제공하고 있다. 불행히도, 근거중심 행위의 입장에서 볼 때 의학은 유아 수준이다. 그러므로 현재 많이 사용되고 있는 많은 검사 절차들 조차도 그 검사의 적용을 지지해 줄 수 있는 충분한 근거들을 가지고 있지 않다. 점차 우리의 임상 지식에 대한 이런 틈들이 줄어들고 있지만, 아직 우리들은 많은 임상 평가와 치료 절차의 타당성 측면에서 볼 때, 먼 길을 가야 한다. 오늘날 임상가들이 이용할 수 있는 근거의 부족은 다양한 기법과 절차의 효율성을 연구하는 미래의 연구자들 몫으로 남게 될 것이다.

진단 검사는 다양한 방법으로 평가될 수 있다. *신뢰도(reliability)*는 정밀하고 정확하고 재생산 가능한 정보를 만드는 검사의 능력이고, *진단적 정확성(diagnostic* *accuracy)*은 특별한 질환을 가진 사람과 그렇지 않는 사람을 구분할 수 있는 검사의 능력을 평가하는 것이다. 여러 검사 기법의 *임상적 효율성(clinical utility)*은 진단 영상이나 수술적 진단과 같은 표준기준(referenced standard)과 비교되는 검사 결과를 필요로 한다.

*검사전 확률(pre-test probability)*은 환자가 특정 질환을 가질 가능성을 의미하는 것으로, 환자의 병력, 검사 소견, 임상가의 경험을 통해 결정된다. 다양한 검사절차의 수행은 환자의 검사전 확률에 의해 결정된다. 예를 들면, 다음과 같다. 임상가에게 환자의 수근관증후군 병력, 육안 검진과 촉진을 통한 수근관증후군 확인, 그리고 수근관증후군 환자를 평가한 경험 등이 제공되었다면, 그 임상가는 높은 검사전 확률을 통해 환자가 수근관증후군으로 고생하고 있다고 가정해야 한다. 이런 검사전 확률로부터, 임상가는 수근관증후군의 진단을 확인하거나 논박할 수 있는 특수검사 절차를 선택할 수 있다. 임상가가 높은 임상적 효율성을 가진 검사 절차를 지지할 만한 근거를 가지고 있다면, 그 임상가는 정확한 진단을 내리는데 도움을 주는 가장 정확한 특수검사를 선택할 수 있다. 환자의 *검사후 확률(post-test probability)*은 수행된 모든 평가절차가 끝난 이후에 환자가 특정 질환을 가질 가능성이다.

특수검사는 임상적으로 유용하다는 높은 신뢰도를 보여야 한다. 신뢰도는 검사 절차가 옳은 진술을 어느 정도인지를 보이고 있는지를 결정하고, 또 측정 실수의 결과가 어느 정도 되는지를 결정한다. 다른 방법으로 신뢰도를 설명하자면, 신뢰도란, 특정 속성을 측정하는 도구나 검사자의 일치성이다.

신뢰도가 높은 수준을 유지하기 위해서는, 검사 절차가 한 사람의 임상가 보다는 여러 사람의 임상가에 의해, 그리고 한번 검사가 아닌 여러 번의 검사를 통해 동일한 방법으로 수행되어야 한다. 부가적으로, 양성 소견과 음성 소견도 임상가들간에 일치해야 하고, 또 검사들간에도 일치해야 한다. 검사자의 신뢰도를 "inter-tester reliability"라고 하고, 한명의 검사자에 의해 이루어지는 여러 번의 검사간의 신뢰도를 "intra-tester reliability"라고 한다. 특수검사 절차의 신뢰도를 위협할 수 있는 많은 실수들이 존재하는데, 검사절차의 부적절한 적용(기본 절차와 다르게 검사하는 방법), 검사결과의 부적절한 해석(잘못 해석된 검사소견), 그리고 장비 실수(잘못된 검사도구나, 캘리브레이션을 하지 않은 경우) 등이 여기에 속한다.

신뢰도 데이터는 주로 κ 수치, Pearson 상관계수(γ), 혹은 급간내상관계수(ICC) 등으로 표현된다. κ 수치와 급간내상관계수를 사용할 때는, 계수 강도(strength of coefficients)를 결정하기 위해 다음과 같은 척도를 적용할 수 있다: 0.50 미만의 계수는 좋지 못한 신뢰도이고, 0.50-0.75의 계수는 중등도의 신뢰도이고, 0.75 이상은 좋은 신뢰도를 의미한다. Pearson 상관계수(γ)를 이용할 때, 수치 범위는 -1에서 1까지이다. 음성 수치는 역관계를 나타내고, 양성 수치는 비례관계를 나타낸다. 여기에서 "0"는 상관계수가 없음을 의미한다.

임상 검사 기법의 진단적 정확성은 검사 소견을 표준기준(예, 진단영상)과 비교함으로써 결정된다. 진단적 정확성은 검사절차에 의해 정확히 진단된 환자의 수를 표준기준 혹은 "gold" 기준을 이용한 진단된 환자의 수와 비교한다. 정확히 진단된 환자의 백분율은 검사의 진단적 정확성이 되고, 진단적 정확성은 종종 *양성 예측비(positive predicative value, PPV))와 음성 예측비(negative predicative value, NPV), 민감도(sensitivity), 특이도(specificity)* 및 *우도비(likelihood ratios)*를 이용해 설명된다.

검사의 진단적 정확성을 결정할 때, 2×2 분할표를 주로 많이 사용한다. 아래 표는 전형적인 2×2 분할표를 보여주고 있다.

	양성 표준기준	음성 표준기준
양성 검사	진짜–양성 소견(a)	가짜–양성 소견(b)
음성 검사	가짜–음성 소견(c)	진짜–음성 소견(d)

2×2 분할표를 완성하는데 필요한 데이터를 수집한 이후, 전반적 정확성(overall accuracy), 양성 예측비 혹은 음성 예측치, 민감도, 특이도 및 우도비 등의 견지에서 검사 기법의 임상적 효율성을 결정할 수 있다. 검사의 전반적 정확성은 모든 진짜 소견(진짜 양성 소견과 진짜 음성 소견)을 더한 후에, 기법을 사용한 모든 환자의 수를 나눈 값으로 계산될 수 있다. 2×2 분할표를 이용하면, 전반적 정확성의 방정식은 다음과 같이 표현할 수 있다:

$$\text{전반적 정확성} = 100\% \times ([a+d]/[a+b+c+d])$$

이상적인 검사 정확성은 100%로서, 이것은 그 검사기법으로 평가된 모든 환자가 특정한 질환을 가진 경우나 질환이 없는 경우를 의미한다. 전반적 정확성이 100%란 것은 임상 검사절차를 이용할 때 이루어질 수 없는 수치이다.

양성 예측비(PPV)는 양성 소견을 가진 환자가 실제로 그 질환을 가질 가능성을 예측하는 것이고, 음성 예측비(NPV)는 음성 소견을 가진 환자가 실제로 그 질환을 가지지 않을 가능성을 예측하는 것이다. 2×2 분할표를 이용하면, 다음과 같은 방정식으로 이들 예측비를 계산할 수 있다:

$$PPV = 100\% \times (a/[a+b])$$
$$PPV = 100\% \times (d/[c+d])$$

양성 예측비가 1에 가까울수록, 임상가는 양성 검사결과를 통해 그 질환이 존재할 가능성이 높다고 생각할 것이고, 반대로, 음성 예측비가 1에 가까울수록, 임상가는 그 질환이 존재하지 않을 가능성이 높다고 생각한다.

*민감도(sensitivity)*는 표준기준에 의해 나타난 질환자를 찾을 수 있는 검사의 능력이다. 민감도는 진짜 양성 비율로 간주된다. 높은 민감도를 가진 검사는 특정질환을 배제할 수 있는 좋은 검사법이다. 이것은 "SnNOut"로 표시되고, 음성 결과를 가지고 높은 민감도를 가진 검사가 질환을 배제하는데 좋은 검사라는 의미이다.

2×2 분할표를 이용하여, 민감도를 아래와 같이 계산할 수 있다:

$$\text{민감도} = 100\% \times (a/[a+c])$$

한편, *특이도(specificity)*는 표준기준과 비교하여, 특정질환으로 고생하지 않는 환자를 찾는 검사의 능력을 의미한다. 특이도는 특정 질환을 포함시킬 수 있는 좋은 검사법이다. 이것은 "SpPin"로 표시되며, 이런 표시는 임상가들이 양성 결과를 가진 높은 특이도가 질환을 포함시키는데 유리하다는 것을 임상가들에게 기억시키는데 좋다. 아래와 같은 방정식으로 특이도를 계산할 수 있다:

$$\text{특이도} = 100\% \times (d/[b+d])$$

임상가가 특수검사의 진단적 효율성을 결정하는데 있어, 민감도와 특이도를 쉽게 이용할 수 있지만, 임상가들이 꼭 기억해야 할 것은 민감도와 특이도의 수치가 모두 높은 검사절차는 거의 없다는 것이다. 그러므로 대부분의 검사절차는 질환을 배제하거나 포함시키는 목적으로 사용된다. 종종 이런 현상은 감별진단을 성공적으로 이룰 수 있게 임상가로 하여금 여러 검사절차를 수행하도록 만들고, 또 그 결과를 정학하게 해석하도록 만든다.

우도비는 환자가 질환을 가지고 있는지 아니면, 가지지 않았는지에 대한 확률의 이동을 결정하기 위해 검사의 민감도와 특이도를 포함시키고 있다. 우도비는 임상가가 임상의사결정을 바꾸고자 할 때 귀중한 정보를 제공해 준다. *양성 우도비(positive likelihood ratios)*는 양성 검사를 할 때 환자가 질환을 가지고 있을 가능성의 증가이고, *음성 우도비(negative likelihood ratios)*는 음성 검사를 했을 때 환자가 질환을 가질 가능성의 감소이다. 다음과 같은 방정식으로 우도비를 계산할 수 있다:

양성 우도비 = 민감도/(1-특이도)
음성 우도비 = (1-민감도)/특이도

양성 우도비가 10보다 크고, 음성 우도비가 0.1 미만일 경우는 질환을 가질 확률이 높고, 양성 우도비가 5-10이고, 음성 우도비가 0.1-0.2 일 때는 확률이 중등도이고, 양성 우도비가 2-5이고, 음성 우도비가 0.2-0.5이면, 확률이 작지만, 가끔 중요한 의미를 갖는다. 끝으로, 양성 우도비가 1-2이고 음성 우도비가 0.5-1 사이 라면, 질환을 가질 확률이 거의 없고, 중요한 의미가 없다.

참고문헌(REFERENCES)

Cleland J. *Orthopedic Clinical Examination: An Evidence-Based Approach for Physical Therapists*. Carlstadt, NJ: Icon Learning Systems; 2005.

Domholdt E. *Physical therapy Research*. 2nd ed. Philadelphia, PA: W.B. Saunders; 2000.

Fritz JM, Wainner RS. Examining diagnostic tests: an evidence based perspective. *Journal of Physical Therapy*. 2001;81:1546-1564.

Greenhalgh T. Papers that report diagnostic or screening tests. *British Medical Jounal*. 1997;315:540-543.

Hagen MD. Test characteristics: How good is that test? *Primary Care*. 1995;22:213-233.

Jaeschke R, Guyatt GH, Sackett DL. How to use an article about a diagnostic test: what are the results and will they help me in caring for my patients? *JAMA*. 1991;271:703-707.

Jaeschke R, Guyatt GH, Sackett DL. How to use an article about a diagnostic test: are the results of the study valid? *JAMA* 1994;271:389-391.

Maher CG, Sherrington c, elkins M, Herbert RD, Moseley AM. challenges for evidence-based physical therapy: Accessing and interpreting hight-quality evidence on therapy. *Journal of physical Therapy*. 2004;84:644-654.

Portney LG, Watkins MP. *Foundations of Clinical Research: Applications to Practice*. 2nd ed. Upper Saddle River, NJ: Prentice Hall Health; 2000.

Rothstein JM, Echternach JL. *Primer on* Measurement: *An Introductory Guide to Measurement Issues*. Alexandria, VA: american Physical Therapy Association; 1999.

Sackett DL. A primer on the precision and accuracy of the clinical examination. *JAMA*. 1992;267:2638-2644.

Sackett DL, Straws SE, Richardson WS, Rosenberg W, Haynes RB. *Evidence-Based Medicine: How to Practice and Teach EBM,* 2nd ed. London: Harcourt Publishers; 2000.

Schwartz JS. Evaluating diagnostic tests: what is done and what needs to be done. *J Gen Intern Med*. 1986;1:266-267.

단원 1

머리
Head

제 1 장

뇌신경 평가
Cranial Nerve Assessment

표 1-1은 뇌신경의 이름, 유형 및 기능을 요약한 것이다. 본 장의 나머지 부분은 뇌신경 평가에 사용되는 다양한 평가기법들을 설명하고 있다.

표 1-1

뇌신경

뇌신경	*유형*	*기능*
I 뇌신경 (후각신경, 후신경)	감각	냄새를 맡음
II 뇌신경 (시각신경, 시신경)	감각	시력, 빛에 대한 반대측 동공반사
III 뇌신경 (눈돌림신경, 동안신경)	운동	눈근육 운동조절, 빛에 대한 동측 동공반사
IV 뇌신경 (도르래신경, 활차신경)	운동	안구 위빗근의 운동조절
V 뇌신경(삼차신경)	감각 및 운동	얼굴 감각, 저작근들의 운동조절
VI 뇌신경 (갓돌림신경, 외전신경)	운동	가쪽 곧은근 (m. lateral rectus)의 운동조절
VII 뇌신경 (얼굴신경, 안면신경)	감각 및 운동	혀 전방 1/3 부위의 맛 감각, 얼굴근육의 운동조절
VIII 뇌신경(청각신경, 속귀신경, 내이신경)	감각	듣기와 균형(속귀)
IX 뇌신경 (설인신경, 혀인두신경)	감각 및 운동	혀 후방 부위의 맛, 인두 운동조절

(계속)

표 1-1, 계속

뇌신경		
뇌신경	*유형*	*기능*
X 뇌신경(미주신경)	감각 및 운동	인두와 후두의 감각과 운동 흉부 및 복부 내장근의 자율적 근조절
XI 뇌신경 (척수 더부신경, 부신경)	운동	등세모근과 목빗근의 운동조절
XII 뇌신경 (혀밑신경, 설하신경)	운동	혀 근육의 운동조절

참고문헌 (REFERENCES)

Magee DJ. *Orthopedic Physical Assessment*. 4th ed. Philadelphia, PA: W.B. Saunders; 2002.

Reese NB. *Mucle and Sensory Testing*. 2nd ed. Philadelphia, PA: W.B. Saunders; 2005.

Starkey C, Ryan JL. *Evaluation of Orthopedic and Athletic Injuries*. 2nd ed. Philadelphia, PA: FA Davis; 2002.

I 뇌신경 : 후각신경(후신경)
CRANIAL NERVE I : OLFACTORY NERVE

필요한 도구(MATERIALS REQUIRED)

음식물이나, 강하고 독특한 향수. 일반적으로 사용되는 재료로는 딱딱한 사탕, 막대 껌, 입술크림, 알콜 면봉이 있다.

뇌신경의 기능(CRANIAL NERVE FUNCTION)

후각

검사 자세(TEST POSITION)

환자에게 앉은 자세이나, 선 자세, 누운 자세 등을 취하도록 주문한다.

동작(ACTION)

검사자는 환자에게 두 눈을 감도록 주문하고, 환자의 코 밑에 물체를 갖다 댄다. 그리고 환자에게 냄새를 맡아 보도록 지시한다(그림 1-1)

양성 소견(POSITIVE FINDING)

환자가 물체를 인지하지 못하거나 어떤 물체인지 구별하지 못하는 경우.

특별한 고려사항(SPECIAL CONSIDERATIONS)

검사자는 환자에게 불쾌감이나 자극적인 느낌을 줄 수 있는 물체를 사용해서는 안되고, 특히 경추레벨의 척수손상이 의심되는 환자에게는 더욱 그러한 데, 그 이유는 환자가 물체를 피하기 위해 고개를 돌릴 수 있기 때문이다.

참고문헌(REFERENCES)

Magee DJ. *Orthopedic Physical Assessment*. 4th ed. Philadelphia, PA: W.B. Saunders; 2002.

Meadows JTS. *Orthopedic Differential Diagnosis in Physical Therapy*. New York: McGraw-Hill; 1999.

Reese NB. *Muscle and Sensory Testing*. 2nd ed. Philadelphia, PA: W.B. Saunders; 2005.

Starkey C, Ryan JL. *Evaluation of Orthopedic and Athletic Injuries*. 2nd ed. Philadelphia, PA. F.A. Davis; 2002.

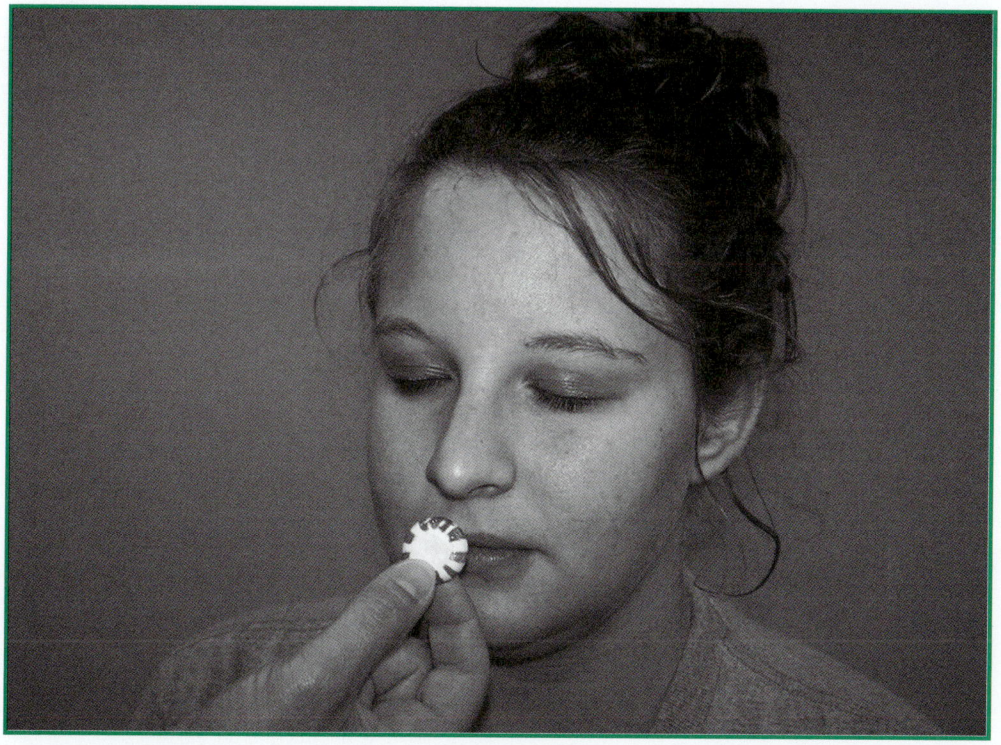

그림 1 - 1

II 뇌신경 : 시각신경(시신경)
CRANIAL NERVE II : OPTIC NERVE

필요한 도구(MATERIALS REQUIRED)

Snellen 시력 검사 챠트, 시각 예민성을 평가할 수 있는 합당한 크기의 물체, 그리고 볼펜형태의 회중전등

뇌신경의 기능(CRANIAL NERVE FUNCTION)

시력, 시각 및 반대측 동공반사

검사자세(TEST POSITION)

환자에게 앉은 자세를 취하도록 주문한다.

동작(ACTION)

검사자는 환자의 시야 결핍을 평가하기 위해 물체를 읽어보도록 주문한다(그림 1-2). 검사자는 반대측 동공반사를 평가하기 위해 볼펜형태의 회중전등을 사용한다. 동공반사를 검사하기 위해, 검사자는 왼쪽 눈의 동공 수축을 평가하기 위해 환자의 오른쪽 눈에 빛을 비춘다(그림 1-3). 이 검사는 정상 기능을 위해 양측 모두 평가한다.

양성 소견(POSITIVE FINDING)

환자는 선택된 물체를 읽을 수 없다. 검사자가 환자의 오른쪽 눈동자에 빛을 비추었을 때, 환자는 왼쪽 눈동자의 정상적인 동공반응(수축)을 보여주지 못한다.

특별한 고려사항(SPECIAL CONSIDERATIONS)

검사자는 가짜 양성반응을 보일 수 있는 시각장애를 환자가 가지고 있는지를 선별검사해야 한다. II 뇌신경 평가를 위한 부가적인 검사법으로는, 여러 영역의 결손을 찾을 수 있는 시야 평가와 대면검사(confrontation test)가 있다.

참고문헌(REFERENCES)

Magee DJ. *Orthopedic Physical Assessment*. 4th ed. Philadelphia, PA: W.B. Saunders; 2002.

Meadows JTS. *Orthopedic Differential Diagnosis in Physical Therapy*. New York: McGraw-Hill; 1999.

Reese NB. *Muscle and Sensory Testing*. 2nd ed. Philadelphia, PA: W.B. Saunders; 2005.

Starkey C, Ryan JL. *Evaluation of Orthopedic and Athletic Injuries*. 2nd ed. Philadelphia, PA: F.A. Davis; 2002.

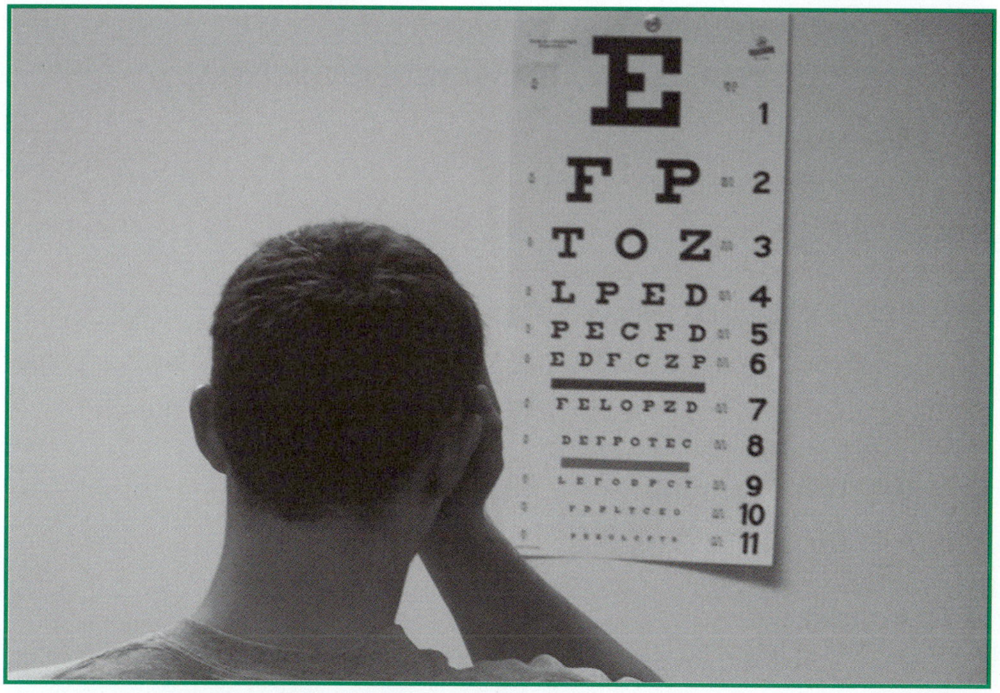

그림 1 - 2

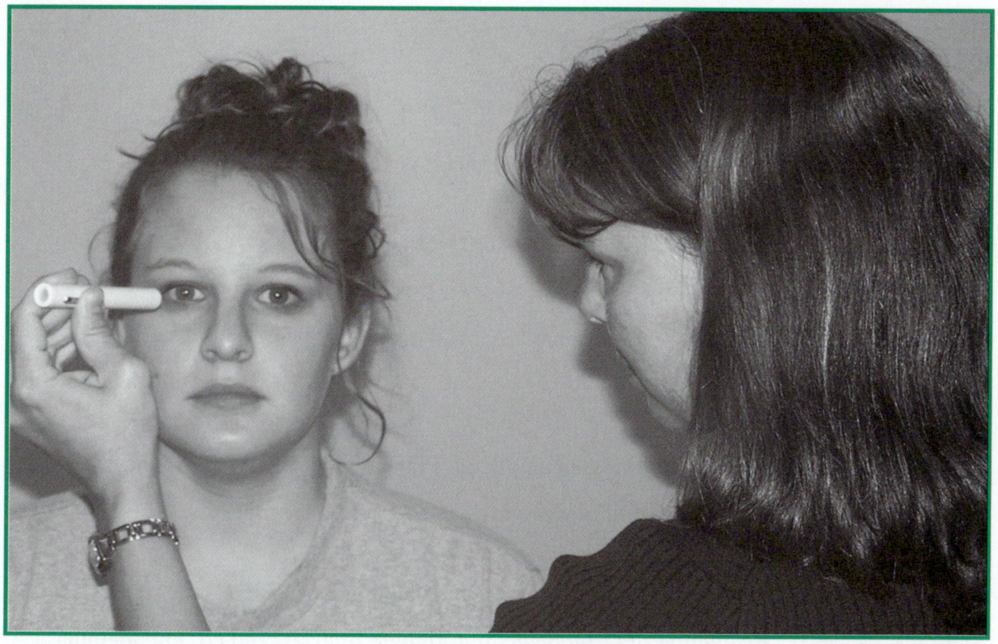

그림 1 - 3

III 뇌신경 : 눈돌림신경(동안신경)
CRANIAL NERVE III : OCULOMOTOR NERVE

필요한 도구(MATERIALS REQUIRED)

볼펜형 회중전등

뇌신경의 기능(CRANIAL NERVE FUNCTION)

동측 동공반사, 다음과 같은 근육의 운동조절: 눈꺼풀올림근(m. levator palpebrae), 곧은근(위, 아래, 안쪽), 안구 아래빗근(inferior oblique eye muscle).

검사자세(TEST POSITION)

환자에게 앉은 자세를 취하도록 주문한다.

동작(ACTION)

검사자는 환자에게 눈꺼풀을 들어올리도록 주문하고(그림 1-4), 눈동자의 올림, 내림, 내전 등의 움직임을 평가한다(그림 1-5A, 1-5B와 1-6). 그리고 볼펜형 회중전등을 이용해 동측 동공반사를 평가한다. 검사자는 이 검사를 위해, 오른쪽 눈동자의 수축을 평가하기 위해, 오른쪽 눈동자에 빛을 비춘다(그림 1-7). 정상 기능을 평가하기 위해 양측 눈동자 모두를 검사한다.

양성 소견(POSITIVE FINDING)

환자는 눈꺼풀을 들어올릴 수 없거나, 눈동자를 올림, 내림 및 내전할 수 없다. 그리고 검사자가 눈동자에 빛을 비출 때, 환자는 동측 동공반사를 보여주지 못한다.

특별한 고려사항(SPECIAL CONSIDERATIONS)

III 뇌신경을 평가할 때, 극위 안구진탕(end-point nystagmus)는 정상적인 소견이다.

참고문헌(REFERENCES)

Magee DJ. *Orthopedic Physical Assessment*. 4th ed. Philadelphia, PA: W.B. Saunders; 2002.

Meadows JTS. *Orthopedic Differential Diagnosis in Physical Therapy*. New York: McGraw-Hill; 1999.

Reese NB. *Muscle and Sensory Testing*. 2nd ed. Philadelphia, PA: W.B. Saunders; 2005.

Starkey C, Ryan JL. *Evaluation of Orthopedic and Athletic Injuries*. 2nd ed. Philadelphia, PA: F.A. Davis; 2002.

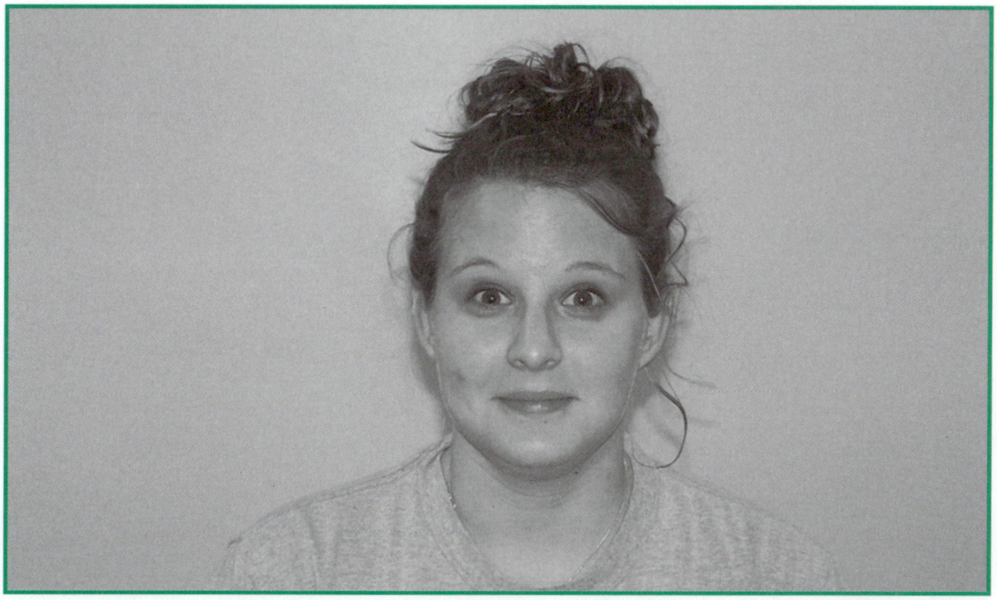

그림 1 - 4

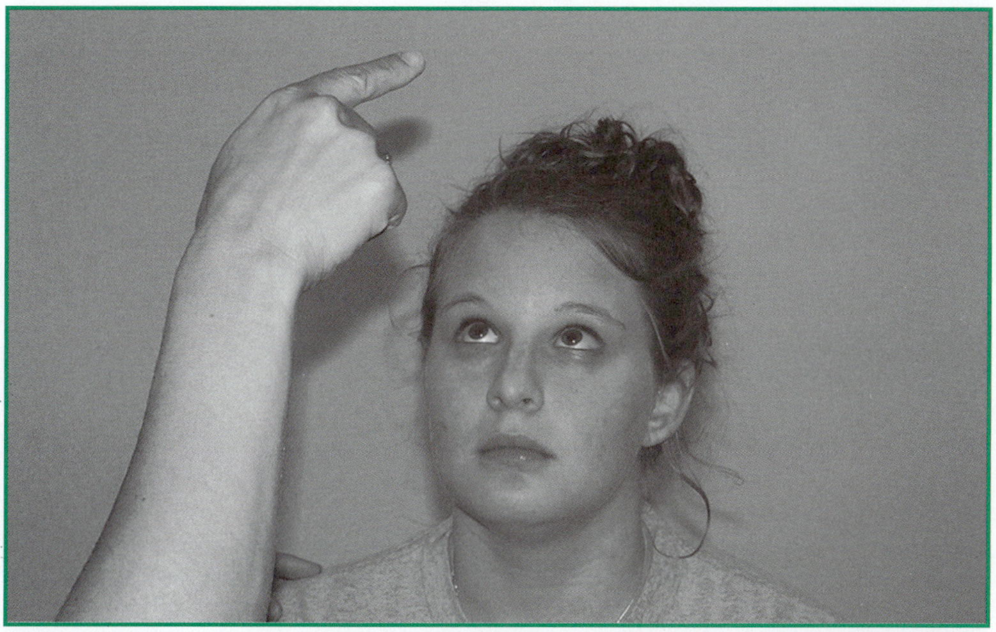

그림 1 - 5A

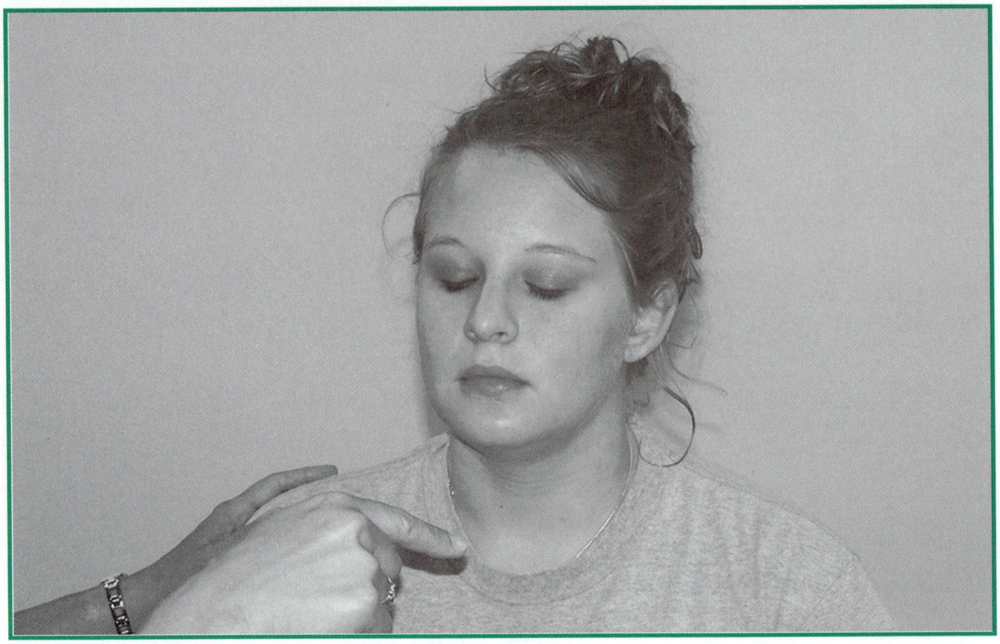

그림 1 - 5B

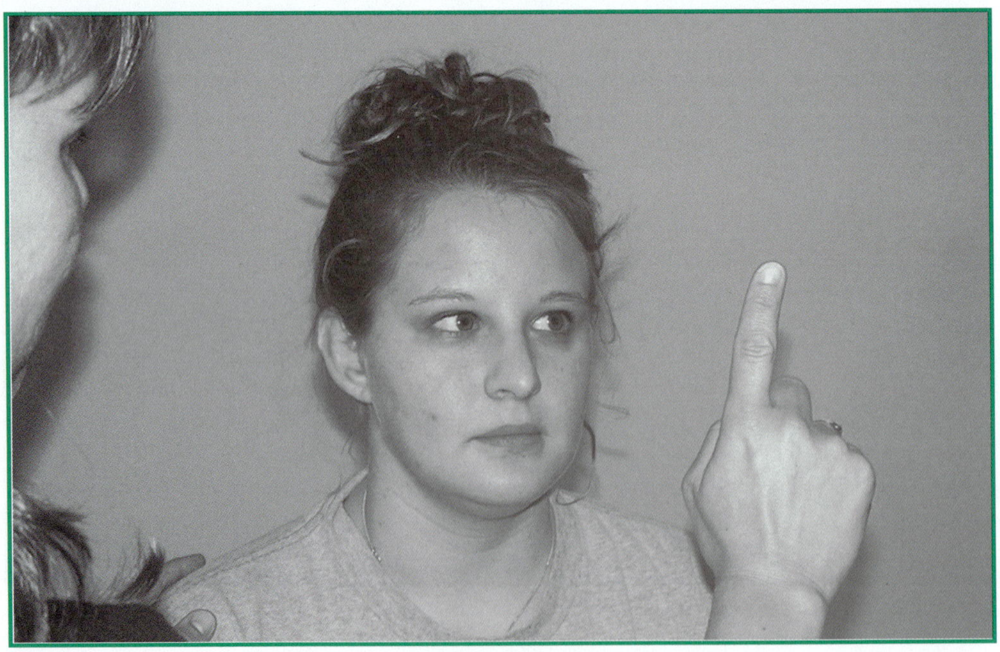

그림 1 - 6

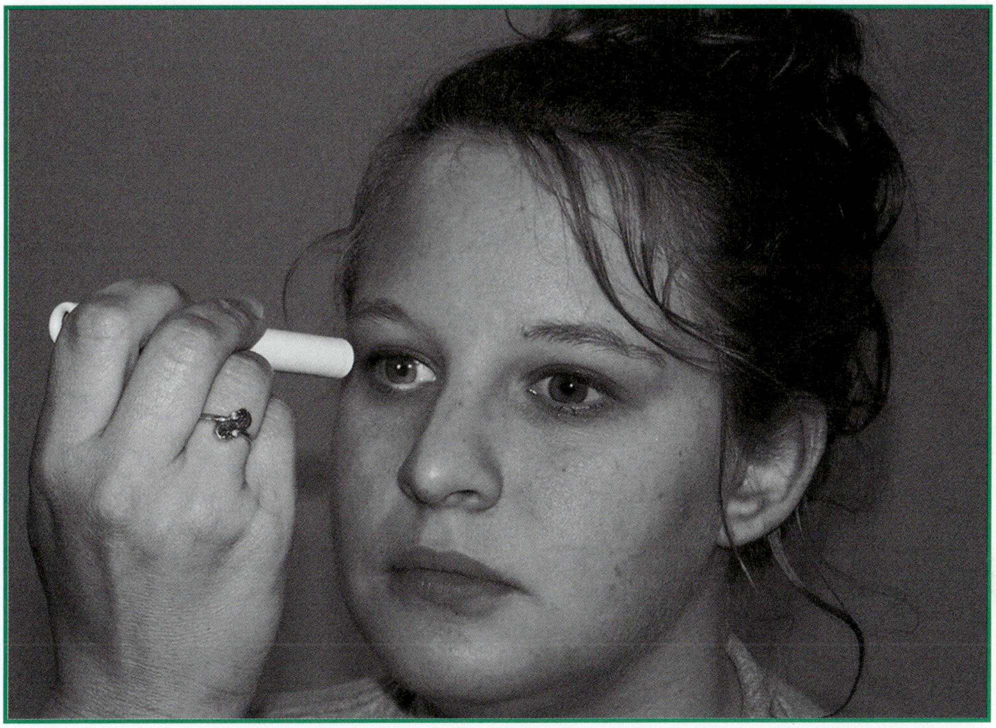

그림 1 - 7

IV 뇌신경 : 도르래신경(활차신경)
CRANIAL NERVE IV : TROCHLEAR NERVE

필요한 도구(MATERIALS REQUIRED)

없음

뇌신경의 기능(CRANIAL NERVE FUNCTION)

위빗근(m. superior oblique)의 운동조절

검사자세(TEST PPOSITION)

환자에게 앉은 자세를 취하도록 주문한다.

동작(ACTION)

검사자는 환자에게 눈을 치켜 올리도록 주문한다(그림 1-8).

양성 소견(POSITIVE FINDING)

환자는 눈을 치켜 올릴 수 없다.

참고문헌(REFERENCES)

Magee DJ. *Orthopedic Physical Assessment*. 4th ed. Philadelphia, PA: W.B. Saunders; 2002.

Meadows JTS. *Orthopedic Differential Diagnosis in Physical Therapy*. New York: McGraw-Hill; 1999.

Reese NB. *Muscle and Sensory Testing*. 2nd ed. Philadelphia, PA: W.B. Saunders; 2005.

Starkey C, Ryan JL. *Evaluation of Orthopedic and Athletic Injuries*. 2nd ed. Philadelphia, PA: F.A. Davis; 2002.

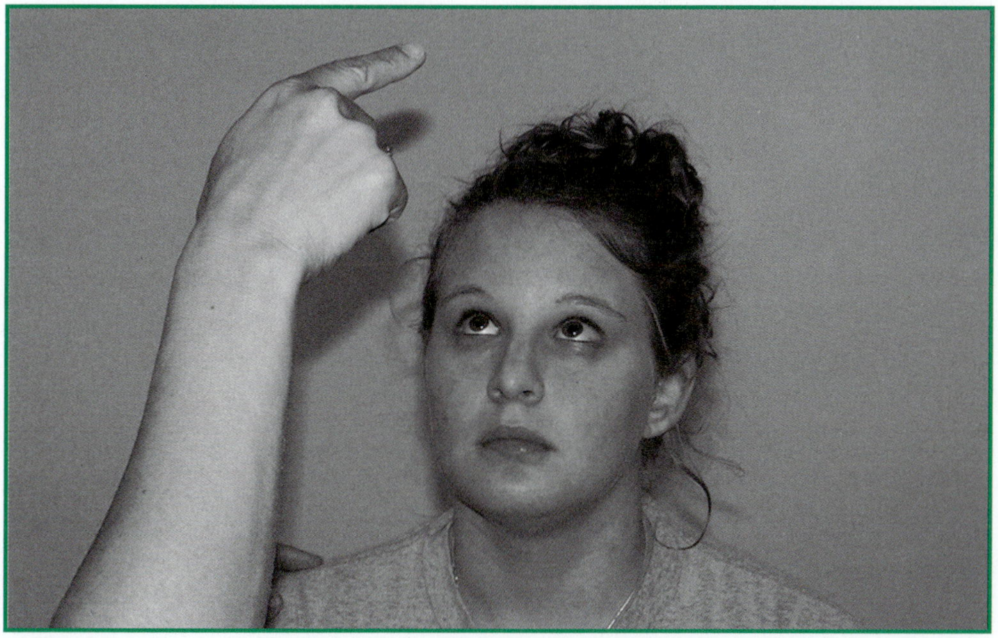

그림 1 - 8

V 뇌신경 : 삼차신경
CRANIAL NERVE V : TROCHLEAR NERVE

필요한 도구(MATERIALS REQUIRED)

없음

뇌신경의 기능(CRANIAL NERVE FUNCTION)

얼굴 감각과 깨물근(씹는 동작)의 운동조절

검사자세(TEST POSITION)

환자에게 앉은 자세를 취하도록 주문한다.

동작(ACTION)

검사자는 가벼운 접촉을 통해 양측 얼굴피부의 감각을 검사한다(그림 1−9에서 그림 1−11). 검사자는 깨물근들의 기능을 평가하기 위해 환자에게 측두하악관절을 내림, 올림, 가쪽 운동을 하도록 지시한다(그림 1−12에서 그림 1−14).

양성 소견(POSITIVE FINDING)

양성반응은 얼굴의 어느 반쪽에 감각이 떨어지거나 깨물근들의 동작을 능동적으로 할 수 없는 경우이다.

참고문헌(REFERENCES)

Magee DJ. *Orthopedic Physical Assessment*. 4th ed. Philadelphia, PA: W.B. Saunders; 2002.

Meadows JTS. *Orthopedic Differential Diagnosis in Physical Therapy*. New York: McGraw-Hill; 1999.

Reese NB. *Muscle and Sensory Testing*. 2nd ed. Philadelphia, PA: W.B. Saunders; 2005.

Starkey C, Ryan JL. *Evaluation of Orthopedic and Athletic Injuries*. 2nd ed. Philadelphia, PA: F.A. Davis; 2002.

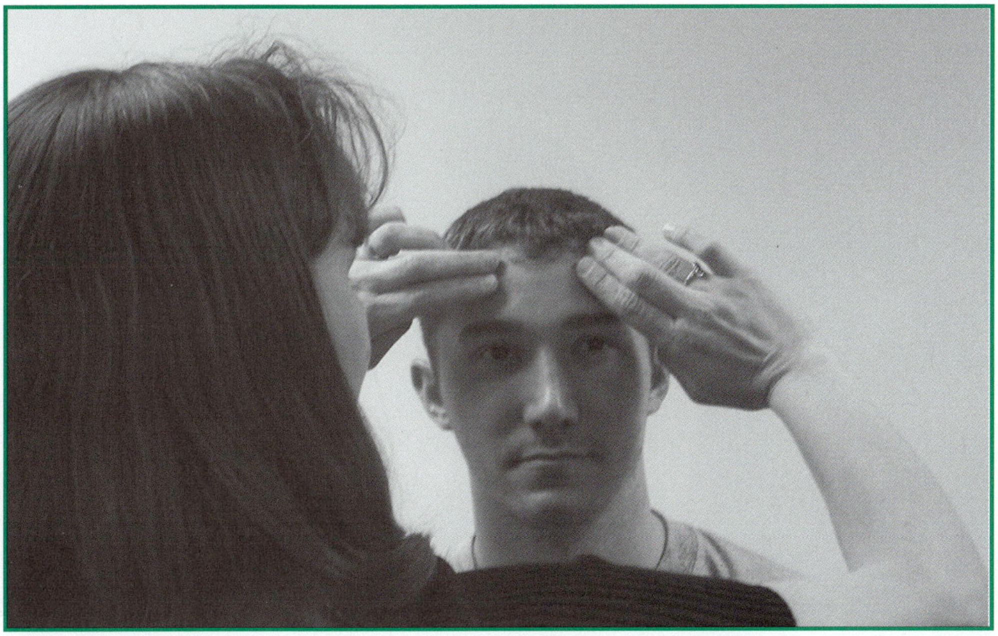

그림 1 - 9

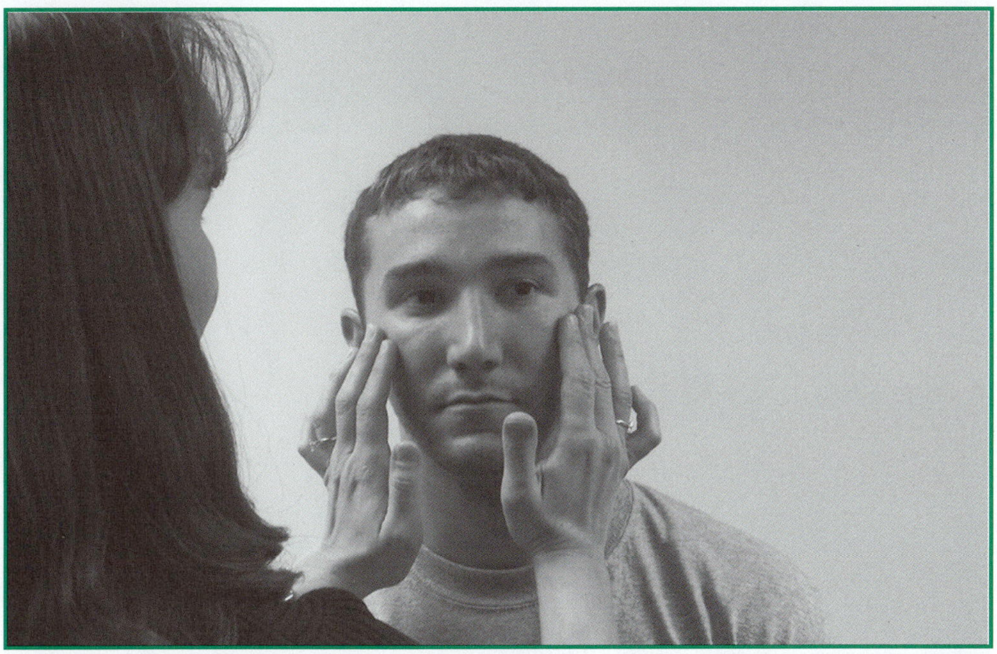

그림 1 - 10

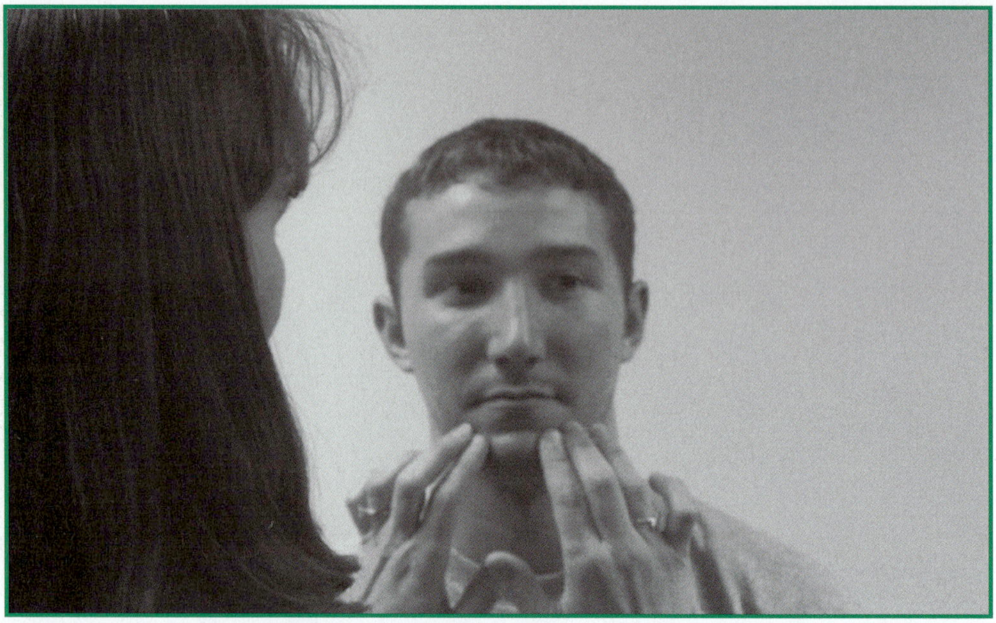

그림 1 - 11

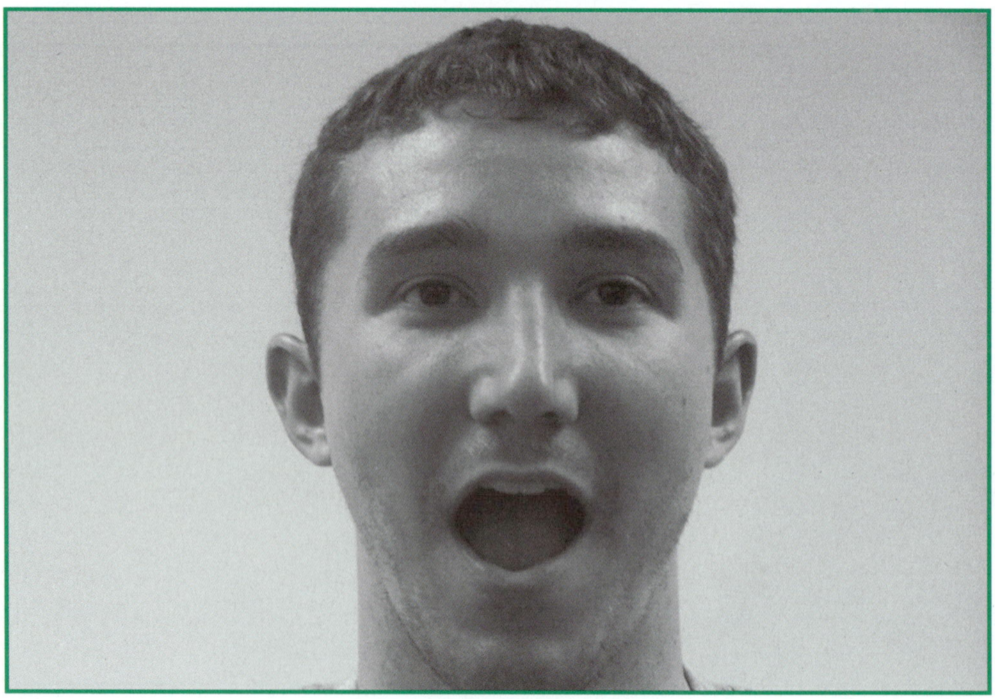

그림 1 - 12

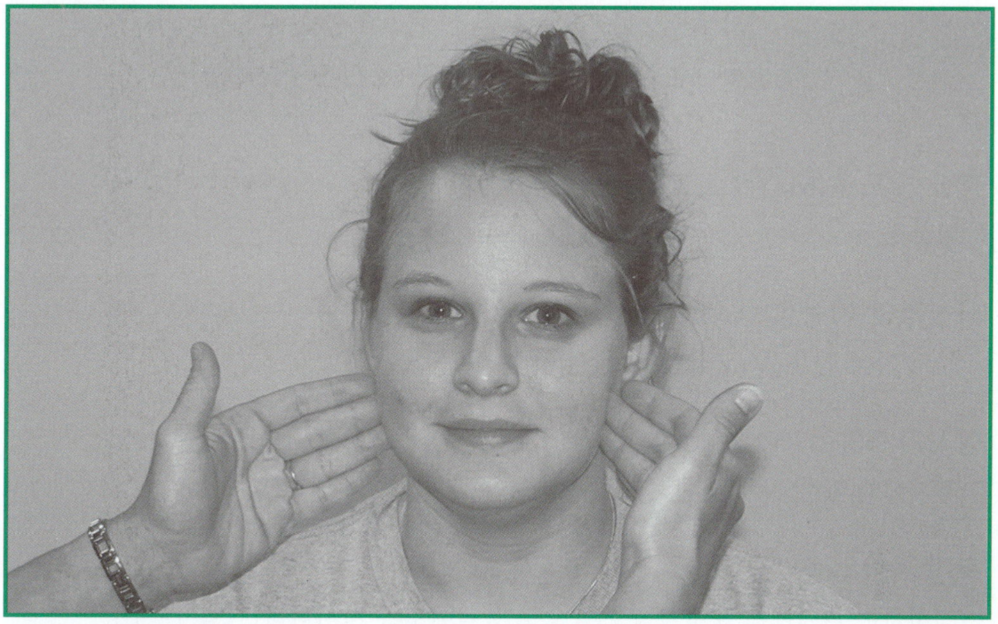

그림 1 - 13

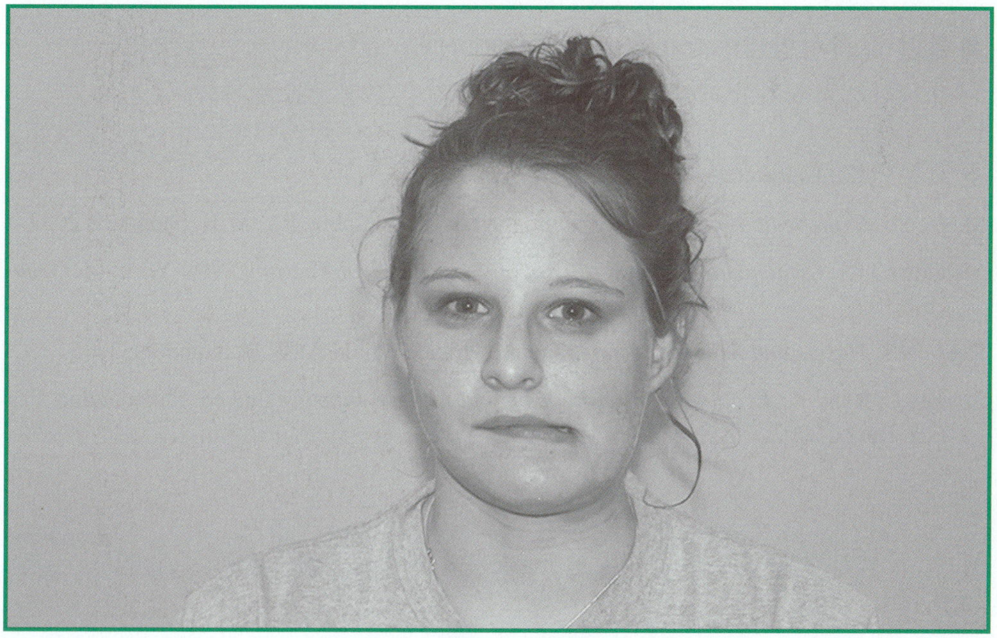

그림 1 - 14

VI 뇌신경 : 갓돌림신경(외전신경)
CRANIAL NERVE VI : ABDUCENS NERVE

필요한 도구(MATERIALS REQUIRED)

없음

뇌신경의 기능(CRANIAL NERVE FUNCTION)

눈의 가쪽 곧은근(m. lateral rectus)의 운동조절

검사자세(TEST POSITION)

환자에게 앉은 자세를 취하도록 주문한다.

동작(ACTION)

검사자는 환자에게 눈동자를 가쪽으로 움직이도록 지시한다(그림 1−15).

양성 소견(POSITIVE FINDING)

환자는 눈동자를 가쪽으로 움직이지 못한다.

특별한 고려사항(SPECIAL CONSIDERATIONS)

VI 뇌신경을 평가할 때, 나타나는 극위 안구진탕은 정상 소견이다.

참고문헌(REFERENCES)

Magee DJ. *Orthopedic Physical Assessment*. 4th ed. Philadelphia, PA: W.B. Saunders; 2002.

Meadows JTS. *Orthopedic Differential Diagnosis in Physical Therapy*. New York: McGraw-Hill; 1999.

Reese NB. *Muscle and Sensory Testing*. 2nd ed. Philadelphia, PA: W.B. Saunders; 2005.

Starkey C, Ryan JL. *Evaluation of Orthopedic and Athletic Injuries*. 2nd ed. Philadelphia, PA: F.A. Davis; 2002.

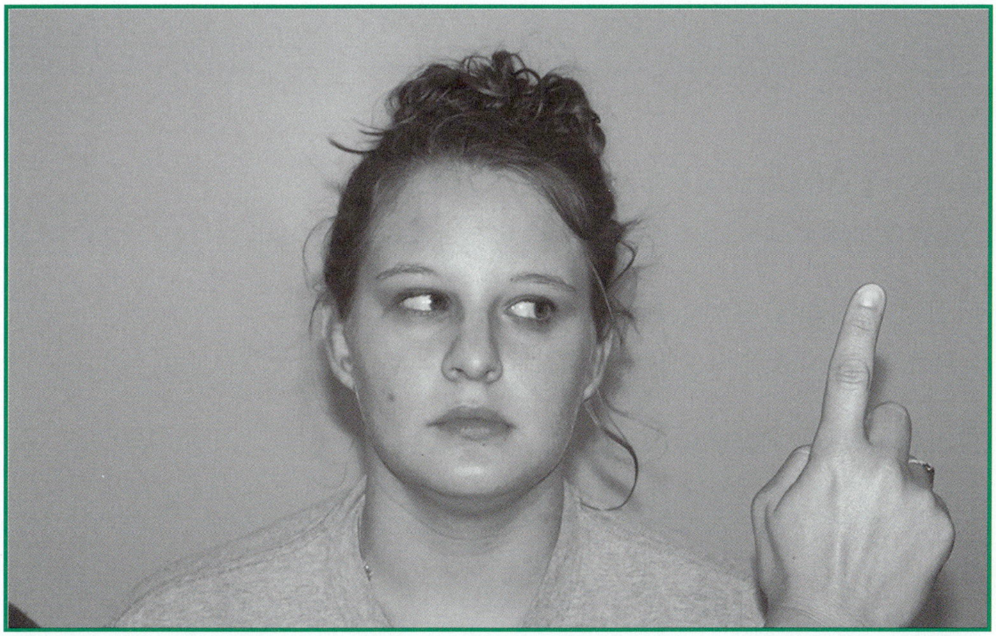

그림 1 - 15

VII 뇌신경 : 얼굴신경(안면신경)
CRANIAL NERVE VII : FACIAL NERVE

필요한 도구(MATERIALS REQUIRED)

딱딱한 사탕조각

뇌신경의 기능(CRANIAL NERVE FUNCTION)

혀의 전방 1/3쪽의 미각과 얼굴 근육의 운동조절

검사자세(TEST POSITION)

환자에게 앉은 자세를 취하도록 주문한다.

동작(ACTION)

검사자는 환자에게 눈을 감고 혀를 내밀도록 주문한다. 검사자는 혀끝에 사탕을 갖다 대고, 어떤 물체인지 확인해 보도록 지시한다(그림 1－16). 검사자는 환자에게 다음과 같은 표정을 짓도록 주문한다: 미소 짓기, 눈살 찌푸리기, 입술 삐죽 내밀기, 뺨 팽창하기, 눈썹 올리고 내리기와 뺨 부풀리기(그림 1－17에서 그림 1－19).

양성 소견(POSITIVE FINDING)

환자는 혀의 전방 1/3되는 부분으로 맛을 볼 수 없거나 구분할 수 없다. 환자는 얼굴의 어느 한쪽으로 얼굴 표정을 지을 수 없다.

특별한 고려사항(SPECIAL CONSIDERATIONS)

VII 뇌신경은 Bell 마비와 관련된다.

참고문헌(REFERENCES)

Magee DJ. *Orthopedic Physical Assessment*. 4th ed. Philadelphia, PA: W.B. Saunders; 2002.

Meadows JTS. *Orthopedic Differential Diagnosis in Physical Therapy*. New York: McGraw-Hill; 1999.

Reese NB. *Muscle and Sensory Testing*. 2nd ed. Philadelphia, PA: W.B. Saunders; 2005.

Starkey C, Ryan JL. *Evaluation of Orthopedic and Athletic Injuries*. 2nd ed. Philadelphia, PA: F.A. Davis; 2002.

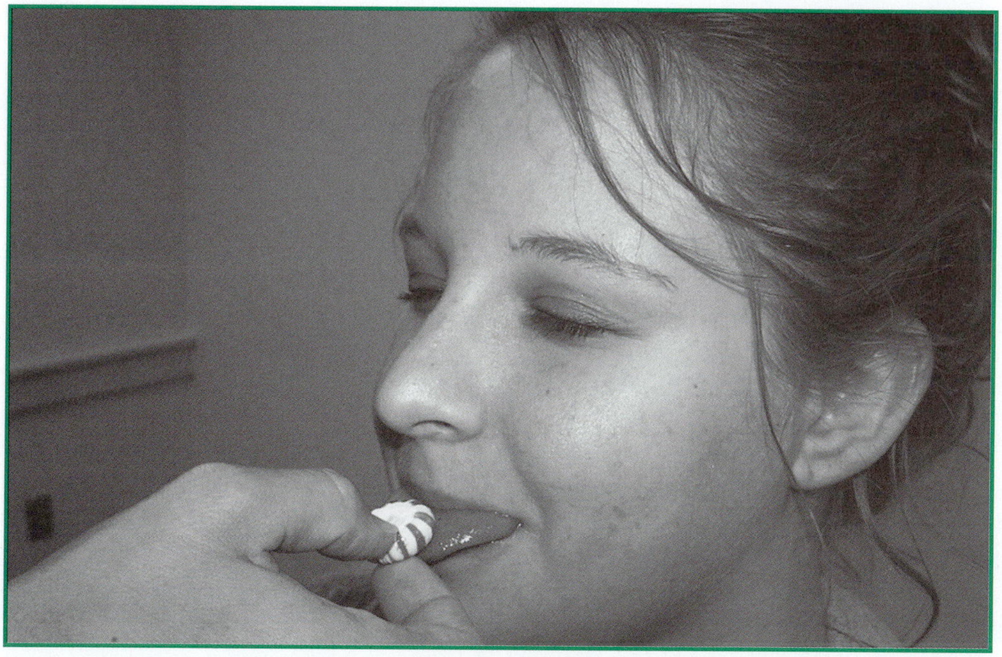

그림 1 - 16

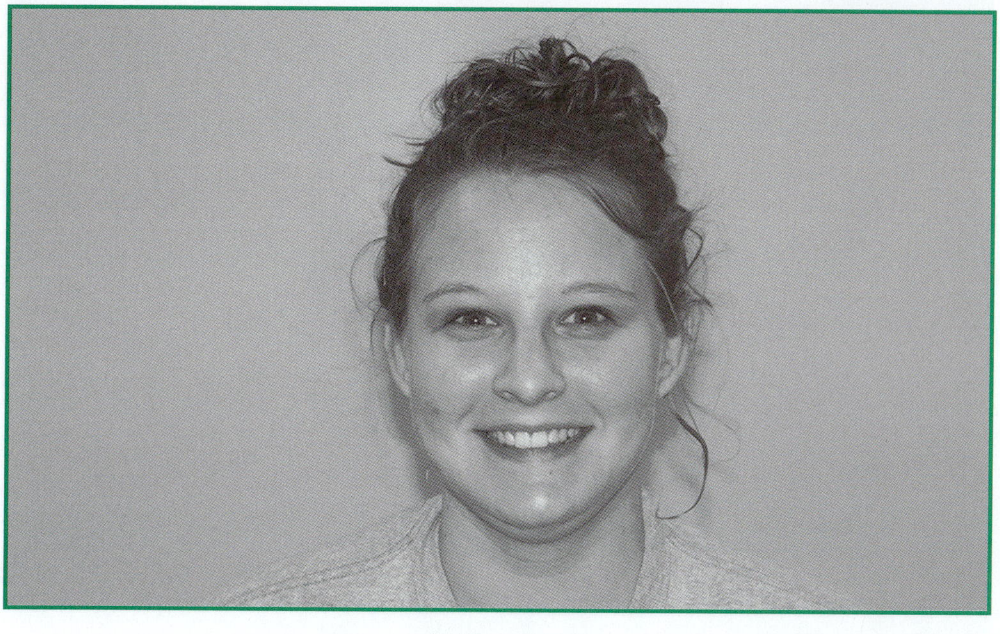

그림 1 - 17

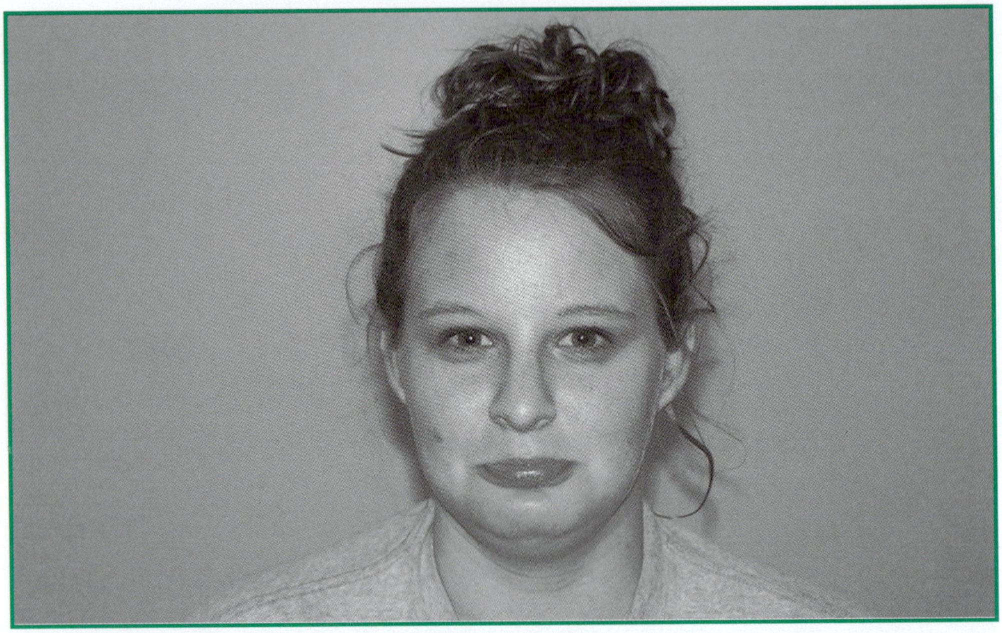

그림 1 - 18

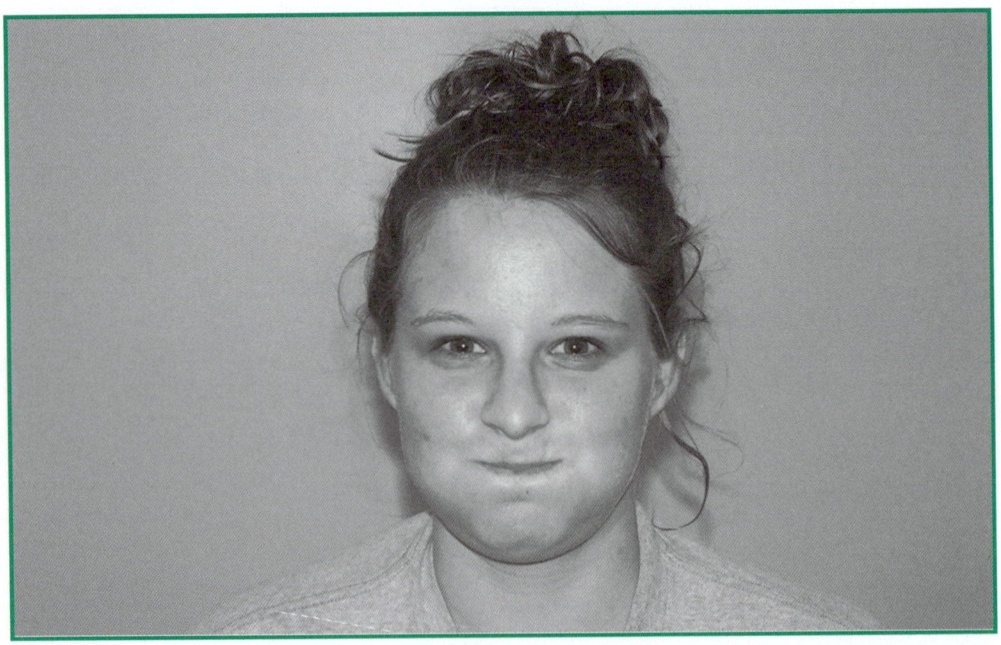

그림 1 - 19

VIII 뇌신경 : 청각신경(속귀신경, 내이신경)
CRANIAL NERVE VIII : ACOUSTIC NERVE

필요한 도구(MATERIALS REQUIRED)

튜닝 포크

뇌신경의 기능(CRANIAL NERVE FUNCTION)

듣기와 균형잡기

검사자세(TEST POSITION)

환자에게 선 자세를 취하도록 주문한다.

동작(ACTION)

검사자는 튜닝 포크를 귀 가까이에 배치하거나 짧은 소리를 낸 후, 환자가 양쪽 귀로 동등하게 들을 수 있는 지를 평가한다(그림 1-20). 검사자는 환자에게 두 눈을 감고 선 자세에서 균형을 잡도록 지시한다(그림 1-21).

양성 소견(POSITIVE FINDING)

환자는 청력의 감소를 나타낸다. 환자는 두 눈을 감고 똑바로 균형을 잡지 못한다.

특별한 고려사항(SPECIAL CONSIDERATIONS)

VIII 뇌신경은 전정와우신경과 청신경으로 잘 알려져 있다. 검사자는 Weber 검사, Rhine 검사와 Halpike-Dix 검사를 통해 VIII 뇌신경을 평가할 수 있다.

참고문헌(REFERENCES)

Magee DJ. *Orthopedic Physical Assessment*. 4th ed. Philadelphia, PA: W.B. Saunders; 2002.

Meadows JTS. *Orthopedic Differential Diagnosis in Physical Therapy*. New York: McGraw-Hill; 1999.

Reese NB. *Muscle and Sensory Testing*. 2nd ed. Philadelphia, PA: W.B. Saunders; 2005.

Starkey C, Ryan JL. *Evaluation of Orthopedic and Athletic Injuries*. 2nd ed. Philadelphia, PA: F.A. Davis; 2002.

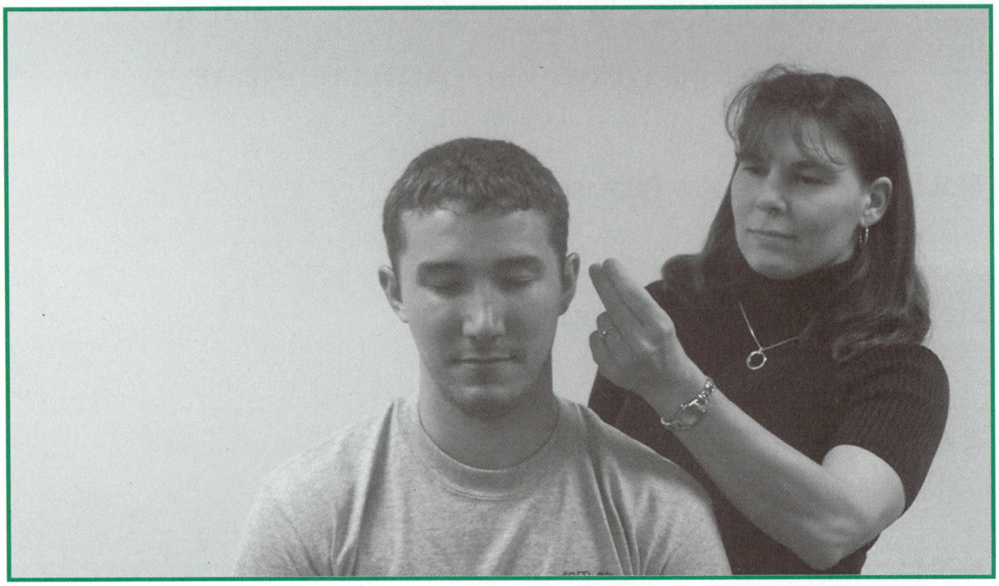

그림 1 - 20

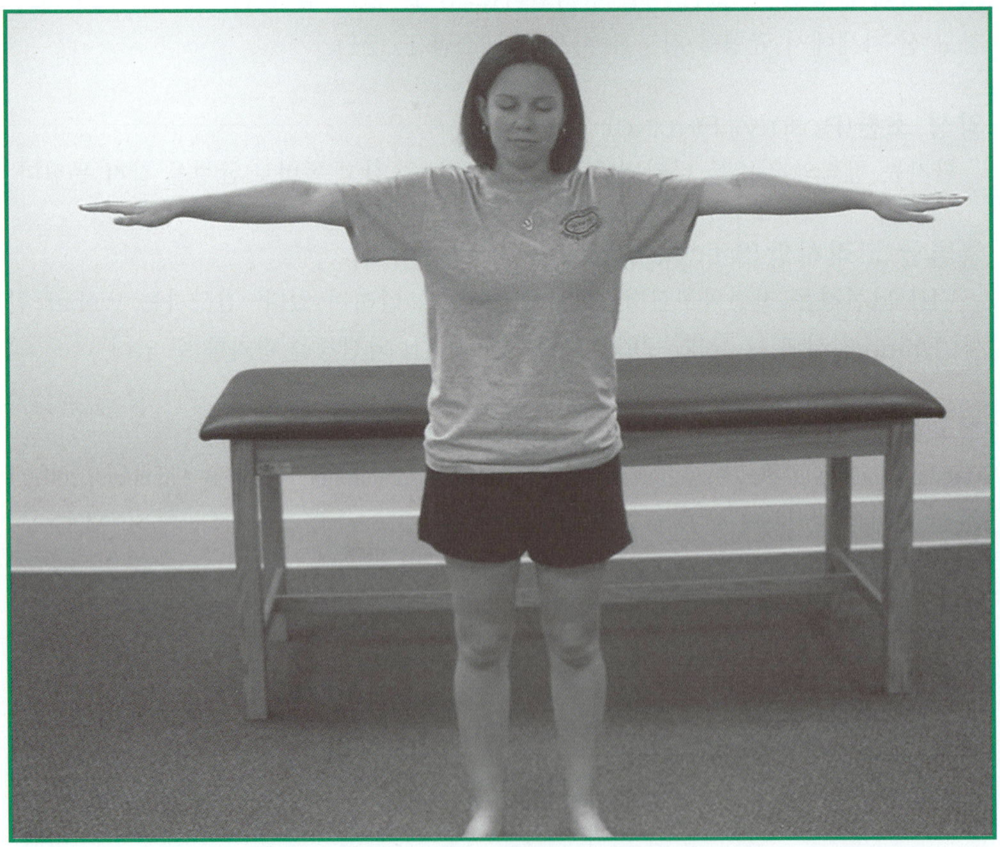

그림 1 - 21

IX 뇌신경 : 혀인두신경(설인신경)
CRANIAL NERVE IX : GLOSSOPHARYNGEAL NERVE

필요한 도구(MATERIALS REQUIRED)

딱딱한 사탕조각.

뇌신경의 기능(CRANIAL NERVE FUNCTION)

혀 후방 부위의 맛과 인두의 운동조절.

검사자세(TEST POSITION)

환자에게 앉은 자세를 취하도록 주문한다.

동작(ACTION)

검사자는 환자에게 두 눈을 감고 혀를 내밀도록 지시한다. 검사자는 혀의 후방 부위에 사탕을 갖다 대고, 맛을 확인하도록 주문한다(그림 1-22). 검사자는 삼키도록 지시하고, 강한 쪽의 목젖 변위를 평가하기 위해 '아아' 하는 소리를 내도록 지시한다(그림 1-23).

양성 소견(POSITIVE FINDING)

환자는 혀 후방 부위로 맛을 볼 수 없거나 맛을 구분할 수 없다. 환자는 삼키기를 할 수 없거나 '아아' 하는 소리를 낼 때, 목젖의 가쪽 변위를 보인다.

특별한 고려사항(SPECIAL CONSIDERATIONS)

검사자는 IX 뇌신경의 검사 방법으로 환자의 구토반사(gag reflex)를 평가할 수 있다.

참고문헌(REFERENCES)

Magee DJ. *Orthopedic Physical Assessment*. 4th ed. Philadelphia, PA: W.B. Saunders; 2002.

Meadows JTS. *Orthopedic Differential Diagnosis in Physical Therapy*. New York: McGraw-Hill; 1999.

Reese NB. *Muscle and Sensory Testing*. 2nd ed. Philadelphia, PA: W.B. Saunders; 2005.

Starkey C, Ryan JL. *Evaluation of Orthopedic and Athletic Injuries*. 2nd ed. Philadelphia, PA: F.A. Davis; 2002.

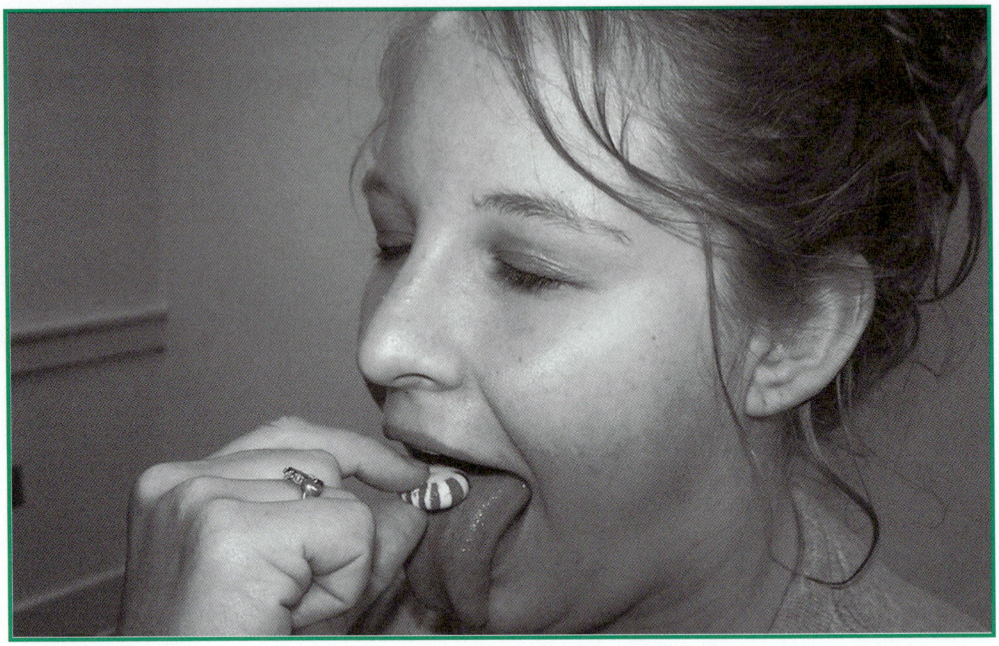

그림 1 - 22

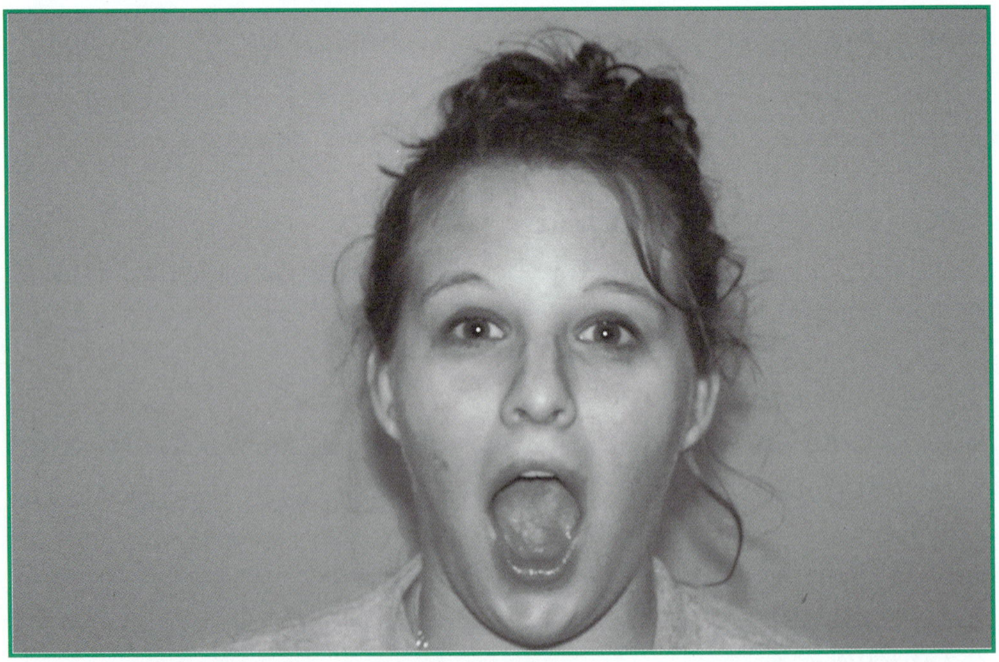

그림 1 - 23

X 뇌신경 : 미주신경
CRANIAL NERVE X : VAGUS NERVE

필요한 도구(MATERIALS REQUIRED)

압설자(tongue depressor)

뇌신경의 기능(CRANIAL NERVE FUNCTION)

인두와 후두의 감각과 운동, 흉부 내장근과 복부 내장근의 조절

검사자세(TEST POSITION)

환자에게 앉은 자세나 누운 자세를 취하도록 주문한다.

동작(ACTION)

검사자는 강한 쪽으로의 목젖 변위를 평가하기 위해 환자에게 입을 벌리고 '아아' 하도록 지시한다(그림 1−24). 검사자는 환자에게 삼키도록 주문한다. 검사는 환자의 구토반사를 평가한다(그림 1−25).

양성 소견(POSITIVE FINDING)

환자는 '아아' 하는 동안 목젖의 변위를 보이거나 목소리를 낼 수 없다. 환자는 삼키기를 할 수 없거나 구토반사의 부재를 나타낸다.

특별한 고려사항(SPECIAL CONSIDERATIONS)

검사자는 X 뇌신경의 평가로 환자의 흉부 장기와 복부 장기의 기능을 평가할 수도 있다.

참고문헌(REFERENCES)

Magee DJ. *Orthopedic Physical Assessment*. 4th ed. Philadelphia, PA: W.B. Saunders; 2002.

Meadows JTS. *Orthopedic Differential Diagnosis in Physical Therapy*. New York: McGraw-Hill; 1999.

Reese NB. *Muscle and Sensory Testing*. 2nd ed. Philadelphia, PA: W.B. Saunders; 2005.

Starkey C, Ryan JL. *Evaluation of Orthopedic and Athletic Injuries*. 2nd ed. Philadelphia, PA: F.A. Davis; 2002.

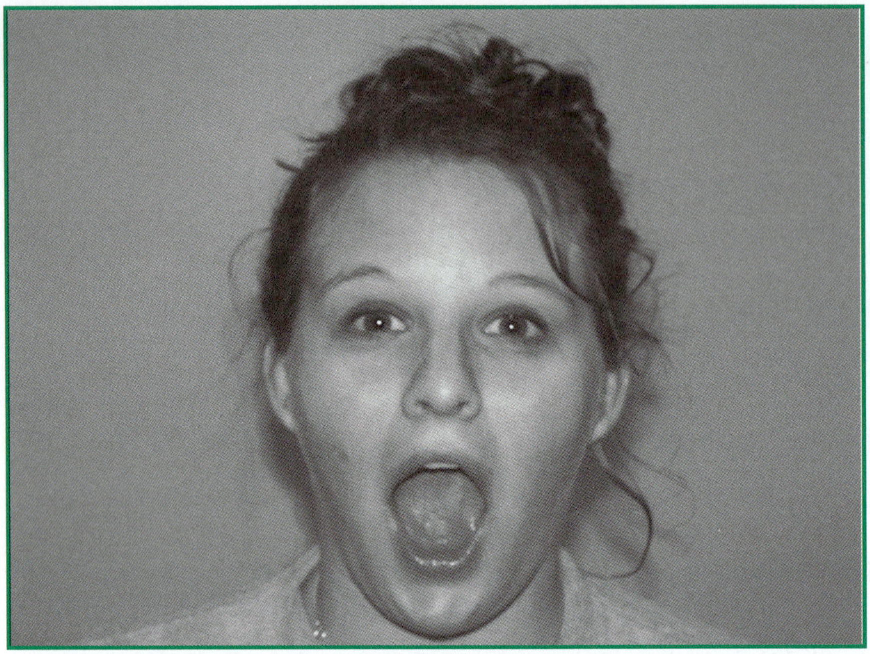

그림 1 - 24

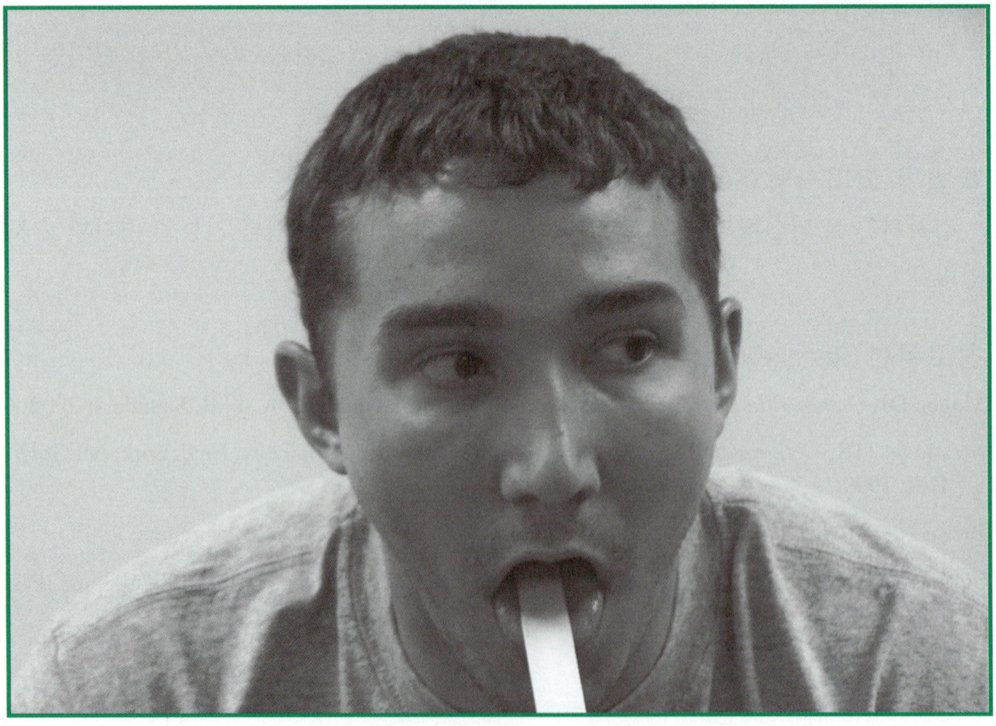

그림 1 - 25

XI 뇌신경 : 척수 더부신경(부신경) CRANIAL NERVE XI : SPINAL ACCESSORY NERVE

필요한 도구(MATERIALS REQUIRED)

없음

뇌신경의 기능(CRANIAL NERVE FUNCTION)

등세모근(승모근)과 목빗근(흉쇄유돌근)의 운동조절

검사자세(TEST POSITION)

환자에게 앉은 자세를 취하도록 주문한다.

동작(ACTION)

검사자는 저항을 주면서 환자에게 어깨를 으쓱 올리도록 주문한다(그림 1–26).

양성 소견(POSITIVE FINDING)

환자는 저항을 받을 때, 편측(한쪽 근육) 약증을 보인다.

특별한 고려사항(SPECIAL CONSIDERATIONS)

XI 뇌신경은 편측 근력 약증을 평가할 목적으로, 위쪽 등세모근과 목빗근에 대한 도수근력검사를 통해서도 검사될 수도 있다.

참고문헌(REFERENCES)

Magee DJ. *Orthopedic Physical Assessment*. 4th ed. Philadelphia, PA: W.B. Saunders; 2002.

Meadows JTS. *Orthopedic Differential Diagnosis in Physical Therapy*. New York: McGraw-Hill; 1999.

Reese NB. *Muscle and Sensory Testing*. 2nd ed. Philadelphia, PA: W.B. Saunders; 2005.

Starkey C, Ryan JL. *Evaluation of Orthopedic and Athletic Injuries*. 2nd ed. Philadelphia, PA: F.A. Davis; 2002.

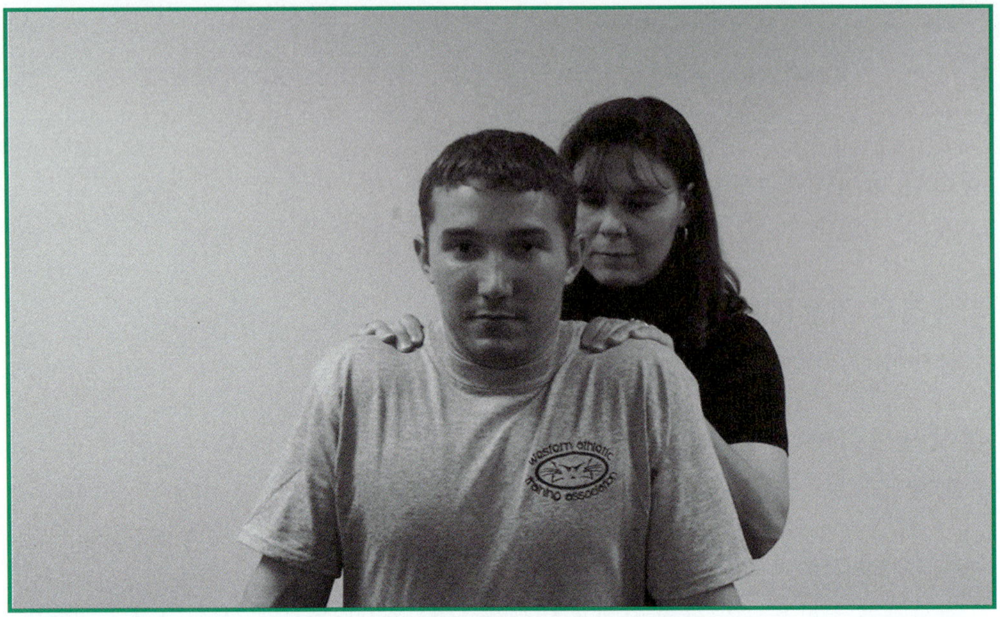

그림 1 - 26

XII 뇌신경 : 혀밑신경(설하신경)
CRANIAL NERVE XII : HYPOGLOSSAL NERVE

필요한 도구(MATERIALS REQUIRED)

없음

뇌신경의 기능(CRANIAL NERVE FUNCTION)

혀 운동조절.

검사자세(TEST POSITION)

환자에게 앉은 자세를 취하도록 주문한다.

동작(ACTION)

검사자는 약한 쪽으로 혀가 편위되는지를 알아보기 위해, 혀를 내밀도록 주문한다(그림 1-27). 검사자는 혀를 좌우로 움직여 보도록 환자에게 주문한다(그림 1-28과 1-29).

양성 소견(POSITIVE FINDING)

환자는 혀를 앞으로 내밀 때 편측 편위를 보이거나, 혀를 좌우로 동등하게 움직이지 못한다.

특별한 고려사항(SPECIAL CONSIDERATIONS)

알아듣기 어려운 말도 XII 뇌신경 손상을 의미할 수 있다.

참고문헌(REFERENCES)

Magee DJ. *Orthopedic Physical Assessment*. 4th ed. Philadelphia, PA: W.B. Saunders; 2002.

Meadows JTS. *Orthopedic Differential Diagnosis in Physical Therapy*. New York: McGraw-Hill; 1999.

Reese NB. *Muscle and Sensory Testing*. 2nd ed. Philadelphia, PA: W.B. Saunders; 2005.

Starkey C, Ryan JL. *Evaluation of Orthopedic and Athletic Injuries*. 2nd ed. Philadelphia, PA: F.A. Davis; 2002.

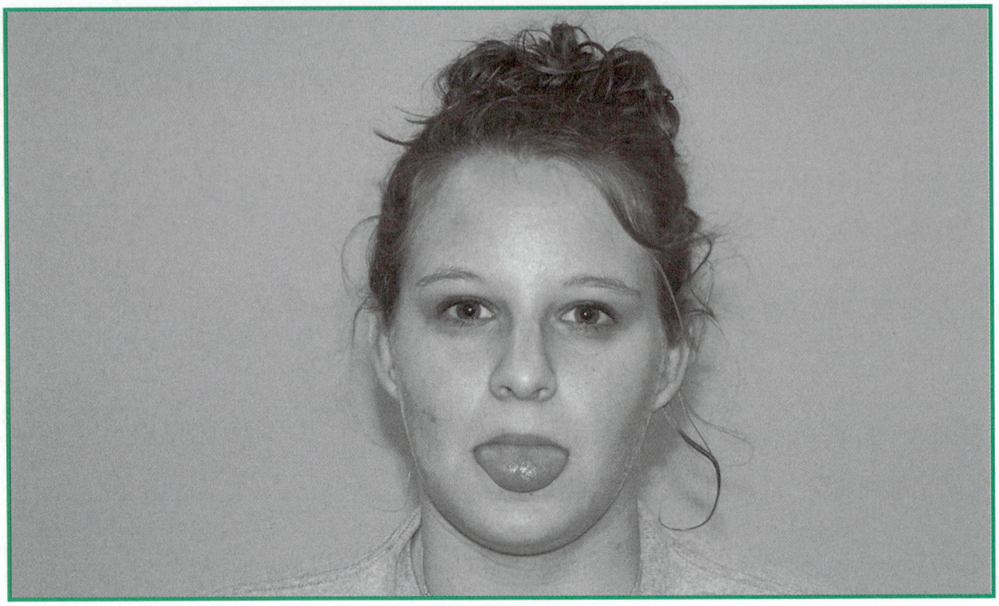

그림 1 - 27

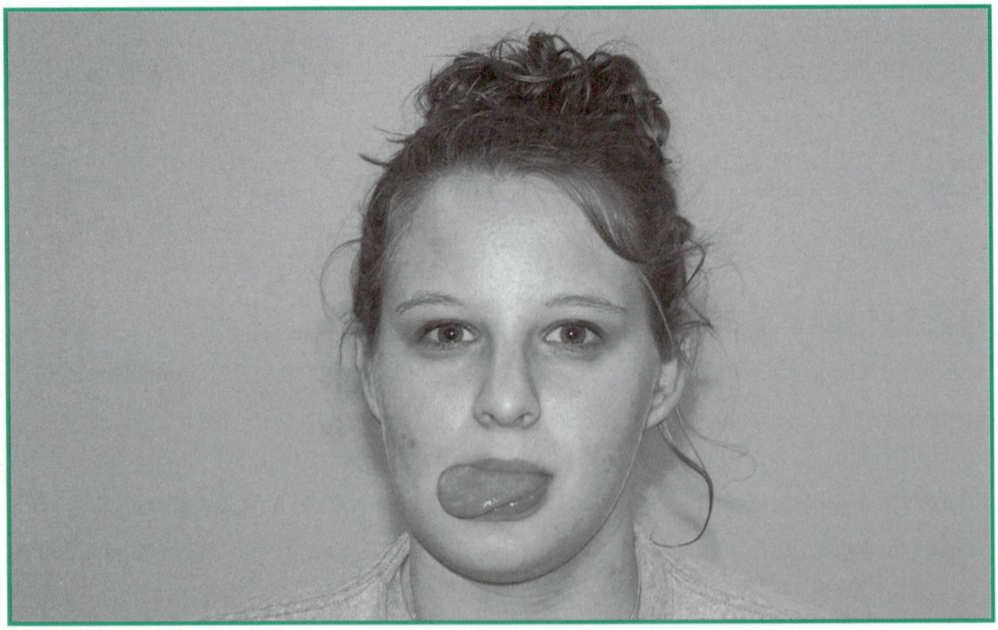

그림 1 - 28

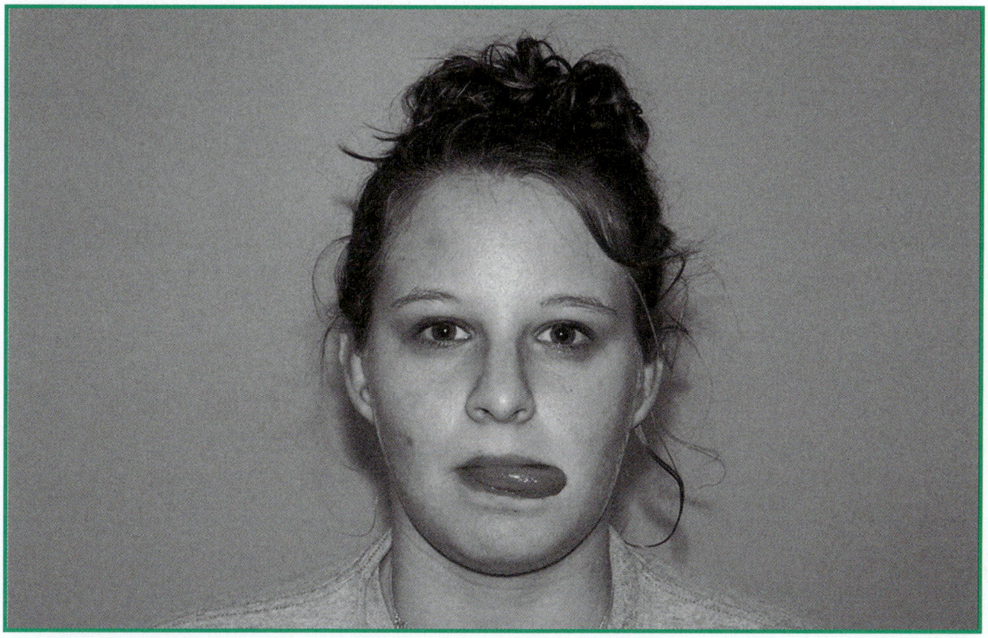

그림 1 - 29

제 2 장

뇌진탕 등급척도/혼수상태 척도
Concussion Grading Scales/Coma Scales

GLASGOW COMA SCALE

Glasgow Coma Scale(GCS)는 머리 손상 이후의 의식 상태를 평가하는데 이용된다(표 2-1과 표 2-2). 이 척도는 원래 1974년 Graham Teasdale과 Bryan Jennett에 의해 개발되었고, 의식 상태 척도로서 오늘날 가장 널리 사용되고 있다. 이 척도는 초기 손상 직후에 점수로 평가되어야 하고, 손상의 초기 단계 동안에 자주 재평가되어야 한다.

표 2-1

Glasgow Coma Scale

범주	*반응*	*점수*
눈뜨기 반응	자발적으로 눈을 뜬다.	4
	언어적 자극에 의해 눈을 뜬다.	3
	통증자극에 의해 눈을 뜬다.	2
	자극을 줘도 눈을 뜨지 않는다.	1
구두반응	지남력을 가지고 있고, 적절한 대화가 가능하다.	5
	대화는 가능하지만, 지남력이 좋지 않다.	4
	부적절한 단어나 반응을 보인다.	3
	이해하기 어려운 말을 한다.	2
	반응이 없다.	1
운동반응	구두명령을 따라 움직인다. (발가락을 움직여 보실래요?)	6
	통증 자극을 국소화할 수 있다. (통증이 어느 부위에 있는지 아시고 계십니까?)	5
	통증자극을 피한다.	4
	통증자극으로 인해 제피질 자세/강직(굽힘 자세) (발가락을 움직여 보실래요?)	3
	통증자극으로 인해 제뇌 자세/강직 (폄 자세)이 발생한다.	2
	반응이 없다.	1

표 2-2

Glasgow Coma Scale 점수 요약

점수	손상 수준
13 — 15	경한 머리 손상
9 — 12	중등도 머리 손상
3 — 8	심한 머리 손상

총점수는 다음과 같은 3 범주의 각 항목에 해당된 점수를 더한 값이다: 눈뜨기 반응, 구두 반응과 운동반응.

이 척도를 이용하여 환자를 평가할 때, 중요한 것은 근골격계 손상이나 척수손상에서 오는 운동반응의 변화(소실)와 구분하는 것이다. 이 척도는 유아나 매우 어린 아동(36개월 미만)에게는 적절하지 못한데, 그 이유는 아동들이 구두명령에 잘 반응하지 않기 때문이다. 그래서 아동에게 적용가능한 Glasgow Coma Scale이 바로 존재한다.

참고문헌 (REFERENCES)

Cooper ER, Ferrara MS, Mrazik M, Castro S. Defining problems in mild head injury epidemiology. *Athletic Therapy Today*. 2001;6(1):6-12.

Drake AI, Mcdonald EC, Magnus NE, Gray N, Gottshall K. Utility of Gasgow Coma Scale-Extended in symptom prediction following mild traumatic brain injury. *Brain Injury*. 2006;20(5):469-475.

Guskiewicz KM. Concussion in sport: The grading-system dilemma. *Athletic Therapy Today:* 2001;6(1):18-27.

Magee DJ. *Orthopedic Physical Assessment*. 4th ed. Philadelphia, PA: W.B. Saunders; 2002.

Starkey C, Ryan JL. *Evaluation of Orthopedic and Athletic Injuries*. 2nd ed. Philadelphia, PA: F.A. Davis; 2002.

Teasdale G, Jennett B. Assessment of coma and impaired consciousness: A practical scale. *Lancet*. 1974;2:81-84.

인지 기능의 란쵸 레벨
RANCHO LEVELS OF COGNITIVE FUNCTIONING

인지 기능의 Rancho Los Amigos Scale(RLA)로 잘 알려진 인지 기능의 Rancho 레벨은 원래 Chris Hagen에 의해 1968년도에 개발되었다. 그리고 1973년 Rancho Los Amigos 국립 재활센터에서 Hagen, Danese Malkmus와 Katherine Stenderup-Browman에 의해 개정되었다. 이 척도는 외상성 뇌손상으로 인해 인지나 기억의 결손을 가진 환자에게 주로 적용되었다(표 2-3). 오늘날 이 척도는 재활센터에서 환자의 회복상태를 평가할 목적으로 매우 많이 사용되고 있다. 이 척도는 1997년에 Chris Hagen에 의해 다시 개정되었다(표 2-4). 본래의 RLA 척도는 기능을 8 레벨로 나누었지만, 가장 최근에 개정된 RLA 척도는 10 레벨로 나누었다. 비록 신뢰도와 타당도에 대한 연구 부족으로 인해, 개정된 RLA 척도에 대한 몇가지 논란이 있지만, 현재는 위의 두 RLA 척도를 모두 사용하고 있다. 원래 RLA가 개정된 RLA 보다 광범위하게 수용되고 있고, 보다 자세한 묘사를 제공하고 있다.

표 2-3

인지 기능의 란쵸 레벨 - 원래 척도(original scale)

레벨	*임상적 특징*	*전형적인 반응*
레벨 I	무반응	어떤 자극에도 반응을 하지 않는다.
레벨 II	일반화된 반응	자극에 대해 제한적인 반응이나 모순적인 반응을 보인다. 생리적인 반응을 보일 수 있다. 자극에 비특이적인 반응을 보인다. 지연된 반응을 보인다. 전형적인 첫 번째 반응은 통증에 대한 반응이다.

(계속)

표 2-3, 계속

인지 기능의 란쵸 레벨 - 원래 척도

레벨	*임상적 특징*	*전형적인 반응*
레벨 III	국소화된 반응	각성기 상태에 있다. 자극에 대해 느리고 모순적인 반응을 보이지만, 특이성을 띤다. 자극에 대해 전형적인 반응을 보인다. 통증자극을 피한다.소리가 들리는 쪽으로 머리를 돌린다. 정확하지 않지만, 눈을 뜨고 감거나 주먹을 쥐는 것 같은 단순한 지시를 따라 할 수 있다. 몇몇 사람들을 알아 본다.
레벨 IV	혼란과 동요적인 반응	혼란되고, 지남력이 없고, 무서워하고, 호전적이다. 보고 느끼는 것에 과도하게 반응하고, 과도한 정서적 반응을 보인다. 가끔 가족과 친구를 알아본다. 일상적인 활동을 수행할 수도 있다. 부적절하고 모순된 단어들을 사용한다. 단기 기억의 소실로 옛날 사건에 반응할 수 있다.
레벨 V	혼란과 부적절한 반응	명료한 상태를 보인다.간단한 명령에 지속적인 반응을 보인다. 단기 집중능력을 보이지만, 주의력을 쉽게 잃어버린다. 쉽게 혼란해질 수 있고, 과도한 자극에 동요된 행동을 보인다. 부적절한 말을 자주 한다.

(계속)

표 2-3, 계속

인지 기능의 란쵸 레벨 - 원래 척도

레벨	*임상적 특징*	*전형적인 반응*
		과거와 현재의 사건을 혼돈한다. 보조적인 도움을 통해 자조활동을 할 수 있다.
레벨 VI	혼란과 적절한 반응	자극에 의해 전형적인 반응들은 적절한 것이다. 간단한 지시를 일관적으로 따른다. 기억상실로 인한 혼돈이 있다. 큰 부분은 기억할 수 있지만, 작고 세밀한 부분은 기억하지 못한다. 일률적인 스케쥴은 따라 할 수 있지만, 변화가 있으면 쉽게 혼돈된다. 어느 정도 자가 각성을 갖는다. 독립적으로 자조활동을 할 수 있다. 시간과 장소에 대한 지남력은 좋다. 주의집중을 30분 이상 할 수 없다. 가족과 친구를 인지하고, 새로운 지식과 재활 스태프들에 대한 인지력이 향상된다. 상황에 따라 적절하게 반응한다. 그러나 그 반응들이 지연되거나 즉시 나타날 수 있다.
레벨 VII	자동적이고 적절한 반응	친밀한 장소에 적절한 지남력을 가지고 있다. 로봇처럼 보인다. 스케쥴이나 일률적인 활동을 따라 할 수 있다.

(계속)

표 2-3, 계속

인지 기능의 란쵸 레벨 - 원래 척도

레벨	*임상적 특징*	*전형적인 반응*
		계획은 어려우나, 활동은 할 수 있다. 최소한의 문제해결 능력이 존재한다. 단기 기억이 향상되고, 새로운 학습을 할 수 있다. 자신에게 흥미로운 일을 시작할 수 있다. 뚜렷한 외부 자극이 없으면, 주의집중을 지속할 수 있다. 안전에 대한 자각이 나쁘다. 결정함에 있어 유연성이 없고 경직되어 있다.
레벨 VIII	목적이 있고 적절한 반응	명료와 지남력을 가지고 있다. 장기 기억과 단기 기억을 회상할 수 있고, 구분할 수 있다. 주변 상황을 파악할 수 있다. 신체 제한 내에서 일상활동을 독립적으로 할 수 있다. 새로운 정보를 학습하고 기억할 수 있다. 문제 해결 능력을 갖는다. 운전을 할 수 있다. 응급상황이나 어려운 상황을 명확하게 생각할 수 없거나 혼란을 일으킨다.

표 2-4

인지 기능의 란쵸 레벨 - 개정된 척도(1997)

레벨	*임상적 특징*
레벨 I	무반응: 완전 보조
레벨 II	일반화된 반응: 완전 보조
레벨 III	국소화된 반응: 완전 보조
레벨 IV	혼란과 동요적인 반응: 최대 보조
레벨 V	동요는 없지만, 혼란되고 부적절한 반응: 최대 보조
레벨 VI	혼란적이지만, 적절한 반응: 중등도 보조
레벨 VII	자동적이고 적절한 반응: 일상활동을 위한 최소 보조
레벨 VIII	목적이 있고 적절한 반응: 보조 대기
레벨 IX	목적이 있고 적절한 반응: 요청이 있을 때 보조 대기
레벨 X	목적이 있고 적절한 반응: 수정된 독립성

참고문헌(REFERENCES)

Hagen C. The expert's corner: proper use of the Rancho Levels of Cognitive Functioning. *Re-Learning Times*. 2001;8(1):4-6.

Magee DJ. *Orthopedic Physical Assessment*. 4th ed. Philadelphia, PA: W.B. Saunders; 2002.

The Rancho Los Amigos National Rehabilitation Center Website: www.rancho.org/research_home.htm.

의식상태 수준
LEVELS OF CONSCIOUSNESS

의식상태 수준을 평가함에 있어, 여러분은 일반적으로 환자가 깨어있는지, 명료한지 혹은 지남력을 가지고 있는지를 통해 평가한다. 여러분은 "명료(Alert) 그리고 지남력(Oriented)×3" 이나 혹은 "A & O×3"이라고 표기된 것을 자주 보게 될 것이다. 환자의 상태가 A & O×3 인지를 평가하고자 할 때, 여러분은 환자가 자신의 주변 상황을 인지하고 있는지를 통해 평가한다.

각성(Awake)	환자가 자극에 반응하는가? 환자가 의식을 가지고 있는가?
명료(Alert)	환자가 정신적으로 감응하고, 반응하고, 세심한 주의를 하는가?
지남력(Oriented) × 3	환자가 사람, 장소와 시간을 인지하고 있는가? 환자는 자신이 누구인지를 아는가? 환자는 자신이 어디에 있는지를 아는가? 환자는 오늘이 며칠인지를 아는가?

현재 명료하고 지남력(2영역에서만)을 가지고 있는 환자의 의식상태 수준을 평가하고자 할 때, A & O×2로 표기해서는 혼란을 주기 때문에 안된다. 임상가들은 환자가 가지고 있는 지남력 영역을 특별히 기록해야 한다. Standardized Assessment of Concussion(SAC)과 같은 많은 뇌진탕 검사법들은 'A & O×3' 을 평가하고 있다.

참고문헌 (REFERENCES)

Almquist J, Broshek D, Erlanger d. Assessment of mild head injuries. *Athletic Therapy Today*. 2001;6(1):13-17.

Cooper ER, Ferrara MS, Mrazik M, Castro S. Defining problems in mild head injury epidemiology. *Athletic Therapy Today*. 2001;6(1):6-12.

Guskiewicz KM. Concussion in sport: The grading-system dilemma. *Athletic Therapy Toady*. 2001;6(1):18-27.

Magee DJ. *Orthopedic Physical Assessment*. 4th ed. Philadelphia, PA: W.B. Saunders; 2002.

GALVESTON ORIENTATION AND AMNESIA TEST (GOAT)

Galveston Orientation and Amnesia Test(GOAT)는 머리 외상 이후 재활의 아급성기 단계에 있는 환자의 인지상태를 평가할 목적으로 Levin, ODonnell과 Grossman 등에 의해 1979년에 개발되었다. 그리고 이 검사는 2000년에 Bode, Heinemann과 Semik에 의해 개정되었다. GOAT는 일반적으로 응급시설이나 재활병원에서 주로 사용된다.

이 검사는 환자의 지남력과 손상 전후에 일어난 사건들에 대한 기억을 평가하는 구두검사와 쓰기검사로 구성되어 있다. 특별한 검사질문을 통해, 사람, 장소, 시간에 대한 환자의 지남력과 기억상실(선행적, 후행적)을 평가한다.

실수점수(error point)는 환자의 부적절한 반응 횟수를 토대로 결정된다. 점수화는 100점에서 실수점수(error point)를 뺌으로써 매기고, 점수 분포는 0-100점이 된다. 76-100점은 거의 정상에 가깝고, 66-75점은 거의 경계선에 있고, 66점 이하는 상당한 손상을 당한 것이다.

참고문헌(REFERENCES)

Levin HS, O'Donnell VM, Grossman RG. The Galveston Orientation and Amnesia Test: A practical scale to assess cognition after head injury. *Journal of Nervous and Mental Diseases*. 1979;167(11):675-684.

Magee DJ. *Orthopedic Physical Assessment*. 4th ed. Philadelphia, PA: W. B. Saunders; 2002.

미국 신경학회(AAN)의 등급척도
AMERICAN ACADEMY OF NEUROLOGY (AAN) GRADING SCALE

1997년 미국 신경학회는 James Kelly와 Jay Rosenberg의 주도하에 Colorado Medical Society 지침을 근거로 하여 AAN 지침을 만들었다. 2005년 Notebaert와 Guskiewicz의 연구에 따르면, AAN 지침이 뇌진탕 등급척도(표 2-5)로서는 물론, 활동복귀(return to play)에 대한 지침(표 2-6)으로도 가장 많이 사용되고 있다는 것이다. 또한 AAN은 정신 상태 검사(지남력, 집중력, 기억), 외부 유발검사(신체활동 검사)와 신경학적 검사(동공검사, 협응 및 감각 검사)를 포함하고 있는 사이드라인 평가(sideline evaluation)의 사용을 지지한다. 사이드라인 평가는 모든 뇌진탕을 등급화하는데 사용되어야 한다.

표 2-5

미국 신경학회(AAN)의 등급척도

등급	*징후와 증상*
등급 I (경한 경우)	의식소실이 없음 일시적 혼란 증상이 15분 이내에 해소됨
등급 II (중등도)	의식소실이 없음 일시적 혼란 증상이나 비정상적인 정신상태가 15분 이상 지속됨
등급 III (심한 경우)	의식소실이 어느 정도 있음: 몇초, 몇분

표 2-6

활동복귀(return to play)에 대한 지침

뇌진탕 등급	*뇌진탕의 경험 횟수*	*지침*
등급 I (경한 경우)	첫번째	활동(운동)을 즉각 중단한다. 뇌진탕 증상과 정신 상태를 즉시 검사하고 5분 간격으로 검사한다. 15분 이내에 증상이 사라지면, 활동으로 복귀시킬 수 있다.
등급 I (경한 경우)	두번째	그날의 활동을 중단한다. 7일 동안 특별한 증상이 없으면, 활동으로 복귀시킨다.
등급 II (중등도)	첫번째	그날의 활동을 중단한다. 7일 동안 특별한 증상이 없으면, 활동으로 복귀시킨다. 의사에게 의뢰한다. 진단상(CT, MRI)으로 비정상이 판명되면, 그 해 활동을 중단시킨다.
등급 II (중등도)	두번째	그날의 활동을 중단한다. 14일 동안 특별한 증상이 없으면, 활동으로 복귀시킨다. 의사에게 의뢰한다. 진단상(CT, MRI)으로 비정상이 판명되면, 그 해 활동을 중단시킨다.

(계속)

표 2-6, 계속

활동복귀(return to play)에 대한 지침

뇌진탕 등급	*뇌진탕의 경험 횟수*	*지침*
등급 III (심한 경우)	첫번째	그날의 활동을 중단한다. 의사에게 의뢰한다(만약 의식이 없다면, 경추손상으로 처치한다). 짧은 기간(초)의 LOC가 있으면, 증상이 사라진 7일 이후에 활동으로 복귀시킨다. 긴 기간(분)의 LOC가 있으면, 증상이 사라진 14일 이후에 활동으로 복귀시킨다. 진단상(CT, MRI)으로 비정상이 판명되면, 그 해 활동을 중단시킨다.
등급 III (심한 경우)	두번째	그날의 활동을 중단한다. 의사에게 의뢰한다. 증상이 사라진 1개월 이후에 활동으로 복귀시킨다. CT, MRI상에서 비정상이 판명되면, 그 해 활동을 중단시킨다.

참고문헌(REFERENCES)

Bailes JE, Hudson V. Classification of sport-related head trauma: a spectrum of mild to severe injury. *J Athl Train*. 2001;36(3):236-243.

Cooper ER, Ferrara MS, Mrazik M, Castro S. Defining problems in mild head injury epidemiology. *Athletic Therapy Toady*. 2001;6(1):6-12.

Guskiewicz KM. Concussion in sport: The grading-system dilemma. *Athletic Therapy Today*. 2001;6(1):18-27.

Kelly JP, Rosenberg J. Practice parameter: the management of concussion in sports: report of the quality standards committee. *Neurology*. 1997;48:581-585.

Notebaert AJ, Guskiewicz KM. Current trends in athletic training practice for concussion assessment and management. *J Athl Train*. 2005;40(4):320-325.

CANTU 뇌진탕 등급척도
CANTU CONCUSSION GRADING GUIDELINES

Robert Cantu가 이 척도를 1986에 소개하고, 2001년에 다시 개정했다. 이 척도는 뇌진탕에 대한 Cantu 근거중심 등급체계로 알려진다(표 2-7과 표 2-8). Cantu 척도는 가장 많이 알려진 검사법 중의 하나로서, 등급척도를 언급했고, 특히 외상성 기억상실과 뇌진탕의 징후와 증상을 강조했다.

표 2-7

Cantu 뇌진탕 등급척도 등급

등급	*징후와 증상*
등급 I (경한 경우)	의식소실이 없다. 24시간 이내 뇌진탕 증상이 해결된다. 30분 이내로 지속되는 기억상실이 있다.
등급 II (중등도)	1분 미만의 의식소실이 있다. 30분에서 24시간 범위의 기억상실이 있다. 뇌진탕 증상이 24시간에서 7일 까지 남아 있다.
등급 III (심한 경우)	1분 이상의 의식소실이 있다. 24시간 이상의 기억상실이 있다. 뇌진탕 증상이 7일 이상 남아 있다.

표 2-8

활동복귀(return to play)에 대한 지침

뇌진탕 등급	*뇌진탕의 경험 횟수*	*지침*
등급 I (경한 경우)	첫번째	7일 동안 특별한 증상이 없으면, 활동으로 복귀시킨다.
등급 I (경한 경우)	두번째	그날의 활동을 중단한다. 7일 동안 특별한 증상이 없으면, 활동으로 복귀시킨다.
등급 I (경한 경우)	세번째	그날의 활동을 중단한다. 한 해 활동을 중단하고, 증상이 없으면 다음 시즌에 복귀시킨다.
등급 II (중등도)	첫번째	그날의 활동을 중단한다. 7일 동안 특별한 증상이 없으면, 활동으로 복귀시킨다.
등급 II (중등도)	두번째	그날의 활동을 중단한다. 적어도 1 주일 동안 증상이 없으면, 최소 1 개월 이후에 복귀시킨다. 올해 활동 중단을 고려해 본다.
등급 II (중등도)	세번째	한 해 활동을 중단한다. 증상이 없으면, 다음 시즌에 복귀시킨다.
등급 III (심한 경우)	첫번째	그날의 활동을 중단한다. 적어도 1주일 동안 증상이 없으면, 최소 1 개월 이후에 복귀시킨다.
등급 III	두 번째	그날의 활동을 중단한다. 한 해 활동을 중단한다. 증상이 없으면, 다음 시즌에 복귀시킨다.

참고문헌 (REFERENCES)

Bailes JE, Hudson V. Classification of sport-related head trauma: a spectrum of mild to severe injury. *J Athl Train*. 2001;36(3):236-243.

Cantu RC. Return to play guidelines after a head injury. *Clin Sports Med*. 1998;17(1):45-60.

Cantu RC. Athletic head injuries. *Clin Sports Med*. 1997;16(3):531-542.

Cantu RC. Minor head injuries in sports. *Adolescent Medicine*. 1991;2(1):141-154.

Cantu RC. Second-impact syndrome. *Clin Sports Med*. 1988;17:37-44.

Cantu RC. Guidelines for return to contact sports after a cerebral concussion. *Phys Sportsmed*. 1984;14(10):75-83.

Cooper ER, Ferrara MS, Mrazik M, Castro S. Defining problems in mild head injury epidemiology. *Athletic Therapy Today*. 2001;6(1):6-12.

Guskiewicz KM. Concussion in sport: the grading-system dilemma. *Athletic Therapy Today*. 2001;6(1):18-27.

COLORADO MEDICAL SOCIETY의 뇌진탕 등급 지침
COLORADO MEDICAL SOCIETY CONCUSSION RATING GUIDELINES

1991년, Colorado Medical Society는 뇌진탕을 등급화하기 위해 이 척도를 제안했다(표 2-9와 표 2-10). 이 척도는 스포츠의학 분야에서 그리 많이 사용되는 편은 아니다.

표 2-9

Colorado Medical Society의 뇌진탕 등급 지침

등급	*징후와 증상*
I (경한 경우)	의식소실이 없다. 일시적인 뇌진탕 기억상실이 없다.
II (중등도)	의식소실이 없다. 일시적인 뇌진탕 기억상실이 없다.
III (심한 경우)	어느 정도 의식소실이 있다.

표 2-10

활동 복귀에 대한 지침

뇌진탕 등급	*뇌진탕의 경험 횟수*	*지침*
등급 I (경한 경우)	첫번째	20분 동안 증상이 없다면, 같은 날 활동으로 복귀시킨다.
등급 I (경한 경우)	두번째	7일 동안 증상이 없다면, 활동으로 복귀시킨다.
등급 I (경한 경우)	세번째	3개월 동안 증상이 없으면, 활동으로 복귀시킨다.
등급 II (중등도)	첫번째	7일 동안 증상이 없다면, 활동으로 복귀시킨다.
등급 II (중등도)	두번째	1개월 동안 증상이 없다면, 활동으로 복귀시킨다.
등급 II (중등도)	세번째	올해 활동을 중단한다. 증상이 없으면, 다음 시즌에 복귀시킨다.
등급 III (심한 경우)	첫번째	병원으로 후송한다(경추 척추손상처럼 처치한다). 14일 동안 증상이 없으면, 1달 이후에 활동으로 복귀시킨다.
등급 III (심한 경우)	두번째	올해 활동을 중단한다. 활동 복귀를 하지 않도록 권장한다.

참고문헌(REFERENCES)

Bailes JE, Hudson V. Classification of sport-related head trauma: a spectrum of mild to severe injury. *J Athl Train*. 2001;36(3):236-243.

Colorado Medical Society. Report of the Sports Medicine Committee: Guidelines ofr the management of concussion in sports (revised). Paper presented at the Colorado Medical Society Meeting, Denver, 1991.

Cooper ER, Ferrara MS, Mrazik M, Castro S. Defining problems in mild head injury epidemiology. *Athletic Therapy Today*. 2001;6(1):6-12.

Guskiewicz KM. Concussion in sport: the grading-system dilemma. *Athletic Therapy Today*. 2001;6(1):18-27.

TORG 뇌진탕 등급 지침
TORG CONCUSSION GRADING GUIDELINES

1982년, Joseph Torg는 뇌진탕 등급 척도 지침을 만들었다. 이 척도는 첫 번째로 제시된 뇌진탕 등급척도였고, 많은 다른 척도들이 개발되는데 바탕이 되었다. 오늘날, Torg 척도는 뇌진탕 평가로 자주 사용되지 않는다.

표 2-11

Torg 뇌진탕 등급 지침

등급	*징후와 증상*
I	벨 소리가 남 단기 혼란 불안한 보행 멍한 표정 기억상실 없음
II	외상 후 기억상실 어지러움 의식상실이 없음
III	외상 후 후향성 기억상실 어지러움 의식상실이 없음
IV	즉시, 일시적인 의식상실
V	마비성 혼수
VI	사망

참고문헌(REFERENCES)

Cooper ER, Ferrara MS, Mrazik M, Castro S. Defining problems in mild head injury epidemiology. *Athletic Therapy Today*. 2001;6(1):6-12.

Guskiewicz KM. concussion in sport: the grading-system dilemma. *Athletic Therapy Today*. 2001;6(1):18-27.

Torg JS. *Athletic Injuries to the Head, Neck and Face*. St. Louis, MO: C.V. Mosby; 1991.

NORTH CAROLINA 대학교의 뇌진탕 등급척도
UNIVERSITY OF NORTH CAROLINA CONCUSSION GRADING SCALE

이 척도는 협응(Coordination), 인지(Cognition)와 뇌신경(Cranial nerve)의 영어 머리글자를 따서, 3C로 정의한다. 협응을 위해, 균형과 고유수용성 검사나 혹은 숙련도(skill)을 평가한다. 인지를 위해, 기억과 사고처리 능력을 평가한다. 이 척도에서 평가되는 뇌신경은 시각신경(CN Ⅱ), 눈돌림신경(CN Ⅲ), 도르래신경(CN Ⅳ), 얼굴신경(CN Ⅶ) 및 전정와우신경(CN Ⅷ) 등이다.

이 척도를 근거로 활동에 복귀하는 운동선수는 복귀하기 전에 증상이 없어야 한다(표 2-12와 표 2-13). 일단 운동선수에게 증상이 나타나지 않으면(현재 징후나 증상이 없음을 의미함), 뇌진탕 심각도에 근거된 지침을 따른다. North Carolina 대학교의 뇌진탕 등급척도에 따르면, 3개월 이내에 뇌진탕을 두 번씩 당한 운동선수는 활동으로 복귀하기 전에 처음 권장한 휴식시간보다 2배 정도 긴 휴식을 취해야 한다.

표 2-12

North Carolina 대학교의 뇌진탕 등급척도

등급	의식 상태	"3C's"	두통
0 **(경한 경우)**	의식소실 없음	경한 혼란, 10분 이내에 증상이 없음 징후나 증상의 증가없이 기능적 검사를 통과함	나중에 발생할 확률이 있음
I **(경한 경우)**	의식소실 없음	"3C's" 중 적어도 하나는 나타남 비정상적인 뇌신경 기능이 1시간 미만으로 지속함 비정상적인 인지기능이 1시간 미만으로 지속함 비정상적인 협응능력이 3일 미만으로 지속한다.	대략 (10분에서 2일)
II **(중등도)**	짧은 LOC (10초에서 1분) 혹은 변화된 의식이 2개월 미만으로 지속됨	"3C's" 중 적어도 하나는 나타남 비정상적인 뇌신경 기능이 1시간 이상으로 지속함 비정상적인 인지기능이 1시간 이상으로 지속함 비정상적인 협응능력이 3일 이상으로 지속한다.	대략 (24시간에서 4일)
III **(심한 경우)**	변화된 의식이 2개월 이상 지속됨	"3C's" 중 적어도 두 개는 24시간 이상 동안 비정상적인 기능을 한다.	대략 4일 이상

표 2-13

활동 복귀를 위한 North Carolina 대학교의 지침

뇌진탕 등급	*활동 복귀에 대한 지침*
등급 0 (경한 경우)	운동선수는 즉시 활동을 중단한다. 비정상적인 뇌신경 발달, 인지 및 협응을 포함한, 징후와 증상의 변화를 위해 5분 마다 재평가한다. 휴식이나 활동 시에도 환자를 평가한다. 적어도 20분 동안 증상이 없고, 징후나 증상이 발생하지 않으면, 활동으로 복귀한다.
등급 I (경한 경우)	휴식이나 활동 시의 무증상은 적어도 2일 동안 지속한다. 변화되고 제한된 활동을 하는 동안, 무증상이 하루 더 길어진다.
등급 II (경한 경우)	그날 활동을 즉시 중단한다. 병리의 발달을 위해 5분 마다 재검사한다. 매일 재검사한다. 휴식이나 활동 시의 무증상은 적어도 4일 동안 지속한다. 변화되고 제한된 활동을 하는 동안, 적어도 2일이 더 지나서도 무증상이면, 활동으로 복귀한다.
등급 III (심한 경우)	경추 척수손상 처럼, 즉시 활동을 중단한다. 매일 재검사한다. 증상이 7일 이내에 없다면, 휴식이나 활동 시 무증상이 10일 동안 지속될 때까지 활동에 참여하지 않는다.

(계속)

표 2-13, 계속

활동 복귀를 위한 North Carolina 대학교의 지침

뇌진탕 등급	*활동 복귀에 대한 지침*
등급 III(심한 경우)	10일간의 무증상 휴식 이후, 3일간 제한되고 변화된 활동들을 한다.
	13일간의 무증상 기간이 지난 후에도 증상이 없으면, 비제한적인 활동을 한다.
	만약 7일 이후에도 증상이 없으면,
	휴식이나 활동 시 무증상이 17일 동안 지속될 때까지 활동에 참여하지 않는다.
	17일간 휴식기의 무증상 이후, 제한적이고 변화된 활동을 3일간 한다.
	17일간의 무증상 기간이 지난 후에도 증상이 없으면, 비제한적인 활동을 한다.

참고문헌(References)

Guskiewicz KM. concussion in sport: the grading-system dilemma. *Athletic Therapy Today*. 2001;6(1):18-27.

Guskiewicz K, Riemann B, Perrin D, Gansneder B. Alternative approaches to the assessment of mild head injuries in athletes. *Med Sci Sports Exerc*. 1997;29(7):213-221.

Oliaro S, Anderson S, Hooker D. Management of cerebral concussion in sports: The athletic trainer's perspective. *J Athl Train*. 2001;36(3):257-262.

제 3 장

뇌진탕 검사법
Concussion Testing

ROMBERG 검사
ROMBERG TEST

검사자세(TEST POSITION)

환자는 양 발을 나란히 붙이고 선 자세를 취한다. 이때 양 팔은 몸통 옆에 붙인다.

동작(ACTION)

이 검사는 검사단계가 진행함에 따라 더 어려워지는 점진적인 검사이다. 검사의 단계들로는

1. 환자는 눈을 뜨고 양 발을 붙인 채 서 있는다.
2. 환자는 눈을 감고 양 발을 붙인 채 서 있는다.
3. 환자는 눈을 뜨고 한 발로 선다.
4. 환자는 눈을 감고 한 발로 선다.
5. 환자는 한 발로 서서, 눈을 감고 머리를 뒤로 젖힌다.
6. 환자는 한 발로 서서, 눈을 감고 머리를 뒤로 젖힌 채, 손가락을 코로 가져 가는 동작을 한다.

임상가는 환자가 눈을 감았을 때, 균형력과 협응력을 가지고 있는지를 관찰한다(그림 3−1에서 그림 3−4).

양성 소견(POSITIVE FINDING)

양성 반응이란? 환자가 눈을 감았을 때 가만히 서 있지 못하거나 자세를 조절하지 못하는 경우이다. 이런 현상은 고유수용성 감각의 기능장애를 의미한다. 이 검사법이 소뇌의 기능장애, 광범위한 뇌병변, 고유수용성 문제나 혹은 X 뇌신경인 미주신경의 기능장애도 평가할 수 있는지에 대해서는 아직 논란 중이다.

특별한 고려사항(SPECIAL CONSIDERATIONS)

이 검사를 수행할 때, 임상가는 환자가 넘어지지 않도록 보호해야 한다.

역사적 사항(HISTORICAL NOTES)

이 검사는 1800년대 초기 독일 신경학자인 Moritz Heinrich Romberg의 이름을 딴 것이다.

특이도(SPECIFICITY)

이용할 데이터가 없다.

민감도(SENSITIVITY)

이용할 데이터가 없다.

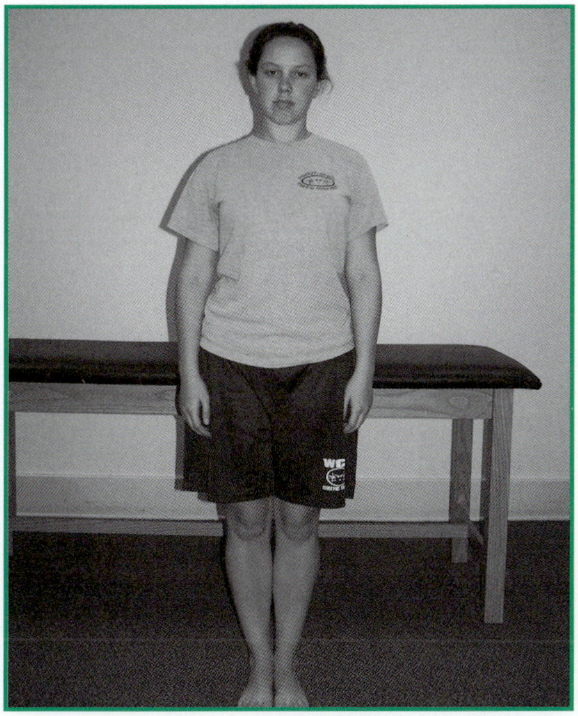

그림 3 - 1

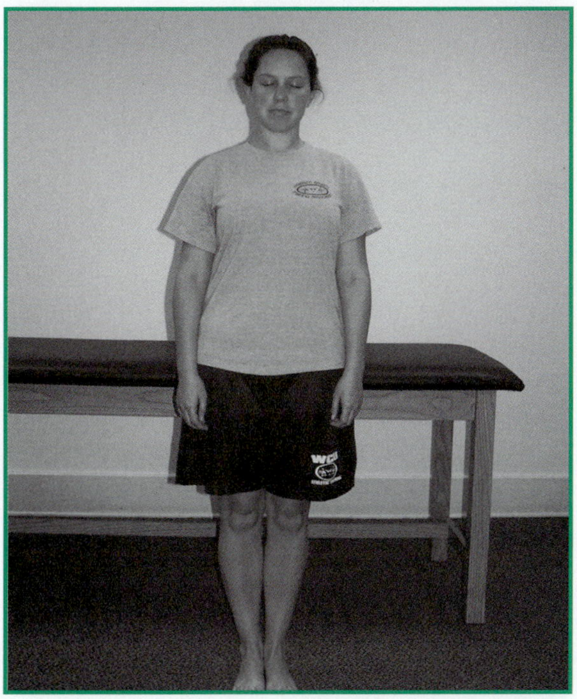

그림 3 - 2

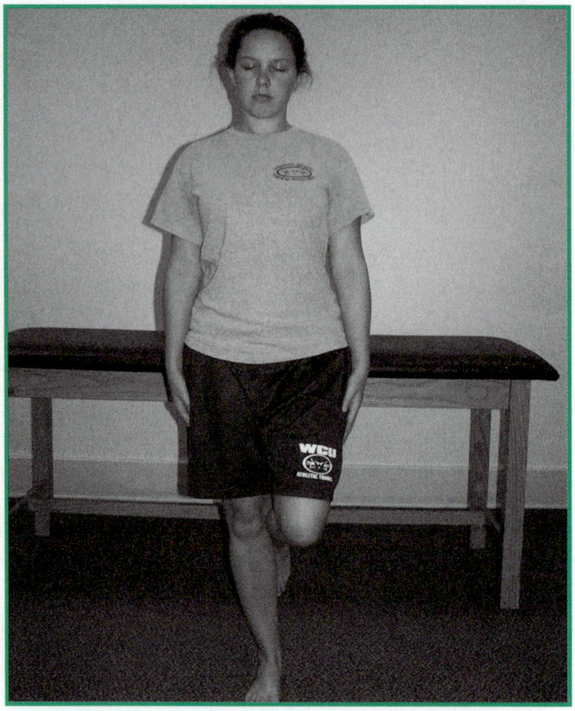

그림 3 - 3

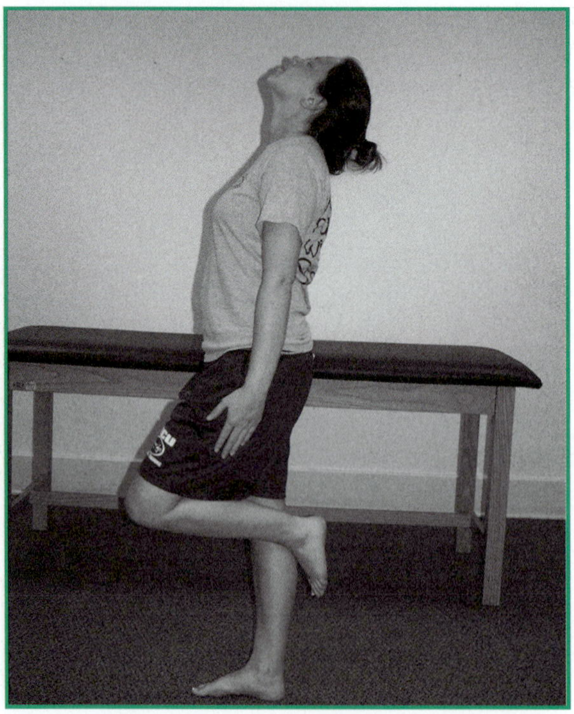

그림 3 - 4

참고문헌 (REFERENCES)

Lanska DJ, Goetz CG, Romberg's sign: Development, adoption and adaptation in the 19th century. *Neurology*. 2000;55:1201-6.

Magee DJ. *Orthopedic Physical Assessment*. 4th ed. Philadelphia, PA: W.B. Saunders; 2002.

Starkey C, Ryan JL. Evaluation of *Orthopedic and Athletic Injuries*. 2nd ed. Philadelphia, PA:FA Davis; 2002.

TANDEM 검사
TANDEM TEST

검사자세(TEST POSITION)

환자는 눈을 뜨고 양 발을 앞뒤로 일자로 하고, 선 자세를 취한다.

동작(ACTION)

환자에게 앞쪽 발의 뒤꿈치에다 뒤쪽 발의 발가락을 닿게 하여 일자로 서도록 주문한다(Standing Tandem Test). 그런 다음 환자에게 일직선으로 걸어보도록 주문한다. 이때 앞발의 뒤꿈치와 뒤발의 발가락을 붙이고 걷도록 한다(그림 3−5).

양성 소견(POSITIVE FINDING)

양성 반응이란? 환자가 균형을 유지하지 못하거나 가만히 서 있지 못하는 경우이다. 이 검사는 소뇌 기능장애나 내이(전정) 기능장애를 평가한다.

특별한 고려사항(SPECIAL CONSIDERATIONS)

이 검사는 환자에게 뒤로 걸어서 시작 위치로 되돌아가게 하는 방법으로도 진행될 수 있다.

다른 이름(ALTERNATE NAMES)

이 검사는 *Tandem Bomberg Test, the Walking Tandem Test,* 그리고 *Standing Tandem Test*로도 알려져 있다.

특이도(SPECIFICITY)

이용할 데이터가 없다.

민감도(SENSITIVITY)

이용할 데이터가 없다.

참고문헌(REFERENCES)

Starkey C, Ryan JL. *Evaluation of Orthopedic and Athletic Injuries*. 2nd ed. Philadelphia, PA: F.A. Davis; 2002.

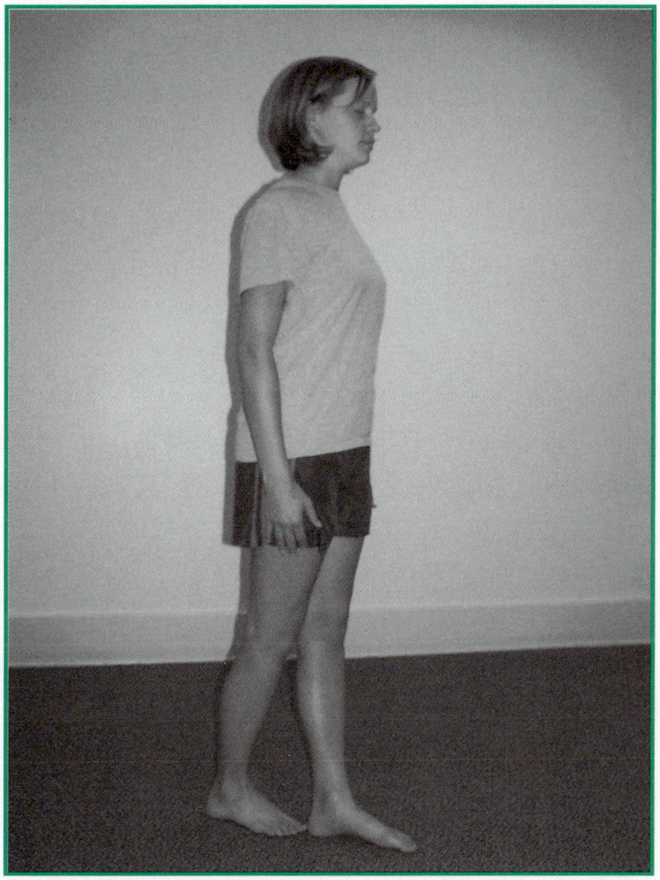

그림 3 - 5

코에 손가락 가져가기 검사
FINGER-TO-NOSE TEST

검사자세(TEST POSITION)

환자는 앉은 자세나 선 자세에서 눈을 뜬다. 그리고 양 팔을 90° 까지 벌림(abduction)한다.

동작(ACTION)

환자에게 검지로 코를 닿은 후 다시 원래 위치로 되돌아가게 주문한다. 그런 다음 다른 쪽 팔도 반복시킨다. 눈을 뜬 상태에서 이 검사를 수행한 다음에는, 눈을 감고 수행하도록 지시한다(그림 3－6과 그림 3－7).

양성 소견(POSITIVE FINDING)

양성반응은 환자가 부드럽고 일관적으로 손가락을 코에 닿지 못하는 경우이다. 이 검사는 소뇌의 기능장애를 알아보는 방법이다.

특별한 고려사항(SPECIAL CONSIDERATIONS)

이 검사는 검사 속도를 빠르게 할수록 더욱 어려워진다.

특이도(SPECIFICITY)

이용할 데이터가 없다.

민감도(SENSITIVITY)

이용할 데이터가 없다.

참고문헌(REFERENCES)

Magee DJ. *Orthopedic Physical Assessment*. 4th ed. Philadelphia, PA: W.B. Saunders; 2002.

Starkey c, Ryan JL. *Evaluation of Orthopedic and Athletic Injuries*. 2nd ed. Philadelphia, PA: F.A. Davis; 2002.

Swaine BR, Desrosiers J, Bourbonnais D, Larochelle JL. Norms for 15 to 34 year-olds for different versions of the finger-to-nose test. *Archives of Physical Medicine and Rehabilitation*. 2005;86(8):1665-1669.

Swaine BR, Lortie E, Gravel, D. The reliability of the time to execute various forms of the finger-to-nose test in healthy subjects. *Physiotherapy Theory and Practice*. 2005;21(4):271-279.

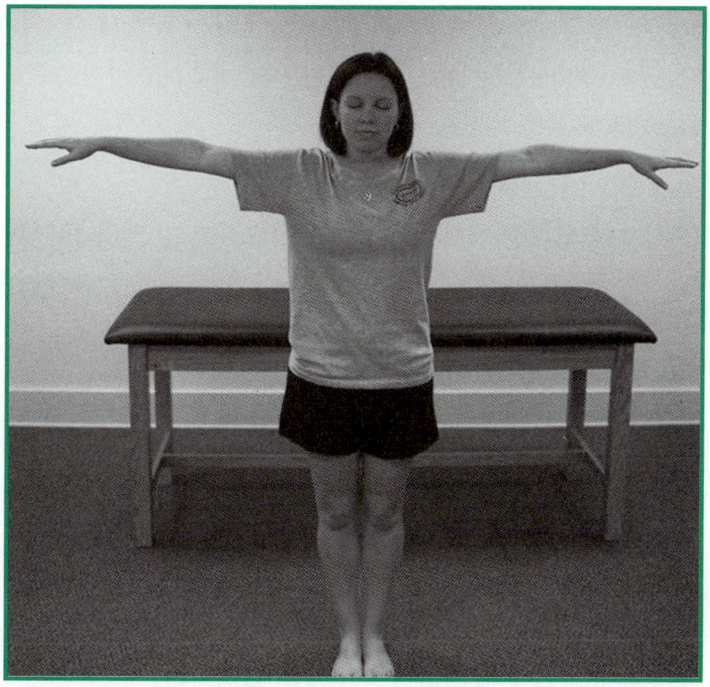

그림 3 - 6

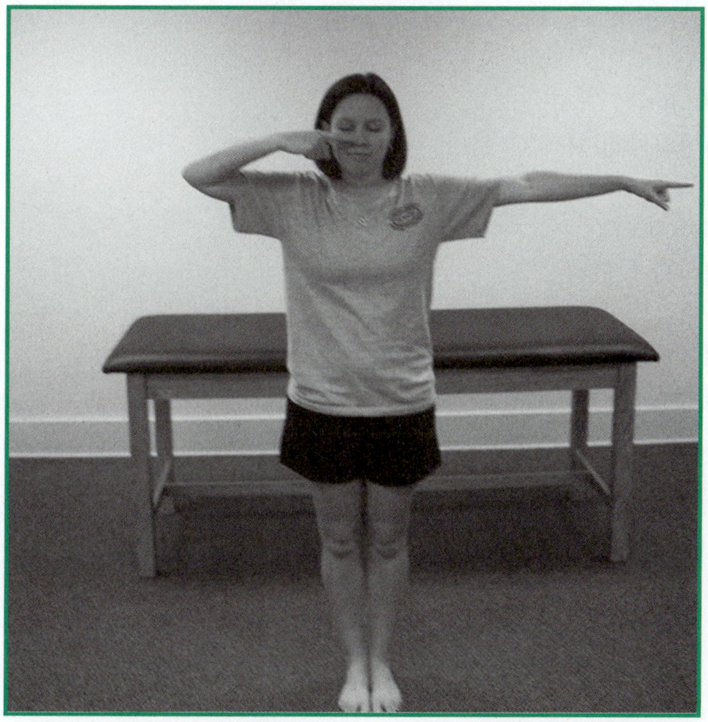

그림 3 - 7

고유수용성을 강조한 코에 손가락 가져가기 검사
PROPRIOCEPTIVE FINGER-TO-NOSE TEST

검사자세(TEST POSITION)

환자는 앉은 자세나 선 자세에서 눈을 감는다. 그리고 양 팔을 90° 까지 벌림한다(그림 3-8).

동작(ACTION)

임상가는 환자 손가락 중 어느 한 손가락에 임상가 자신의 손가락을 닿게 한다. 그리고 환자에게 그 손가락을 코에 갖다 댄 후, 다시 원래 위치로 돌아오도록 주문한다. 이 검사는 여러 손가락으로 반복하고, 양쪽 팔 모두를 검사한다(그림 3-9).

양성 소견(POSITIVE FINDING)

양성반응은 환자가 부드럽고 일관적으로 손가락을 코에 닿지 못하는 경우이다. 양성 소견은 고유수용성 감각을 잃어버렸다는 것을 의미한다.

특별한 고려사항(SPECIAL CONSIDERATIONS)

이 검사는 검사 속도를 빠르게 할수록 더욱 어려워진다.

특이도(SPECIFICITY)

이용할 데이터가 없다.

민감도(SENSITIVITY)

이용할 데이터가 없다.

참고문헌(REFERENCES)

Magee DJ. *Orthopedic Physical Assessment*. 4th ed. Philadelphia, PA: W.B. Saunders; 2002.

Starkey C, Ryan JL. *Evaluation of Orthopedic and Athletic Injuries*. 2nd ed. Philadelphia, PA: F.A. Davis; 2002.

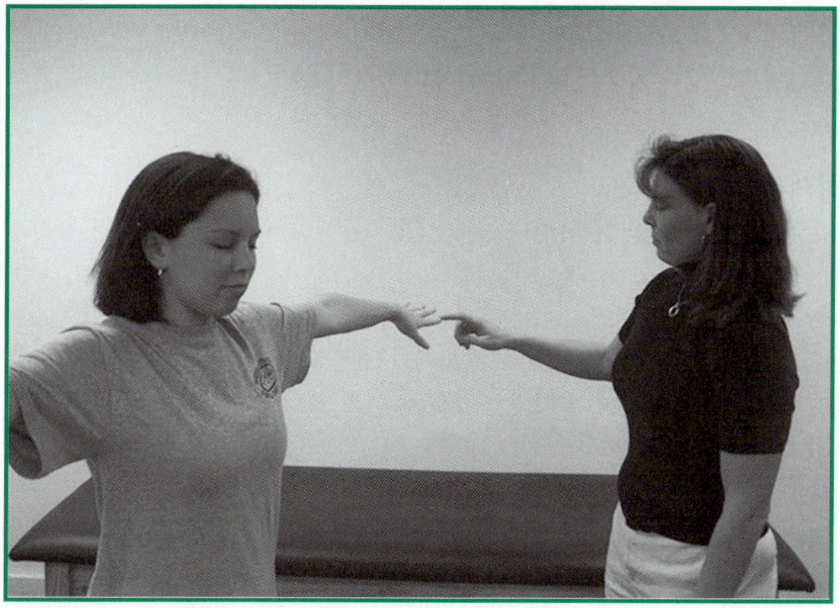

그림 3 - 8

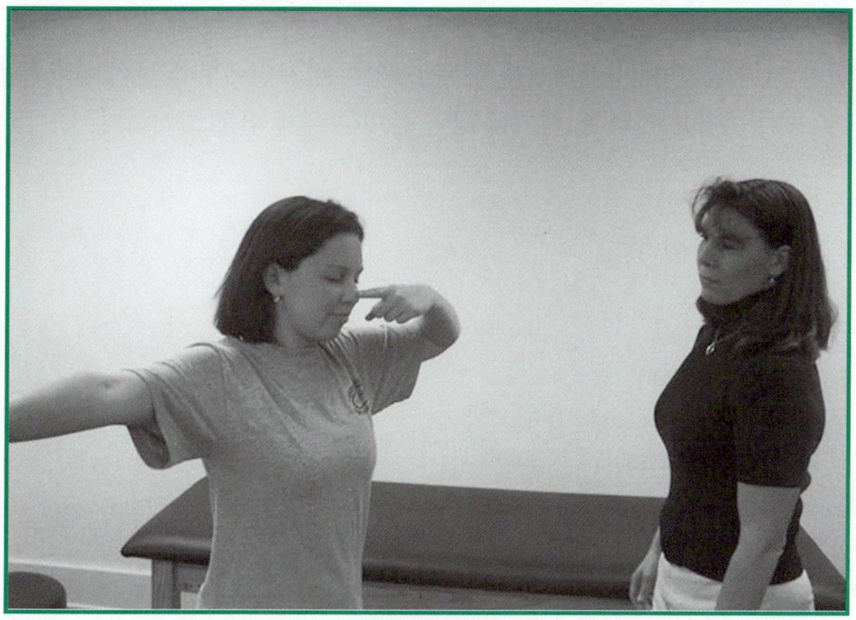

그림 3 - 9

연속적으로 "7"을 빼는 검사
SERIAL SEVEN TEST

검사자세(TEST POSITION)

환자는 앉거나 선 자세를 취한다.

동작(ACTION)

임상가는 환자에게 100에서 7을 빼도록 주문한다. 그리고 뺄셈한 그 값에서 다시 7을 빼도록 한다. 이렇게 연속적으로 7을 빼도록 한다.

양성 소견(POSITIVE FINDING)

환자는 요구된 질문에 답을 정확하게 말할 수 없다. 이 검사법은 환자의 집중력과 기억력을 검사하는 것이다.

특별한 고려사항(SPECIAL CONSIDERATIONS)

이 검사는 '7' 대신에 '3'을 사용할 수도 있다. 환자의 집중력보다 환자의 수학 계산능력이 검사의 결과에 더 큰 영향을 줄 수도 있기 때문에, 만약 임상가들이 이 검사법을 선택한다면, 환자가 어떻게 답을 결정하는지를 평가해 볼 필요가 있다. 검사를 하기 전에 환자가 미리 계산해 볼 수도 있다는 사실에도 임상가는 관심을 가져야 하며, 특히 이것은 여러 번 평가를 받아 본 환자에게 더욱 그러하다.

특이도(SPECIFICITY)

이용할 데이터가 없다.

민감도(SENSITIVITY)

이용할 데이터가 없다.

참고문헌(REFERENCES)

Karzmark P. Validity of the serial seven procedure. *International Journal of Geriatric Psychiatry*. 2000;15(8):677-679.

Magee DJ. *Orthopedic Physical Assessment*. 4th ed. Philadelphia, PA: W.B. Saunders; 2002.

Starkey C, Ryan JL. *Evaluation of Orthopedic and Athletic Injuries*. 2nd ed. Philadelphi, PA: F.A. Davis; 2002.

PAST-POINTING 검사
PAST-POINTING TEST

검사자세 (TEST POSITION)

환자는 임상가를 마주 보고 앉거나 선 자세를 취한다. 임상가는 양쪽 검지를 높이 들어 약 6 ㎝ 간격이 되도록 유지한다. 환자는 검지를 뻗은 채로 양 팔을 머리 위로 들어 올린다(그림 3−10).

동작 (ACTION)

임상가는 환자에게 양 팔을 아래로 내리면서 자신의 양쪽 검지로 임상가의 양쪽 검지에 갖다 대도록 주문한다(그림 3−11). 그런 다음, 환자에게 다시 양 팔을 원래 위치로 돌아가도록 주문한다.

양성 소견 (POSITIVE FINDING)

환자는 자신의 검지를 임상가의 검지에 갖다 댈 수 없다. 이 검사법은 고유수용성 문제와 전정계 질환을 검사하는 방법이다.

특별한 고려사항 (SPECIAL CONSIDERATIONS)

검사자가 자신의 손가락을 다양한 위치로 변화시키면서, 이 검사를 반복적으로 수행할 수 있다. 이때 중요한 것은 한 번의 검사가 끝나면, 반드시 환자의 팔이 원래 위치로 돌아가게 가는 것이다.

특이도 (SPECIFICITY)

이용할 데이터가 없다.

민감도 (SENSITIVITY)

이용할 데이터가 없다.

참고문헌 (REFERENCES)

Magee DJ. *Orthopedic Physical Assessment*. 4th ed. Philadelphia, PA: W.B. Saunders; 2002.

Starkey C, Ryan JL. *Evaluation of Orthopedic and Athletic Injuries*. 2nd ed. Philadelphi, PA: F.A. Davis; 2002.

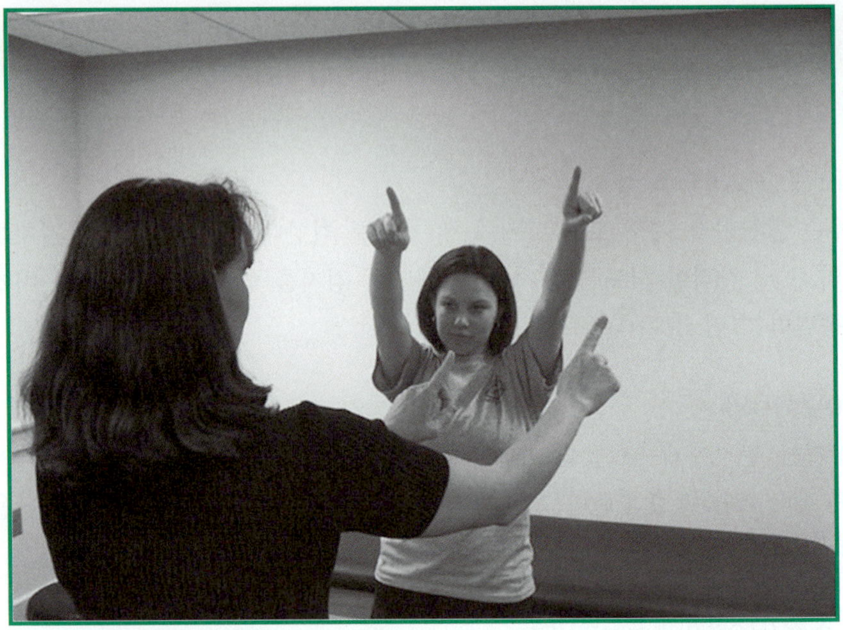

그림 3 - 10

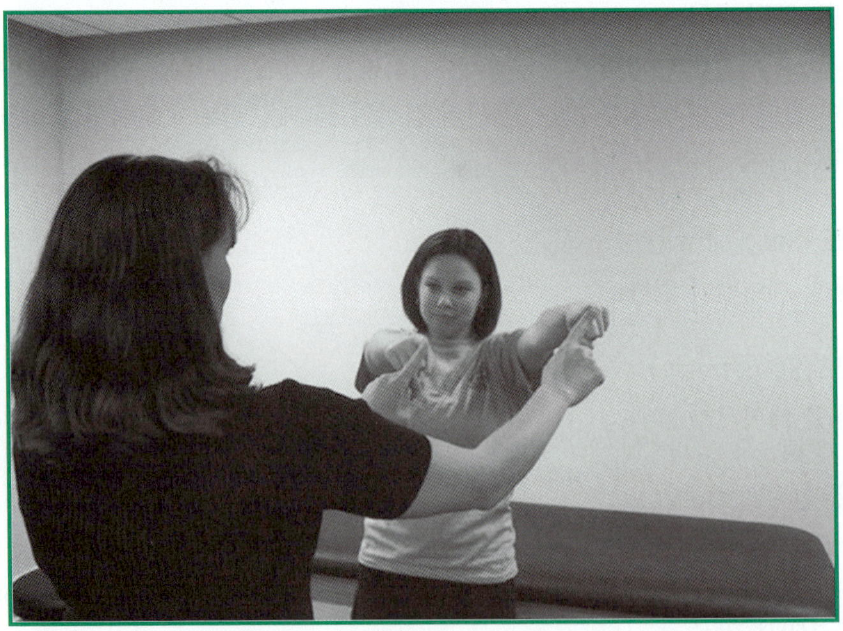

그림 3 - 11

신경조절검사 - 상지
NEUROLOGICAL CONTROL TEST - UPPER EXTREMITY

검사자세 (TEST POSITION)

환자는 눈을 감은 채, 앉거나 선 자세를 취한다. 이때 양 팔은 90°로 굽힌다(그림 3-12).

동작 (ACTION)

환자에게 이 자세를 30초 동안 유지하도록 지시한다.

양성 소견 (POSITIVE FINDING)

양성 검사는 양쪽 팔중 한쪽이 바깥쪽과 아래쪽으로 떠내려가듯 움직인다(그림 3-13). 양성 반응은 떠내려간 팔의 반대쪽 뇌에 광범위한 병변이 있음을 의미한다.

특별한 고려사항 (SPECIAL CONSIDERATIONS)

근골격계 문제 때문에 이 검사를 수행할 수 없는 환자는 하지에 대한 신경조절검사를 수행할 수 있다.

특이도 (SPECIFICITY)

이용할 데이터가 없다.

민감도 (SENSITIVITY)

이용할 데이터가 없다.

참고문헌 (REFERENCES)

Magee DJ. *Orthopedic Physical Assessment*. 4th ed. Philadelphia, PA: W.B. Saunders; 2002.

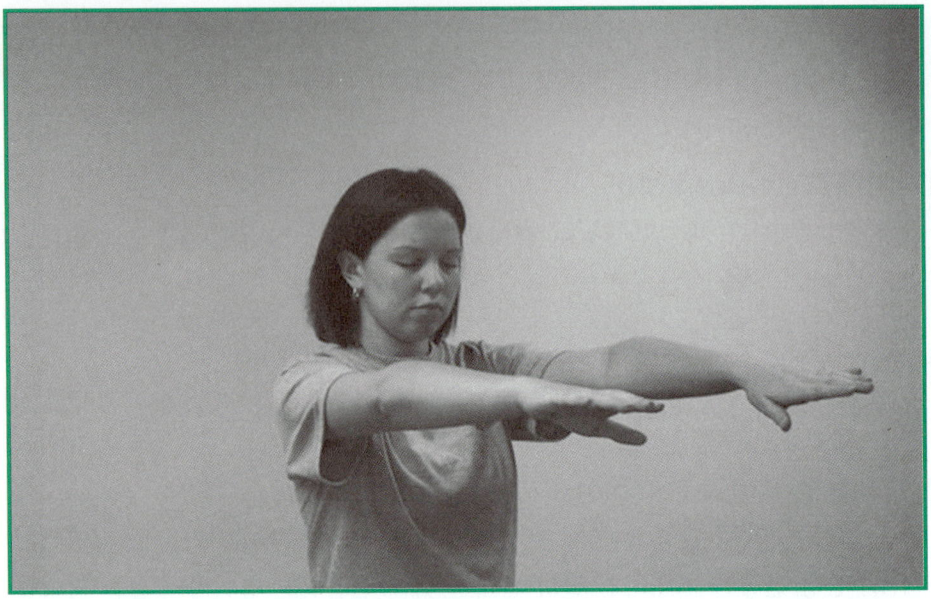

그림 3 - 12

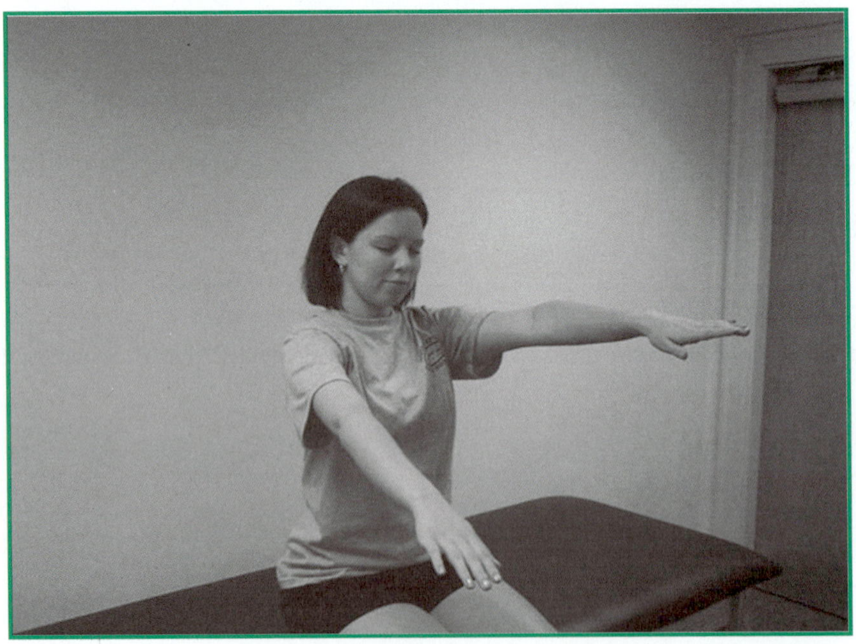

그림 3 - 13

신경조절검사 - 하지
NEUROLOGICAL CONTROL TEST - LOWER EXTREMITY

검사자세(TEST POSITION)

이 검사는 환자가 눈을 감고 테이블 가장자리 끝에 걸터 앉은 자세에서 수행된다. 이때 엉덩관절은 90° 로 굽히고, 무릎관절은 쭉 편다(그림 3−14).

동작(ACTION)

환자에게 이 자세를 30초 동안 유지하도록 주문한다.

양성 소견(POSITIVE FINDING)

양성 반응은 한쪽 다리가 바깥쪽과 아래쪽으로 떠내려가듯 움직인다(그림 3-15). 양성 반응은 떠내려간 다리의 반대쪽 뇌에 광범위한 병변이 있음을 의미한다.

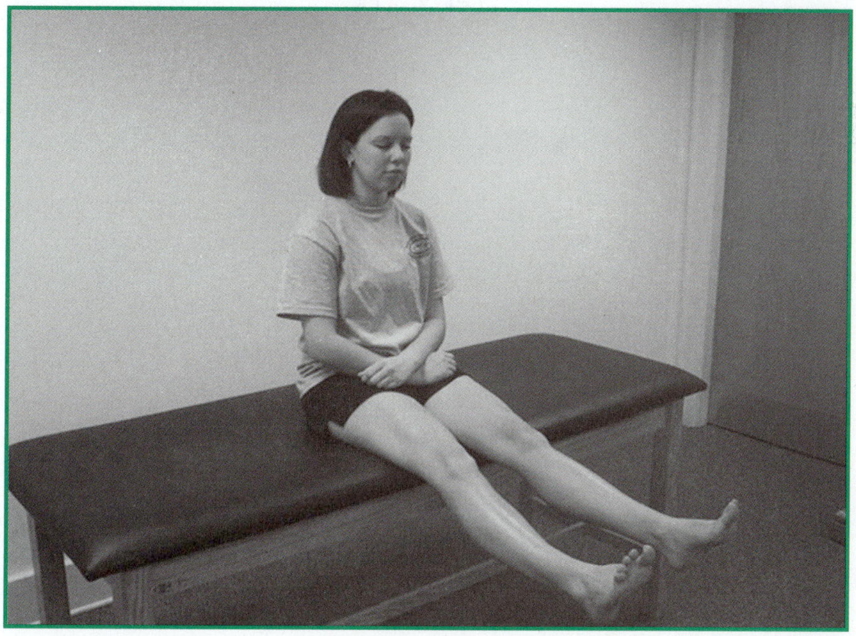

그림 3 - 14

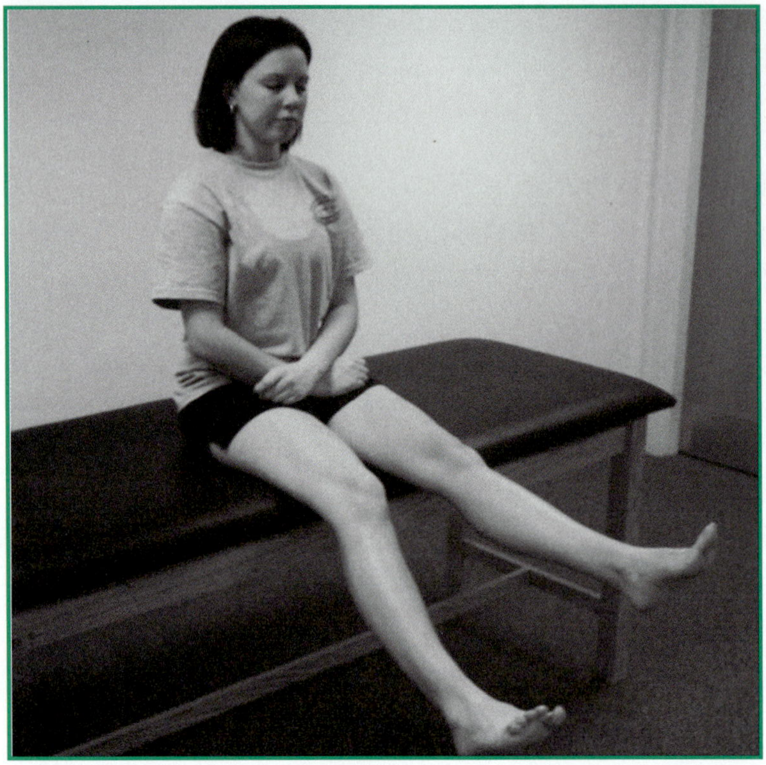

그림 3 - 15

균형 실수 점수 체계(BESS)검사
BALANCE ERROR SCORING SYSTEM (BESS) TEST

검사자세 (TEST POSITION)

환자는 하지에 아무런 지탱을 적용하지 않고, 맨발로 선 자세를 취한다. 환자는 눈을 감은 상태에서 양손을 좌우 엉덩뼈 능선(iliac crest)에 놓는다(그림 3−16). 임상가는 환자 앞에 선다. 다른 임상가는 환자를 관찰한다.

동작 (ACTION)

이 검사는 각 단계별로 진행되며, 각 단계는 20초간 이루어진다. 환자는 아래와 같은 검사를 단계별로 받는다.

- 양 발을 붙이고 선 자세를 취한다(그림 3−16 참고).
- 비우성 하지로만 선 자세를 취한다. 체중부하 하지 않는 하지의 엉덩관절은 20-30° 로 굽힘하고, 무릎관절은 40-50° 로 굽힌다(그림 3−17).
- 우성 발 뒤에 비우성발을 붙이고 일자로 선다(그림 3−18).

환자가 각 단계를 모두 검사받았으면, 스펀지 패드 위에서 이들 검사를 다시 한번 수행한다(그림 3−19에서 그림 3−21). 이 검사를 시도하기 위해서는 일단 환자가 검사 자세로 설 수 있어야 한다.

양성 소견 (POSITIVE FINDING)

환자는 각 단계에서 일어난 실수의 횟수를 토대로 점수를 받는다. 평가 점수는 아래의 각 항에 1점씩 부여된다.

- 엉덩뼈능선에서 양 손을 뗀다.
- 눈을 뜨고 있는다.
- 검사 자세에서 한발짝 띠거나, 비틀거리거나, 넘어진다.
- 체중부하하는 엉덩관절을 30° 이상 굽힘하거나 벌림한다.
- 체중부하고 있는 발이나 발뒤꿈치를 들어올린다.
- 5초 이상 검사 자세를 유지하지 않는다.

환자를 평가할 때, 환자가 5초 이상 검사 자세를 유지할 수 없을 때는 10점을 부여한다. 그리고, 동시에 한 번 이상의 실수가 일어나더라도, 한 번의 실수로 기록한다.

양성 소견은 환자의 점수가 자신의 기준점수 보다 25% 이상될 때이고, 이것은 소뇌의 기능장애를 의미한다.

특별한 고려사항(SPECIAL CONSIDERATIONS)

중요한 것은 임상가가 머리 손상 환자를 평가하기 위해 기준점수를 얻는 것이고, 또 다른 중요 사항은 환자의 평가가 매우 주관적인 평가임을 이해하는 것이다. 권장하고 싶은 것은 환자를 평가할 때, 두 명 이상의 임상가가 발생하는 실수를 계산하도록 하는 것이다. BESS 검사가 연속적인 검사에 따른 학습 효과를 뚜렷하게 나타냈기 때문에, 임상가는 검사를 반복할 때 마다 점수가 올라간다는 것을 알아야 한다. 이런 학습 효과는 재검사할 때 즉시 나타났고, 또 초기 검사 후 60일 이내에 재검사할 때 나타났다.

다른 이름(ALTERNATE NAMES)

이 검사는 일반적으로 *BESS Test*로 알려져 있다.

특이도(SPECIFICITY)

이용할 데이터가 없다.

민감도(SENSITIVITY)

이용할 데이터가 없다.

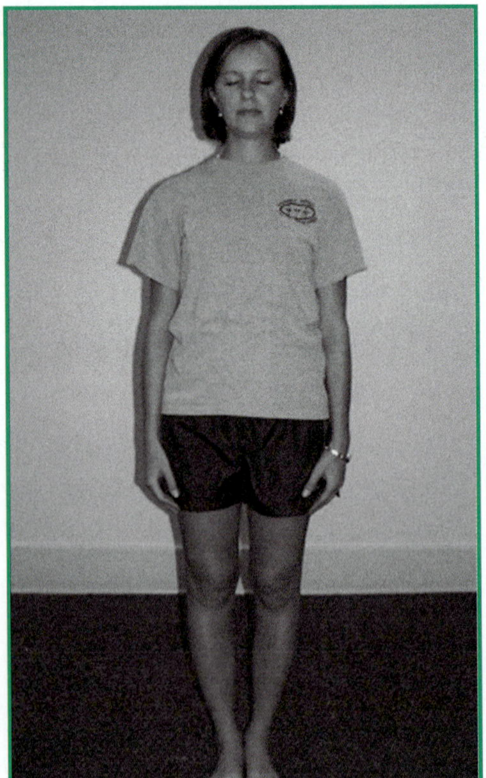

그림 3 - 16

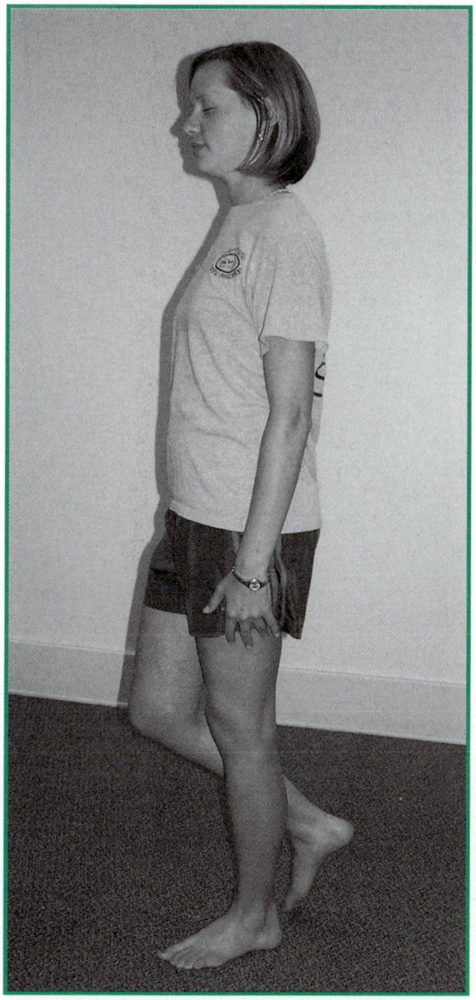

그림 3 - 17

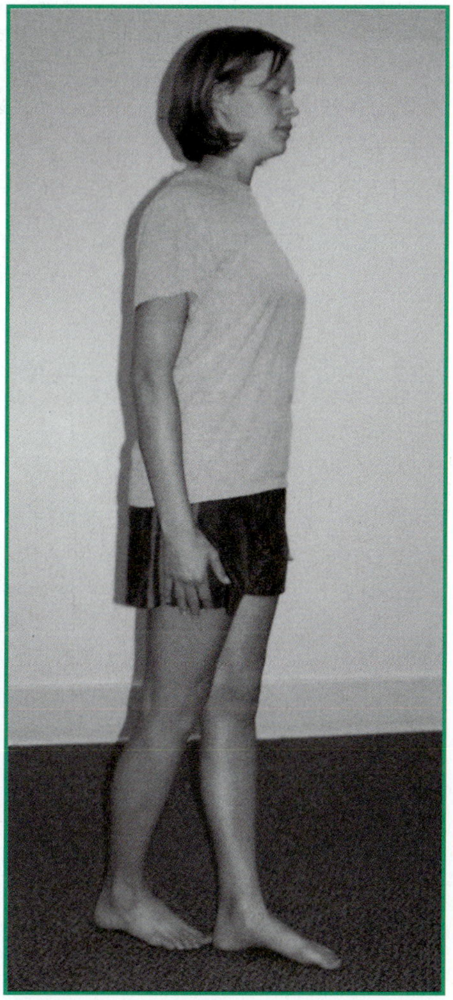

그림 3 - 18

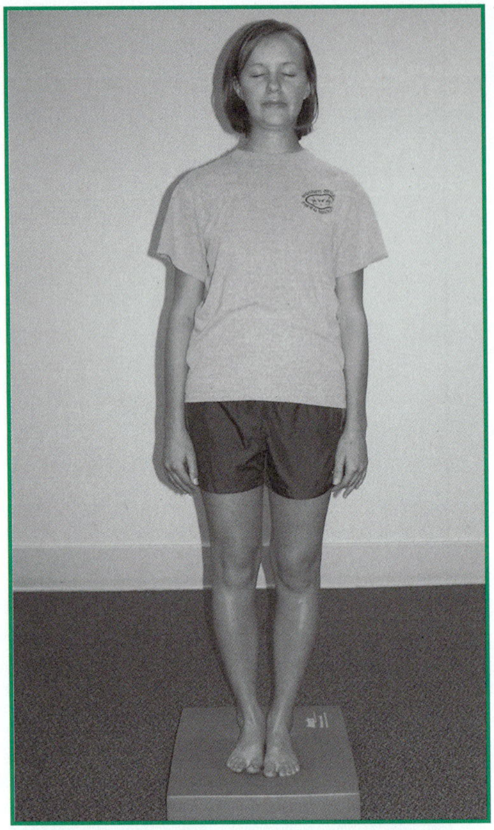

그림 3 - 19

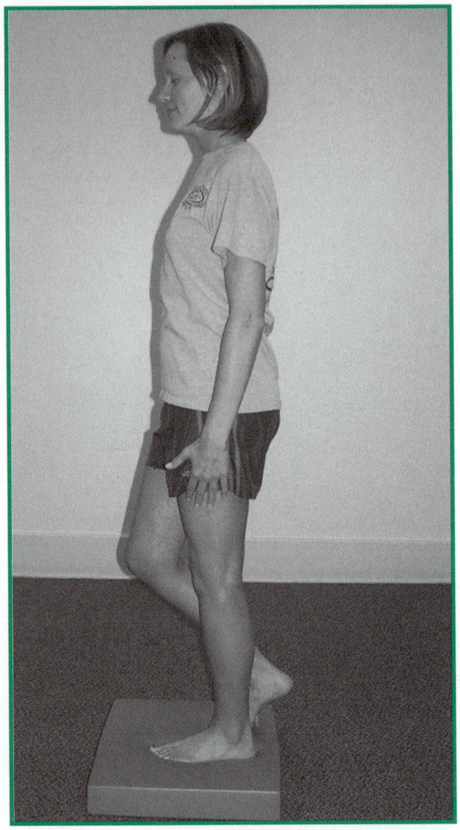

그림 3 - 20

참고문헌(REFERENCES)

Docherty CL, Valovich-McLeod TC, Schultz SJ. Postural control deficits in participants with functional ankle instability as measured by the balance error scoring system. *Clinical Journal of Sport Medicine*. 2006;16(3):203-208.

Guskiewicz KM. Concussion in sport: The grading-system dilemma. *Athletic Therapy Today*. 2001;6(1):18-27.

Guskiewicz K, Perrin D, Gansneder B. Effect of mild head injury on postural sway. *J Athl Train*. 1996;31(4):300-306.

Guskiewicz KM, Ross SE, Marshall SW. Postural stability and neuropsychological deficits after concussion in collegiate athletes. *J Athl Train*. 2001;36(3):263-273.

McLeod TCV, Perrin DH, Guskiewicz KM, Schultz SJ, Diamond R, Gansneder BM. Serial administration of clinical concussion assessments and learning effects in healthy young athletes. *Clinical Journal of Sports Medicine*. 2004;14(5):287-295.

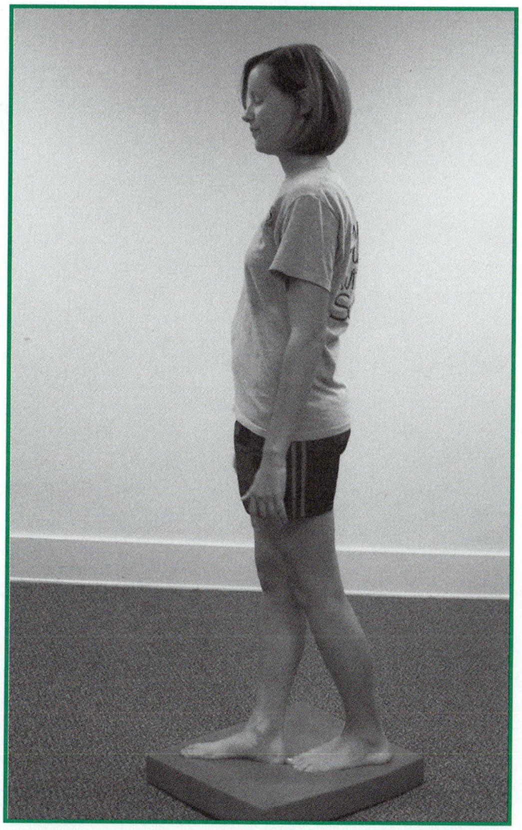

그림 3 - 21

Oliaro S, Anderson S, Hooker D. Management of cerebral concussion in sports: The athletic trainer's perspective. *J Athl Train*. 2001;36(3):257-262.

Riemann BL, Guskiewicz KM. Effects of mild head injury on postural stability as measured through clinical balance testing. J Athl Train. 2000;35(1):19-25.

Starkey C, Ryan JL. *Evaluation of Orthopedic and Athletic Injuries*. 2nd ed. Philadelphia, PA: F.A. davis; 2002.

Valovich TC, Perrin DH, Gansneder BM. Repeat administration elicits a practice effect with the Balance Error Scoring System but not with the Standardized Assessment of concussion in high school athletes. *J Athl Train*. 2003;38(1):51-56.

Valovich-Mcleod TC, Barr WB, McCrea M, Guskiewicz KM. Psychometric and measurement properties of concussion assessment tools in youth sports. *J Athl Train*. 2006;41(4):399-408.

Vlovich-McLeod, TC, Perrin DH, Guskiewicz KM, Schultz SJ, Diamond R, Gansneder BM. Serial administration of clinical concussion assessments and learning effects in healthy young athletes. *Clinical Journal of sport Medicine*. 2004;14(5):287-295.

제 4 장

신경심리 검사
Neuropsychological Tests

전산화된 평가들
COMPUTERIZED ASSESSMENTS

IMPACT

ImPACT™은 Immediate Post Concussion Assessment and Cognitive Testing의 약자이며, 이것은 컴퓨터로 전산화되어, 임상가들에게 개별화된 뇌진탕 관리 시스템을 제공한다. ImPACT은 특별히 스포츠와 관련된 뇌진탕의 평가와 관리를 위해 고안된 것이다. 이 시스템은 객관적인 기본 데이터를 얻기 위해, 뇌진탕 이전의 환자 신경인지 검사에 이용된다. 이런 초기 데이터는 회복 정도를 결정하는데 이용되기도 하고, 또 뇌진탕 이후 활동 복귀의 적절한 지침을 결정하는데도 이용된다.

이 시스템은 윈도우 운영체계로 되어 있어, 배우기도 매우 쉽다. 이 시스템이 전산화되어 있기 때문에, 환자 개별은 물론, 그룹별로 관리될 수 있다.

ImPACT 검사에는 환자의 증상, 집중력, 기억, 처리 속도 및 반응시간(0.01초까지) 등이 있다. 검사에는 환자의 피로를 평가하는 분리된 10개 모듈이 있다. 이 프로그램은 다음과 같이 환자의 인지를 여러 측면으로 측정할 수 있다: 단어 구분, 설계와 작업 기억, 시각 집중, 심볼 연결하기, 색깔 연결하기, 지속적이고 선택적인 집중 시간, 비언어적 문제 해결, 반응시간 등. 이 프로그램은 다양한 검사들을 할 수 있기 때문에 연습에 의한 효과가 적은 편이다. 연습에 의한 효과는 연필-종이 신경심리검사에서 뚜렷하게 향상된다.

검사를 완료하는데 약 20-30분이 소요된다. 이 프로그램은 자세한 과거 병력, 환자 증상, 손상 기전에 대한 정보 등을 포함한 포괄적인 보고서를 만들어 준다. 결과는 상담을 위해 이메일이나 팩스로 전송될 수 있다. 반복 검사하는 동안, 참고와 비교를 위해 데이터가 자동적으로 저장된다.

참고문헌(REFERENCES)

Almquist J, Broshek D, Erlanger D. Assessment of mild head injuries. *Athletic Therapy Today*. 2001;6(1):13-17.

Erlanger DM, Saliba E, Barth J, Almquist J, Weberight W, Freeman J. Monitoring Resolution of post-concussion symptoms in athletes: prelinary results of a web-based neuropsychological test protocol. *J Athl Train*. 2001;36(3):280-287.

Guskiewicz KM, Bruce SL, Cantu RC, et al. National Athletic Trainers' Association position statement: Management of sport-related concussion. *J Athl Train*. 2004;39(3):280-297.

Schatz P, Pardini JE, Lowell MR, Collins MW, Podell K. Sensitivity and specificity of the ImPACT test battery for concussion in athletes. *Arch Clin Neuropsychol*. 2006;21(1):91-9.

HeadMinder

HeadMinder™는 스포츠와 관련된 뇌진탕 평가의 중요한 요소로서 뇌진탕 관리 시스템과 뇌진탕 해결 지표(CRI)를 개발했다. 이 시스템은 객관적인 기본 데이터를 수집하기 위해 뇌진탕 이전의 환자 신경인지 검사에 사용된다. 이런 초기 데이터는 회복 정도를 결정하는데 이용되기도 하고, 또 뇌진탕 이후 활동 복귀의 적절한 지침을 결정하는데도 이용된다.

HeadMinder의 뇌진탕 관리 시스템은 간단하고 복잡한 반응시간, 기억 및 처리 속도 등을 측정한다. 검사결과에는 환자의 병력, 자세한 손상 기전과 환자 증상에 대한 자세한 내용 등이 포함된다. 임상가는 증상 해결에 대한 평가를 하기 위해, 이전 검사와 추후결과 검사를 비교할 수 있다. 이 시스템은 600명 이상의 대상자로부터 수집된 표준 통계학을 사용하기 때문에 연습에 의한 효과가 적은 편이다.

검사를 완료하는데 25-30분이 소요된다. 이 시스템은 인터넷을 기반으로 운영되기 때문에, 인터넷이 연결된 컴퓨터로도 검사를 수행할 수 있다. HeadMinder의 독특한 특징으로는, PDA에 있는 표준 뇌진탕 평가(SAC) 검사를 이용하여 사이드라인(sideline) 검사를 완벽하게 할 수 있다는 것이다. 사이드라인 검사는 나중에 컴퓨터와 동기화될 수 있고, 환자 기록에 데이터를 기입할 수 있다.

참고문헌(References)

Almquist J, Broshek D, Erlanger D. Assessment of mild head injuries. *Athletic Therapy Today*. 2001;6(1):13-17.

Erlanger DM, Saliba E, Barth J, Almquist J, Weberight W, Freeman J. Monitoring resolution of post-concussion symptoms in athletes: preliminary results of a web-based neuropsychological test protocol. *J Athl Train*. 2001;36(3):280-287.

CogSport

CogState는 반응시간, 집중력, 시각 기억, 시각 학습, 사회적 인지, 언어적 기억, 언어 학습, 계획 및 문제 해결 등을 검사할 수 있도록 전산화된 인지 검사 프로그램이다. 스포츠와 관련된 뇌진탕 검사와 관리 시스템을 CogState Sport 라고 부른다. 이 시스템은 객관적인 기본 데이터를 수집하기 위해 뇌진탕 이전의 환자 신경인지 검사에 사용된다. 이런 초기 데이터는 회복 정도를 결정하는데 이용되기도 하고, 또 뇌진탕 이후 활동 복귀의 적절한 지침을 결정하는데도 이용된다.

검사를 완료하는데 15분이 소요되고, 보고서 형식에는 기준 데이터와 손상 후 데이터가 들어 있다. 중요한 특징은 프로선수/엘리트 선수와 아마추어 선수를 위한 검사 시스템이 분리되어 있다.

참고문헌(REFERENCES)

Guskiewicz KM, Bruce SL, Cantu RC, et al. National Athletic Trainers' Association position statement: management of sport-related concussion. *J Athl Train*. 2004;39(3):280-297.

Moriarity J, Collie A, Olson D, et al. A prospective controlled study of cognitive function during an amateur boxing tournament. *Neurology*. 2004;62(9):1462-1463.

연필-종이 검사
PENCIL-AND-PAPER TESTS

표준 뇌진탕 평가(SAC) 검사
(STANDARD ASSESSMENT OF CONCUSSION (SAC) TEST

표준 뇌진탕 평가(SAC) 검사는 스포츠 분야에서 객관적이고 신뢰할 만한 뇌진탕 평가 방법으로 개발되었다. 이 시스템은 객관적인 기본 데이터를 수집하기 위해, 뇌진탕 이전에 적용되는 빠른 신경인지 검사이다. 이런 초기 데이터는 회복 정도를 결정하는데 이용되기도 하고, 또 뇌진탕 이후 활동 복귀의 적절한 지침을 결정하는데도 이용된다.

이 검사는 지남력, 즉각 기억, 집중력 및 지연된 회상 등을 평가하는 4가지 신경인지검사이다. 지남력 영역에서는, 환자에게 달, 일, 요일, 년, 그리고 시간 등을 물어본다. 즉각 기억 영역에서는, 5 단어를 환자에게 주고 그것이 무엇인지 말해 보도록 한다. 집중력 영역에서는, 손가락을 반대로 사용하여 평가하는 부분과 1년 중의 달을 역순으로 평가하는 부분이 있다. 끝으로 지연된 회상에는, 즉각 기억에서 주어진 5 단어를 검사 마지막 부분에서 다시 말해 보도록 지시한다.

4가지 검사 영역의 각 점수는 환자의 올바른 반응 횟수로 점수화된다. 총 점수는 최대 30점이다. 검사 후, 임상가는 활동 복귀로의 준비를 위해 환자의 기준 점수와 손상 이후의 점수를 비교할 수 있다.

검사 절차에는 신경학적 선별검사 영역(후향성 기억상실 평가, 근력 평가, 감각 평가와 협응력 평가)과 체력검사(40 야드 빨리 달리기, 앉았다 일어서기, 팔굽혀 펴기, 무릎 굽히기)가 있다.

검사는 5분 이내에 끝나고, 운동선수의 기준검사와 손상 후 검사를 위한 종이-연필 검사로 쉽게 이루어질 수 있다. 이 검사는 쉽게 이루어질 수 있고, 검사의 일부나 혹은 단독으로 평가될 수 있다.

SAC 검사의 특징은 연습에 의한 효과를 최소화할 수 있는 3가지 다른 버전으로 되어 있다. 이들 3가지 버전 모두는 뇌진탕 평가도구로서 신뢰성과 타당성이 있다. 연구에 따르면, 반복된 SAC 검사로도 연습 효과가 나타나지 않았다고 한다.

참고문헌 (REFERENCES)

Daniel JC, Nassiri JD, Wilckens J, Land BC. The implementation and use of the Standardized Assessment of Concussion at the U.S. Naval Academy. *Military Medicine*. 2002;167(10): 873-876.

McCrea M. Standardized mental status testing on the sideline after sport-related concussion. *J Athl Train*. 2001;36(3):274-279.

McCrea M, Kelly JP, Kluge J, Ackley B, Randolph C. Standardized assessment of concussion in football players. *Neurology*. 1997;48:586-588.

McCrea M, kelly JP, Randolph C, et al. Standardized Assessment of Concussion(SAC): onsite mental status evaluation of the athlete. *Journal of Head Trauma Rehabilitation*. 1998;13(2):27-35.

McLeod TCV, Perrin DH, Guskiewicz KM, Schultz SJ, Diamond R, Gansneder BM. Serial administration of clinical concussion assessments and learning effects in healthy young athletes. *Clinical Journal of Sports Medicine*. 2004;14(5):287-295.

Oliaro s, Anderson S, Hooker D. Management of cerebral concussion in sports: the athletic trainer's perspective. *J Athl Train*. 2001;36(3):257-262.

Starkey C, Ryan JL. *Evaluation of Orthopedic and Athletic Injuries*. 2nd ed. Philadelphia, PA:F.A. Davis; 2002.

Valovich TC, Perrin DH, Gansneder BM. Repeat administration elicits a practice effect with the Balance Error Scoring System but not with the Standardized Assessment of Concussion in hight school athletes. *J Athl Train*. 2003;38(1):51-56.

Valovich-Mcleod TC, Barr WB, McCrea M, Guskiewicz KM. Psychometric and measurement properties of concussion assessment tools in youth sports. *J Athl Train*. 2006;41(4):399-408.

트레일 마킹 검사(TRAIL MAKING TEST)

트레일 마킹 검사는 쉽게 적용될 수 있으며, 환자는 정확해진 시간내에 두 가지 검사(timed test)를 마무리해야 하는 2 영역의 신경인지검사로 되어 있다. 이 검사는 추적 속도와 집중력을 보여 주는 시각운동과 시각적 개념화 기능을 평가하기 위해 설계되었다. 트레일 마킹 검사 A로 알려진 첫 번째 검사는 1에서 25까지 순차적으로 숫자를 연결시켜 선을 그리는 것이다(그림 4−1). 트레일 마킹 검사 B인, 두 번째 검사는 숫자와 글자를 다른 패턴으로 연결하여 선을 그리는 검사이다. 환자에게 1과 A를 연결하도록 하고, 그 다음 A와 2를, 다시 2와 B를 연결하도록 지시한다(그림 4−2). 이 검사는 13개의 숫자와 12개의 글자로 이루어져 있다.

각 검사는 시간내에 이루어져야 하고, 또 정확성을 점수화한다. 그리고 실수의 횟수를 기록한다. 이들 검사는 함께 사용하도록 고안되었지만, 트레일 마킹 검사 B는 복잡하기 때문에, 단독으로도 사용될 수 있다. 이 검사는 운동선수의 기준검사와 손상 후 검사를 위한 종이-연필 검사로 쉽게 이루어질 수 있다. 이 검사는 쉽게 이루어질 수 있고, 검사의 일부나 혹은 단독으로 평가될 수 있다.

참고문헌 (REFERENCES)

Barr WB. Methodologic issues in neuropsychological testing. *J Athl Train*. 2001;36(3):297-302.

Guskiewicz KM. concussion in sport: The grading-system dilemma. *Athletic Therapy Today*. 2001;6(1):18-27.

Guskiewicz KM, Bruce SL, Cantu RC, et al. National Athletic Trainers' Association position statement: management of sport-related concussion. *J Athl Train*. 2004;39(3):280-297.

McCaffrey RJ, Krahula MM, heimberg RG, Keller KE, Purcell MJ. A comparison of the trail making test, symbol digit modalities test and the Hooper Visual Organization Test in an inpatient substance abuse population. *Arch Clin Neuropsychol*. 1988;3(2):181-187.

Valovich McLeod TC, Barr WB, McCrea M, Guskiewicz KM. Psychometric and measurement properties of concussion assessment tools in youth sports. *J Athl Train*. 2006;41(4):399-408.

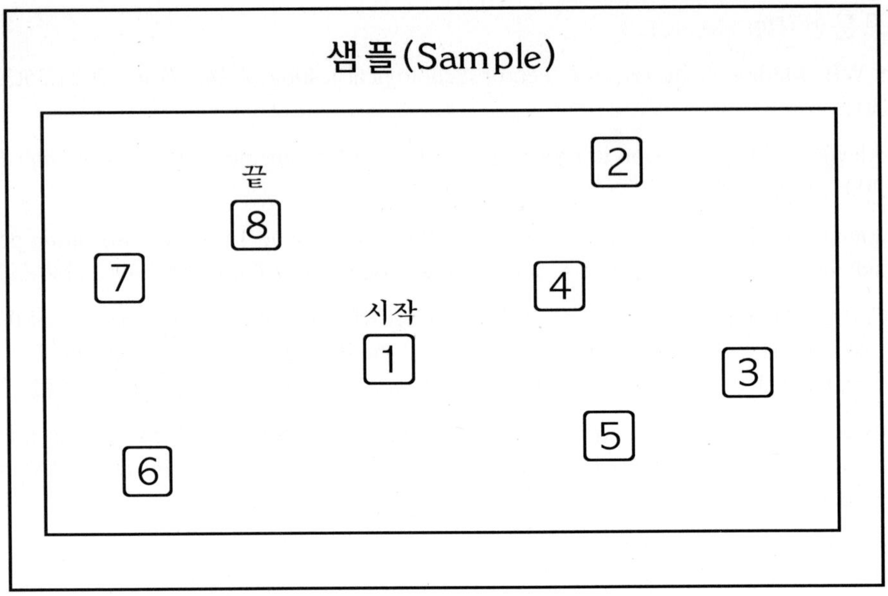

그림 4 - 1 트레일 마킹 검사 A.

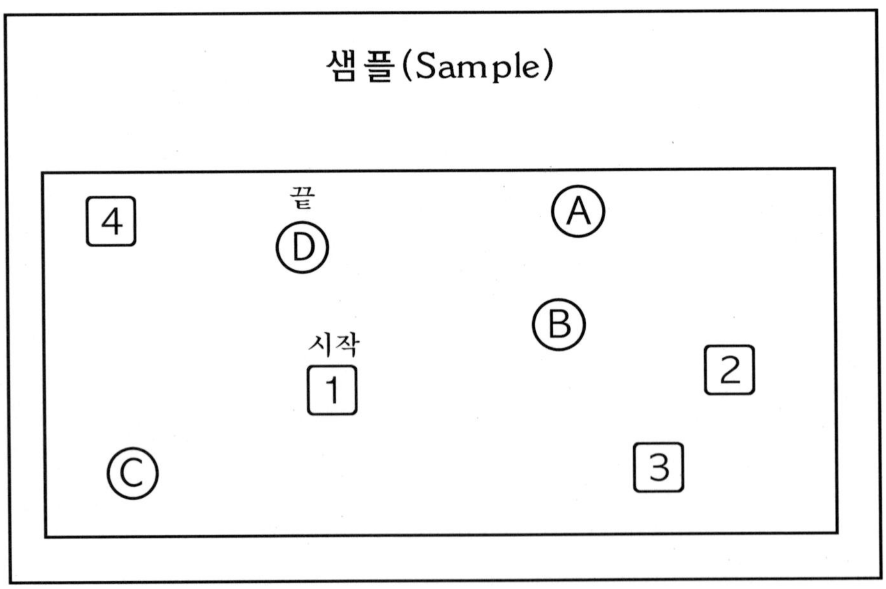

그림 4 - 2 트레일 마킹 검사 B.

Symbol Digit Modalities 검사
Symbol digit Modalities Test

Aaron Smith에 의해 개발된 Symbol Digit Modalities 검사는 집중력, 빠른 결정, 그리고 시각운동속도 등을 측정하기 위한 것이다. 이 검사는 참고 키(reference key)를 이용하는 간단한 대체 과제를 요구한다. 임상가는 환자에게 특별한 숫자카드와 기하학 모형을 제공한다. 환자는 90초 동안 가능한 많은 숫자를 기하학 모형과 연결시켜야 한다.

이 검사는 5분 이내로 완료되고, 점수는 올바른 반응의 횟수로 매겨진다. 이 검사는 운동선수의 기준검사와 손상 후 검사를 위한 종이－연필 검사로 쉽게 이루어질 수 있다. 이 검사는 쉽게 이루어질 수 있고, 검사의 일부나 혹은 단독으로 평가될 수 있다.

일반적으로 반응들은 쓰기 형태로 제공되지만, 구두(언어)로도 제공될 수 있다. 이 검사의 양식은 Wechsler Intelligence Scale의 양식과 비슷하다. 표준화된 데이터는 여러 연령대에 이용될 수 있다.

참고문헌(References)

Barr WB. Methodologic issues in neuropsychological testing. *J Athl Train*. 2001;36(3):297-302.

Guskiewicz KM, Bruce SL, Cantu RC, et al. National Athletic Trainers' Association position statement: Management of sport-related concussion. *J Athl Train*. 2004;39(3):280-297.

Guskiewicz KM. Concussion in sport: The grading-system dilemma. *Athletic Therapy Today*. 2001;6(1):18-27.

McCaffrey RJ, Krahula MM, Heimberg RG, Keller KE, Purcell MJ. A comparison of the trail making test, symbol digit modalities test and the Hooper Visual Organization Test in an inpatient substance abuse population. *Arch Clin Neuropsychol*. 1988;3(2):181-187.

Sheridan LK, Fitzgerald HE, Adams KM, et al. Normative symbol digit modalities test performance in a community-based sample. *Arch Clin Neuropsychol*. 2006;21(1):23-28.

Valovich McLeod TC, Barr WB, McCrea M, Guskiewicz KM. Psychometric and measurement properties of concussion assessment tools in youth sports. *J Athl Train*. 2006;41(4):399-408.

스트룹 색깔-단어 검사
STROOP COLOR AND WORD TEST

스트룹 색깔-단어 검사는 인지 처리(congnitive processing)를 검사하기 위해 약 75년 전에 개발되었다. 이 검사는 가장 일반적으로 사용되는 신경심리검사 중의 하나이다. 이 검사는 인지기능과 병리에 대해 가치있는 진단적 정보를 제공해 준다.

이 검사는 환자가 색깔을 확인하고 이름을 말하는 것보다 빠르게 단어를 읽을 수 있다는 것에 근거하여 설계된다. 이 검사는 환경을 조성한다. 즉, 환자가 인지적 스트레스를 이겨내고 복잡한 입력을 처리할 수 있는 환경을 조성한다. 이 검사는 할당된 검사시간 내에 올바르게 완성되는 아이템 횟수에 근거하여 3가지 점수를 양산한다. 점수는 환자의 인지적 유연성, 창조성, 그리고 인지적 압박에 대한 반응을 분석하는데 이용될 수 있다. 이 검사는 쉽게 이루어질 수 있고, 검사의 일부나 혹은 단독으로 평가될 수 있다. 이 검사는 운동선수의 기준검사와 손상 후 검사를 위한 종이-연필 검사로 쉽게 이루어질 수 있다. 표준화된 데이터는 15-90세의 환자에게 이용될 수 있다. 많은 문헌들이 검사 절차의 타당도와 신뢰도를 다루고 있다.

참고문헌(REFERENCES)

Barr WB. Methodologic issues in neuropsychologicl testing. *J Athl Train*. 2001;36(3):297-302.

Guskiewicz KM. Concussion in sport: The grading-system dilemma. *Athletic Therapy Today*. 2001;6(1):18-27.

Guskiewicz KM, Bruce SL, Cantu RC, et al. National Athletic Trainers' Association position statement: Management of sport-related concussion. *J Thl Train*. 2004;39(3):280-297.

Uttl B, Graf P. Color-Word Stroop test performance across the adult life span. *Journal of Clinical Exp Neuropsychology*. 1997;19(3):405-420.

제 5 장

중추신경계 손상을 위한 특수검사

Special Tests for Central Nervous System Involvement

HOFFMANN 징후
HOFFMANN'S SIGN

검사자세(TEST PPOSITION)

환자는 아래팔을 엎침하고 손목을 약간 굽힌 상태로 앉은 자세를 취한다. 임상가는 검사하는 쪽의 상지를 지지해야 한다.

동작(ACTION)

임상가는 환자의 가운데 손가락 손톱을 굽힘 방향으로 강하게 때린다(그림 5-1).

양성 소견(POSITIVE FINDING)

양성 소견은 가운데 손가락의 손톱을 때렸을 때 나타나는 반응으로서 엄지의 몸쪽 손가락마디뼈가 반사적으로 굽힘하는 것이다. 양성 검사는 상위 운동신경원의 병변을 의미한다.

특별한 고려사항(SPECIAL CONSIDERATIONS)

종종 이 검사는 하지의 Babinski 검사와 동등한 상지 검사로 간주된다.

역사(HISTORICAL NOTES)

이 검사는 Johann Hoffmann의 수업에서 설명되었고, 1900년 이전에 임상적으로 사용되었다. 그러나 이 검사는 1911년 Hans Curshmann에 의해 처음으로 의학 문헌에 소개되었다.

다른 이름(ALTERNATE NAMES)

이 검사는 *손가락마디뼈 반사(digital reflex)*, *손가락 굽힘반사*, 혹은 *Hoffmann 반사*로 알려져 있다.

특이도(SPECIFICITY)

0.78

민감도(SENSITIVITY)

0.58

양성 예측도(POSITIVE PREDICTIVE VALUE)

0.62

음성 예측도(NEGATIVE PREDICTIVE VALUE)

0.75

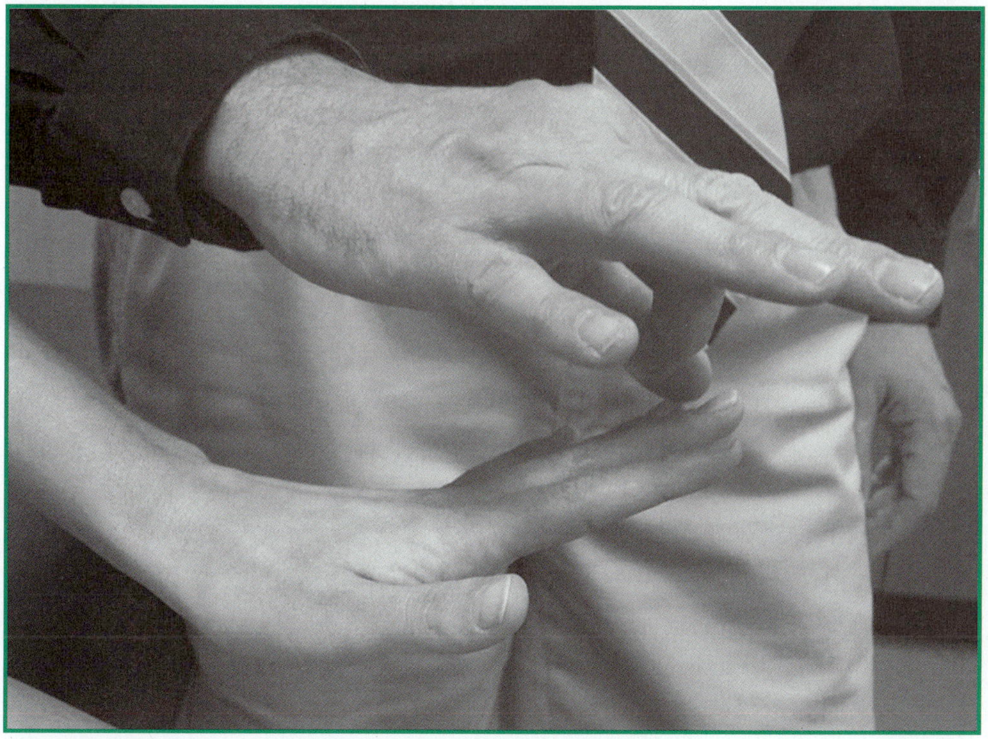

그림 5 - 1

참고문헌 (REFERENCES)

Denno JJ, Meadows Gr. Early diagnosis of cervical spondylotic myelopathy: a useful clinical sign. *Spine*. 1991;16:1353-1355.

Glaser JA, cure JK, Bailey KL, Morrow DL. cervical spinal cord compression and the Hoffmann sigh. *Iowa Orthopedic Journal*. 2001;21:49-52.

Magee DJ. *Orthopedic Physical Assessment*. 4th ed. Philadelphia, PA: W.B. Saunders; 2002.

Malanga GA, Landes P, Nadler SF. Provocative tests in cervical spine examination: Historical basis and scientific analyses. *Pain Physicin*. 2003;6(2):199-205.

Meadows JTS. *Orthopedic Differential Diagnosis in Physical Therapy*. New York: McGraw-Hill; 1999.

BABINSKI 검사
BABINSKI'S TEST

검사자세(TEST PPOSITION)

환자는 앉은 자세나 길게 앉은 자세를 취한다.

동작(ACTION)

임상가는 환자의 발바닥을 주저하지 않고 자극을 가한다. 자극을 주는 방법은 반사망치의 끝부분이나 다른 무딘 물체를 이용해 발뒤꿈치에서 시작해 가쪽에서 안쪽으로 움직이면서 엄지쪽 발허리뼈 언덕까지 도달한다(그림 5-2에서 그림 5-4).

양성 소견(POSITIVE FINDING)

엄지가 펴고, 나머지 발가락이 옆으로 벌어지면 양성반응이 있고, 이것은 상위 운동신경원의 병변을 의미한다(그림 5-5).

특별한 고려사항(SPECIAL CONSIDERATIONS)

2세 이하의 아동에게 나타난 양성 반응은 정상으로 간주한다.

역사(HISTORICAL NOTES)

이런 소견은 1846년 Felix Alfred Vulpian에 의해 처음으로 소개된 후, 1849년 Ernst Julius Remark에 의해 다시 언급했다. 그러나 이것은 1896년과 1903년에 발표된 Joseph Babinski의 연구에 의해 임상적으로 중요한 소견임이 확인되었다.

다른 이름(ALTERNATE NAMES)

이 검사는 *Babinski 징후, Babinski 반사*, 혹은 *발바닥반사(plantar reflex)*로 알려져 있다.

특이도(SPECIFICITY)

이용할 데이터가 없다.

민감도(SENSITIVITY)

이용할 데이터가 없다.

참고문헌(REFERENCES)

Dommisse GF, Grobler L. Arteries and veins of the lumbar nerve roots and cauda equina. *Clinical Orthopedics*. 1976;115:22-29.

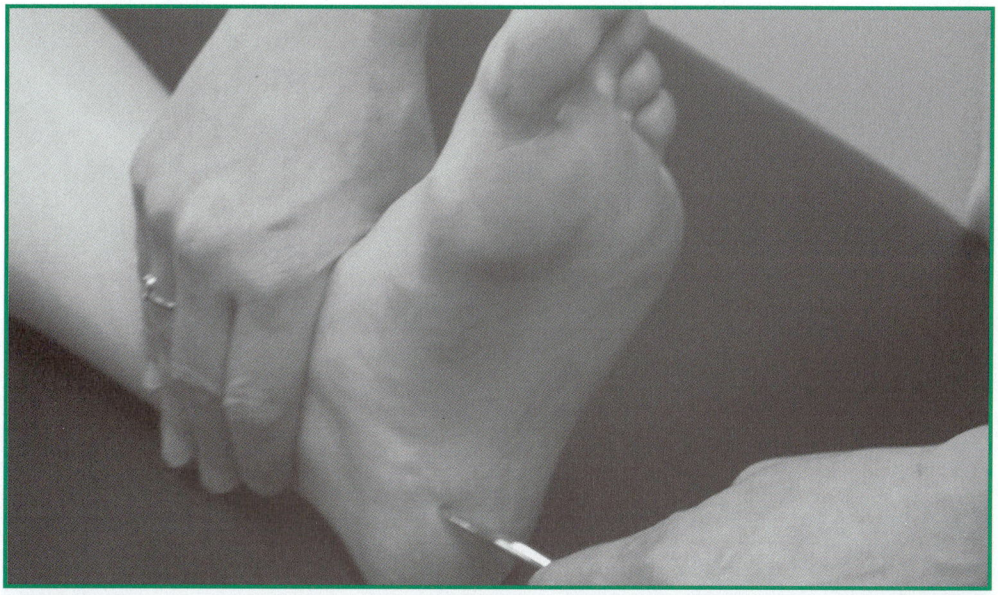

그림 5 - 2

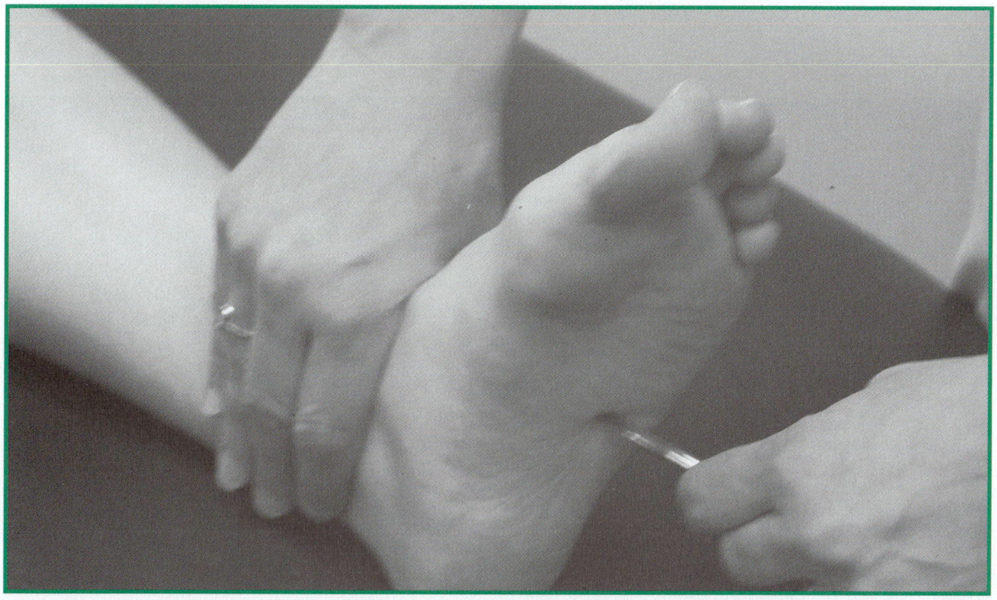

그림 5 - 3

Magee DJ. *Orthopedic Physical Assessment*. 4th ed. Philadelphia, PA: W.B. Saunders; 2002.

Miller TM, Johnston SC. should the Babinski sign be part of the routine neurologic exam? *Neurology*. 2005;65:1165-1168.

Starkey C, Ryan JL. Evaluation of *Orthopedic and Athletic Injuries*. 2nd ed. Philadelphia, PA: F.A. Davis; 2002.

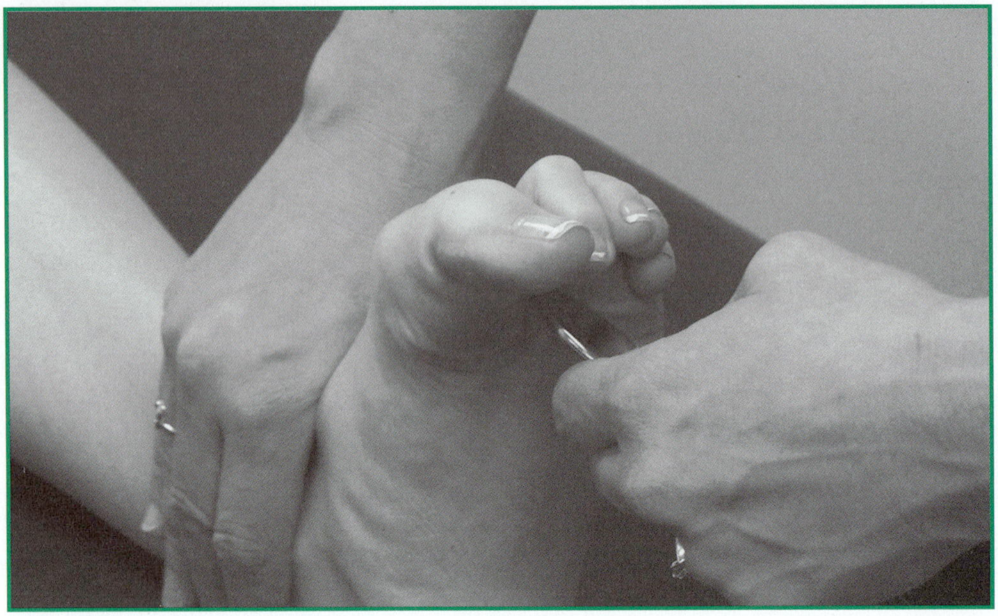

그림 5 - 4

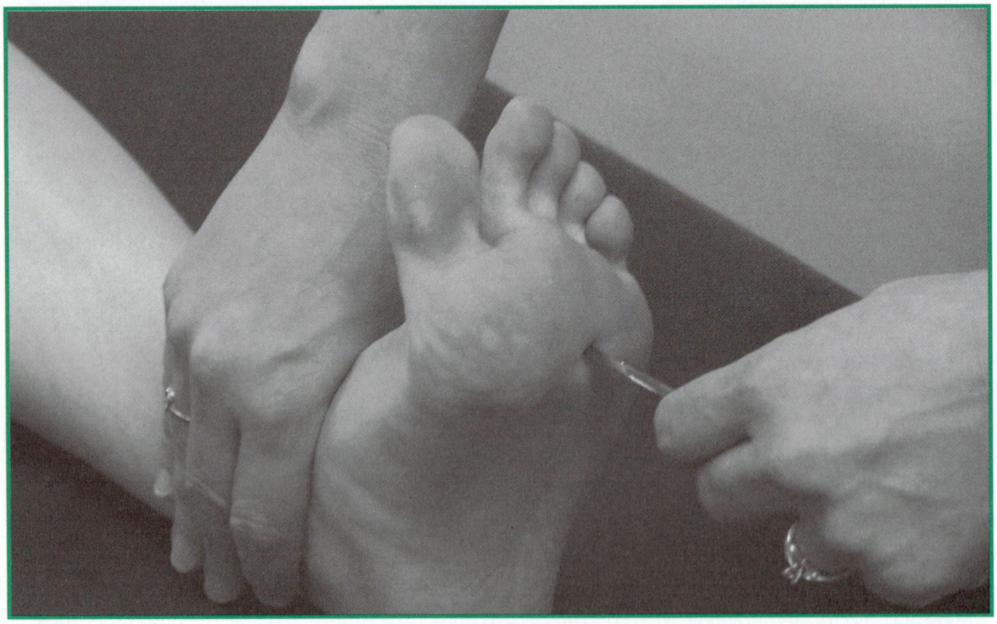

그림 5 - 5

OPPENHEIM 검사
OPPENHEIM'S TEST

검사자세 (TEST PPOSITION)

환자는 누운 자세를 취한다.

동작 (ACTION)

임상가는 반사망치의 끝이나 다른 무딘 물체를 이용해 정강뼈의 안쪽면을 위에서 아래쪽으로 주저하지 않고 자극을 가한다(그림 5−6).

양성 소견 (POSITIVE FINDING)

양성 소견은 엄지 발가락이 펴하는 것이고, 이것은 상위 운동신경원의 병변을 의미한다(그림 5−7).

특별한 고려사항 (SPECIAL CONSIDERATIONS)

이 검사의 소견은 종종 Babinski 검사와 서로 연관된다.

역사적 사실 (HISTORICAL NOTES)

이 검사는 1902년에 Hermann Oppenheim 에 의해 처음으로 소개되었다.

다른 이름 (ALTERNATE NAMES)

이 검사는 Oppenheim의 발 반사와 Oppenheim 징후로 알려져 있다.

특이도 (SPECIFICITY)

이용할 데이터가 없다.

민감도 (SENSITIVITY)

이용할 데이터가 없다.

참고문헌 (REFERENCES)

Dommisse GF, Grobler L. Arteries and veins of the lumbar nerve roots and cauda equina. *Clinical Orthopedics*. 1976;115:22-29.

Magee DJ. *Orthopedic Physical Assessment*. 4th ed. Philadelphia, PA: W.B. Saunders; 2002.

Starkey C, Ryan JL. *Evaluation of Orthopedic and Athletic Injuries*. 2nd ed. Philadelphia, PA: F.A. Davis; 2002.

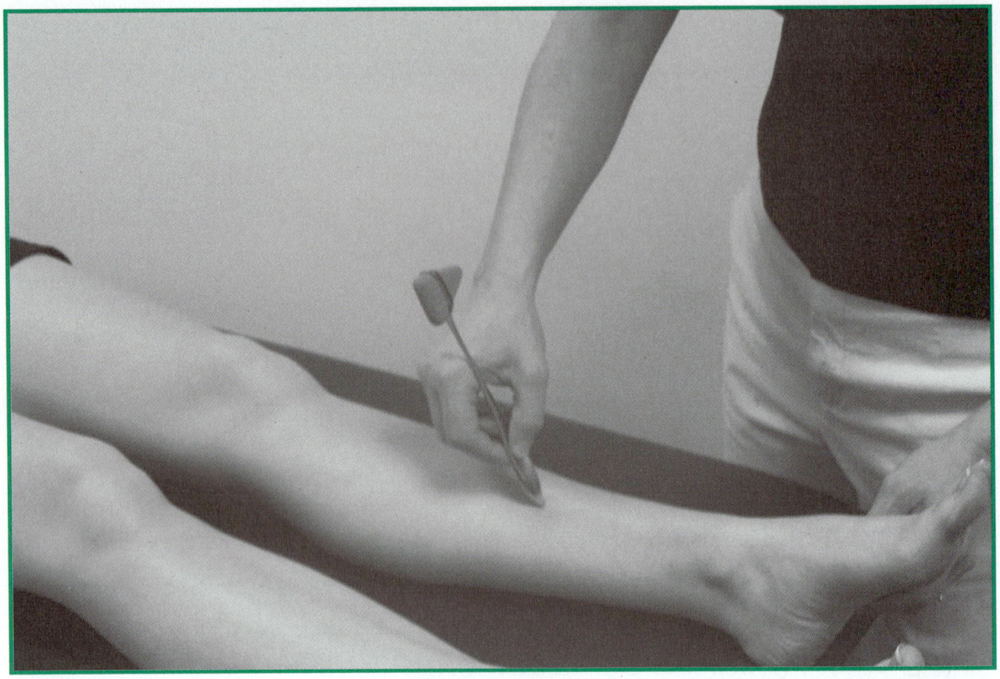

그림 5 - 6

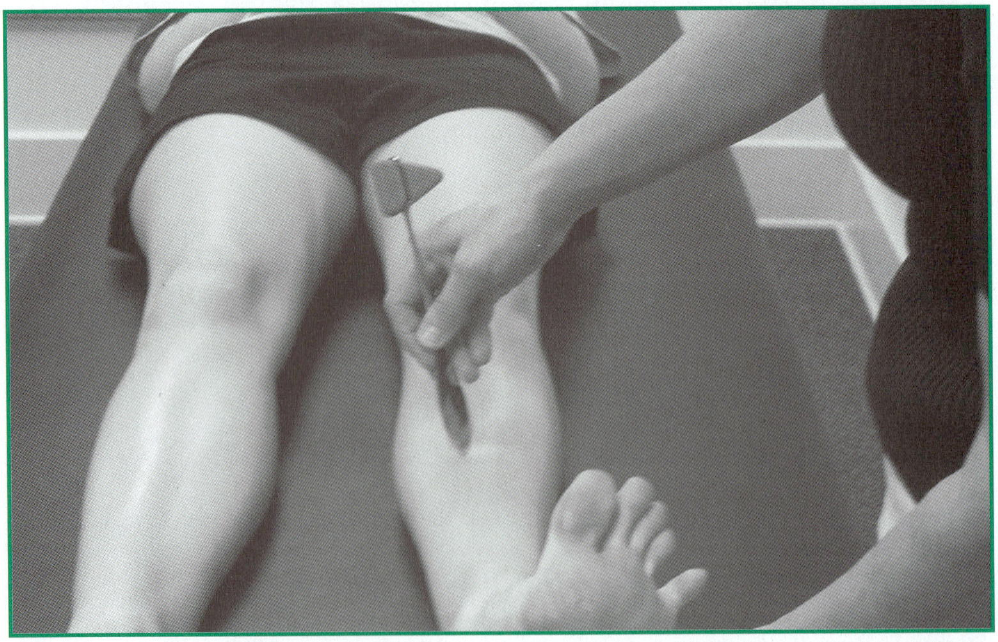

그림 5 - 7

CHVOSTEK 징후
CHVOSTER'S SIGN

검사자세 (TEST PPOSITION)

환자는 앉거나 선 자세를 취할 수 있다.

동작 (ACTION)

임상가는 턱의 각 부위인 깨물근(masseter m.)과 귀밑샘(이하선) 위를 톡톡 두드린다.

양성 소견 (POSITIVE FINDING)

양성 소견은 동측 얼굴에서 근육(주로 깨물근(masseter m.)이 수축하는 것이다. 이것은 안면신경의 병리를 의미한다.

특별한 고려사항 (SPECIAL CONSIDERATIONS)

양성 반응은 저칼슘증이나 호흡성 알칼리 혈증(과환기 발생시)의 결과로도 일어날 수 있다.

역사적 사실 (HISTORICAL NOTES)

이 검사는 1876년 오스트리아 의사인 Frantisek Chvostek에 의해 처음으로 소개되었다.

다른 이름 (ALTERNATE NAMES)

이 검사는 *Weiss 징후*로 알려져 있다.

특이도 (SPECIFICITY)

이용할 데이터가 없다.

민감도 (SENSITIVITY)

이용할 데이터가 없다.

참고문헌 (REFERENCES)

Konin JG, Wiksten DL, Isear JA, Brader H. *Special Tests for Orthopedic Examination*. 3rd ed. Thorofare, NJ: SLACK Incorporated; 2006.

Magee DJ. *Orthopedic Physical Assessment*. 4th ed. Philadelphia, PA: W.B. Saunders; 2002.

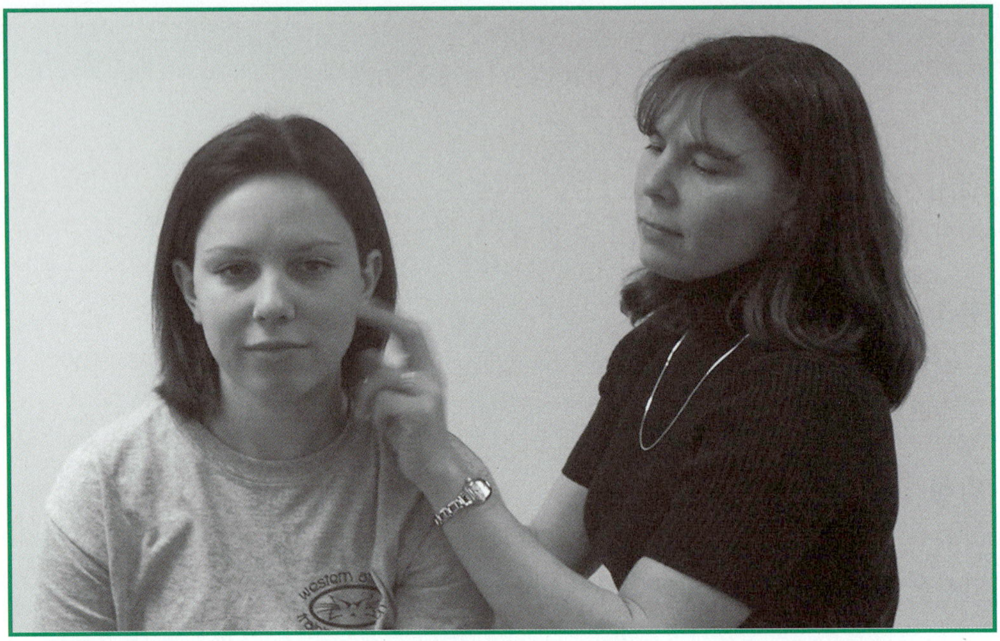

그림 5-8

WEBER 검사
WEBER TEST

검사자세(TEST PPOSITION)

환자는 앉은 자세를 취한다.

동작(ACTION)

임상가는 진동 튜닝 포크의 밑부분을 환자의 이마 중앙에 놓는다(그림 5-9). 양쪽 귀에서 같은 크기의 소리가 들리는지 혹은 어느 한 쪽에서 더 큰 소리가 들리는지(소리의 편측화)를 환자에게 물어본다.

양성 소견(POSITIVE FINDING)

전도성 청력 소실이 있을 때의 양성 소견은 전도성 청력 소실이 있는 쪽에서 더 소리가 들린다. 감각신경(sensorineural) 소실이 있을 때의 양성 소견은 건측에서 더 큰 소리로 들릴 것이다.

역사적 사실(HISTORICAL NOTES)

이 검사는 Ernst Heinrich Weber에 의해 처음 소개되었다.

특별한 고려사항(SPECIAL CONSIDERATIONS)

이 검사를 수행할 때 가장 좋은 도구는 250 ㎐ 튜닝 포크이다. 또한 128 ㎐ 튜닝 포크나 512 ㎐ 튜닝 포크를 이용한 연구도 이루어졌다.

다른 이름(ALTERNATE NAMES)

임상가가 손가락으로 환자의 한쪽 귀를 닫고 이 검사를 수행할 때, 이 검사를 *Bing Test*이라고 한다. Bing Test는 닫힌 귀쪽에서 더 큰 소리가 들려야 한다. 이것은 폐쇄성 청력 소실을 의미한다.

특이도(SPECIFICITY)

이용할 데이터가 없다.

민감도(SENSITIVITY)

이용할 데이터가 없다.

머리 Head

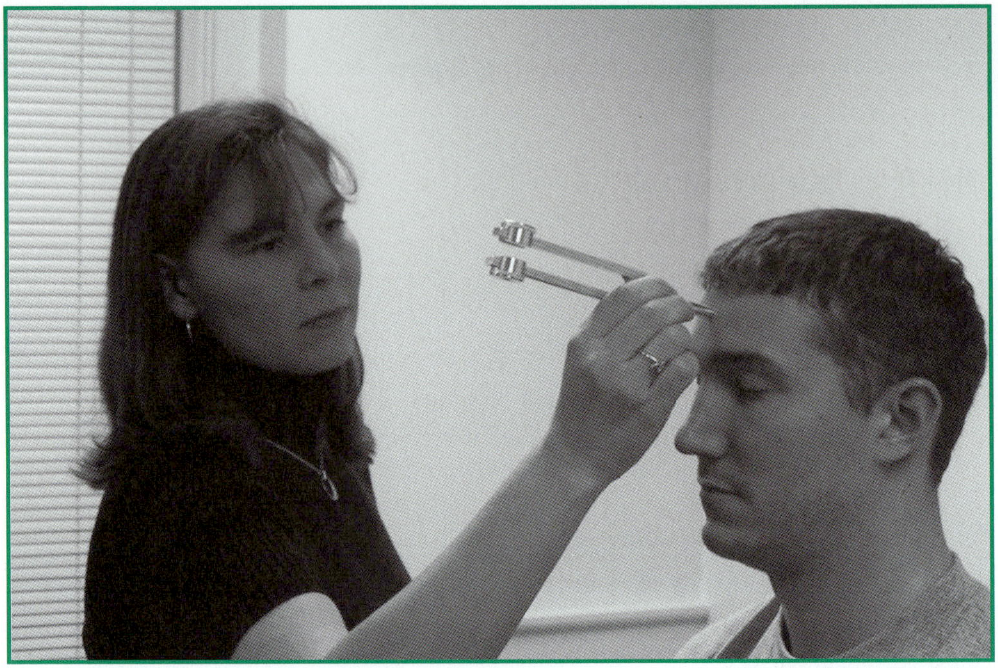

그림 5 - 9

참고문헌(REFERENCES)

Blakley BW, Siddique S. A qualitative explanation of the Webertest. *Otolaryngology*. 1999;120(1):1-4.

Golabek W, Stephens SD. Some tuning fork tests revisited. *Clin Otolaryngol allied Sci*. 1979;4(6):421-430.

Huizing EH. The early descriptions of so-called tuning fork tests of Weber, Rinne, Schwabach and Bing. *Journal of Oto-Rhino-Laryngology and its Related Specialties*. 1975;37(2):88-91.

Magee DJ. *Orthopedic Physical Assessment*. 4th ed. Philadelphia, PA: W.B. Saunders; 2002.

Reese NB. *Muscle and Sensory Testing*. 2nd ed. Philadelphia, PA: W.B. Saunders; 2005.

Sichel JY, Eliashar R, Dano I. Explaining the Weber test. *Otolaryngology*. 2000;122(3):465-466.

Swan IR, Browning GG. The Bing test in the detection of conductive hearing impairment. *Clin Otolaryngol Allied Sci*. 1989;14(6):539-543.

RINNE 검사
RINNE TEST

검사자세 (TEST PPOSITION)

환자는 앉은 자세를 취한다.

동작 (ACTION)

임상가는 환자의 관자뼈 꼭지돌기(유양돌기)에 진동 튜닝 포크의 밑부분을 댄다(그림 5-10). 진동 튜닝 포크의 소리를 더 이상 들을 수 없는 시점을 말해 달라고 환자에게 주문한다. 그리고 임상가는 이 때의 시간을 기록한다. 그런 다음, 재빠르게 진동 튜닝 포크를 귀로부터 1-2㎝ 떨어뜨린 후, 이번에도 진동 튜닝 포크의 소리를 더 이상 들을 수 없는 시점을 말해 달라고 환자에게 주문한다. 그리고 임상가는 이 때의 시간을 기록한다.

양성 소견 (POSITIVE FINDING)

임상가는 뼈 전도와 공기 속도 사이의 시간 변화를 체크한다. 공기 전도 소리는 뼈 전도 소리의 2배이어야 한다. 공기 전도 시간이 뼈 전도 시간의 2배 보다 짧다면, 감각신경성 청력 소실을 의미하고, 공기 전도 시간이 뼈 전도 시간의 2배 보다 길다면, 전도성 청력 소실을 의미한다.

역사적 사실 (HISTORICAL NOTES)

이 검사는 독일 이비인후과 의사인 Heinrich Adolf Rinne에 의해 처음 소개되었다.

특별한 고려사항 (SPECIAL CONSIDERATIONS)

청력 소실의 원인을 확인하기 위해서는 항상 Weber 검사와 함께 Rinne 검사를 사용해야 한다. 이 검사를 수행할 때 가장 좋은 도구는 250 ㎐ 튜닝 포크이다. 또한 128 ㎐ 튜닝 포크나 512 ㎐ 튜닝 포크를 이용한 연구도 이루어졌다.

특이도 (SPECIFICITY)

이용할 데이터가 없다.

민감도 (SENSITIVITY)

이용할 데이터가 없다.

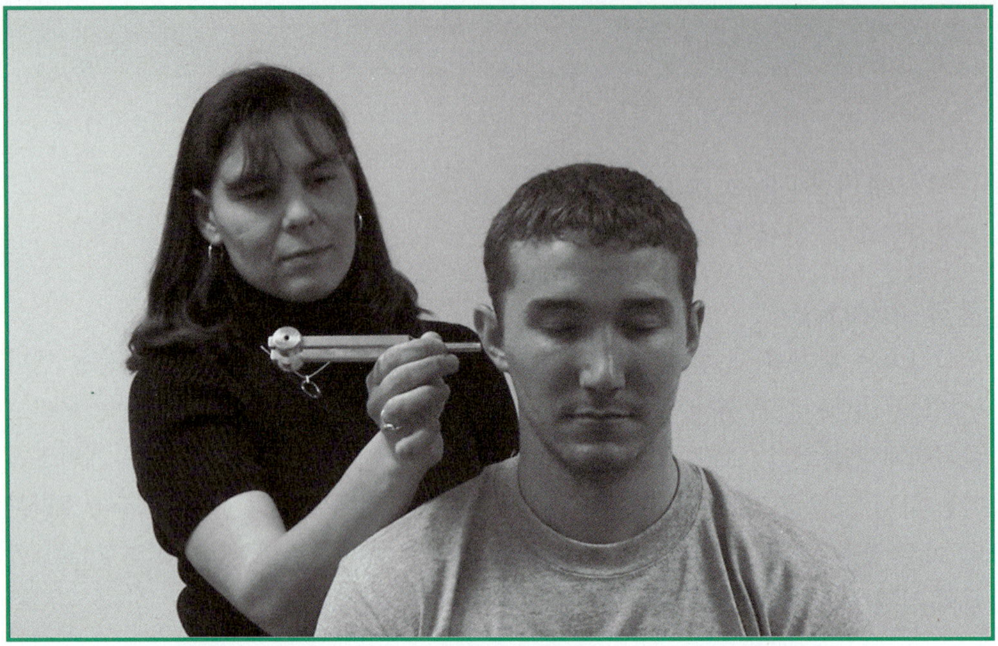

그림 5 - 10

참고문헌(REFERENCES)

Browning GG, Swan IR, Chew KK. Clinical role of informal tests of hearing. *Journal of laryngology and Otology*. 1989;103(1):7-11.

Golabek W, stephens SD. some tuning fork tests revisited. *Clin Otolaryngol allied Sci*. 1979;4(6):421-430.

Huizing EH. the early descriptions of so-called tuning fork tests of Weber, Rinne, Schwabach and bing. *Journal of Oto-Rhino-Laryngology and its Related Specialties*. 1975;37(2):88-91.

Johnston DF. a new modification of the Rinne Test. *Clin Otolaryngol Allied Sci*. 1992;17(4):322-326.

Magee DJ. *Orthopedic Physical Assessment*. 4th ed. Philadelphia, PA: W.B. Saunders; 2002.

Reese NB. *Muscle and Sensory Testing*. 2nd ed. Philadelphia, PA: W.B. Saunders; 2005.

Swan IR, Browning GG. The Bing test in the detection of conductive hearing impairment. *Clin Otolaryngol Allied Sci*. 1989;14(6):539-543.

간대성 경련
CLONUS

임상적 소견(CLINICAL FINDINGS)

간대성 경련은 반복적, 율동적, 비수의적으로 일어나는 연속적인 근수축으로서, 문제가 있는 근육을 갑작스럽게 신장했을 때 나타난다.

양성 소견(POSITIVE FINDING)

간대성 경련에 대한 소견은 상위 운동신경원 병변과 주로 관련된 신경학적 문제임을 의미한다. 간대성 경련은 주로 뇌졸중 환자, 척수손상환자 혹은 다발성 경화증환자에게서 관찰된다.

특별한 고려사항(SPECIAL CONSIDERATIONS)

간대성 경련은 운동 크기를 통해 속상수축(fasciculation－작고 자발적인 근수축으로써, 하위 운동신경원 병변이 있음을 의미한다)과 구분될 수 있다. 간대성 경련은 신장에 의해 큰 근육에서 반응한다.

참고문헌(REFERENCES)

Magee DJ. *Orthopedic Physical Assessment*. 4th ed. Philadelphia, PA: W.B. Saunders; 2002.

제뇌자세
DECEREBRATE POSTURING

임상적 소견(CLINICAL FINDINGS)

제뇌자세는 비정상적인 자세로서, 상지와 하지가 모두 폄(extension)되는 특징을 갖는다. 이 자세는 저측 굽힘된 발목과, 폄과 뒤당김(후인)된 머리와 목의 자세를 갖는다.

양성 소견(POSITIVE FINDING)

제뇌자세는 뇌줄기(brain stem) 부위의 심한 손상을 의미한다.

특별한 고려사항(SPECIAL CONSIDERATIONS)

제뇌자세는 단측이나 양측으로 발생할 수 있다. 이 자세는 제피질자세(decorticate posturing)로 변화될 수 있고, 혹은 환자의 한쪽 팔다리는 제뇌자세를 나타내고, 반대쪽 팔다리는 제피질자세를 나타낼 수도 있다. 척추근육의 심한 경련이 되는 후궁반장(opithotonos)이 심한 경우에도, 제뇌자세가 나타날 수 있다.

다른 이름(ALTERNATE NAMES)

이 소견을 *제뇌반응*이라고도 한다.

참고문헌(REFERENCES)

Magee DJ. *Orthopedic Physical Assessment*. 4th ed. Philadelphia, PA: W.B. Saunders; 2002.

Starkey C, Ryan JL. Evaluation of *Orthopedic and Athletic Injuries*. 2nd ed. Philadelphia, PA: F.A. Davis; 2002.

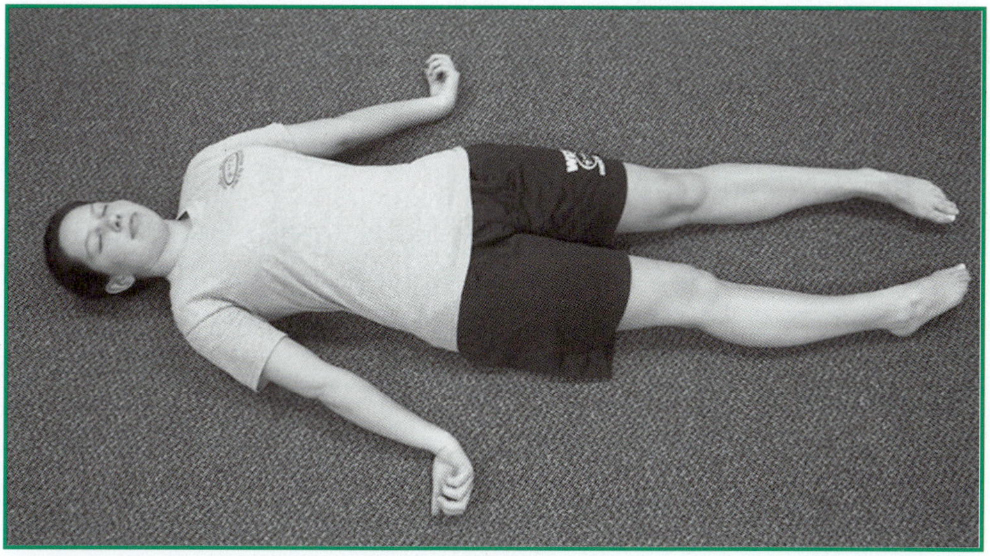

그림 5 - 11

제피질자세
DECORTICATE POSTURING

검사자세(TEST PPOSITION)

제피질자세는 비정상적인 자세로서, 상지는 굽힘되고 하지는 폄되는 특징을 갖는다. 상지 자세를 살펴 보면, 팔꿈치와 손목은 굽힘되고, 주먹을 쥐고, 몸통 가운데로 모인다. 하지는 폄되고, 발목은 발바닥굽힘되어 있다(그림 5−12).

양성 소견(POSITIVE FINDING)

제피질자세는 뇌줄기(brain stem) 위쪽 부위에 심한 손상이 있음을 의미한다.
특히 중뇌영역과 피질척수로이다.

특별한 고려사항(SPECIAL CONSIDERATIONS)

제피질자세는 일반적으로 제뇌자세보다 뇌손상이 덜 심한 경우이다. 제피질자세는 단측과 양측으로 올 수도 있다. 제피질자세는 더욱 악화되거나, 제뇌자세로 변화될 수도 있다.

다른 이름(ALTERNATE NAMES)

이 소견을 *제피질반응*이라고도 한다.

참고문헌(REFERENCES)

Magee DJ. *Orthopedic Physical Assessment*. 4th ed. Philadelphia, PA: W.B. Saunders; 2002.

Starkey C, Ryan JL. Evaluation of *Orthopedic and Athletic Injuries*. 2nd ed. Philadelphia, PA: F.A. Davis; 2002.

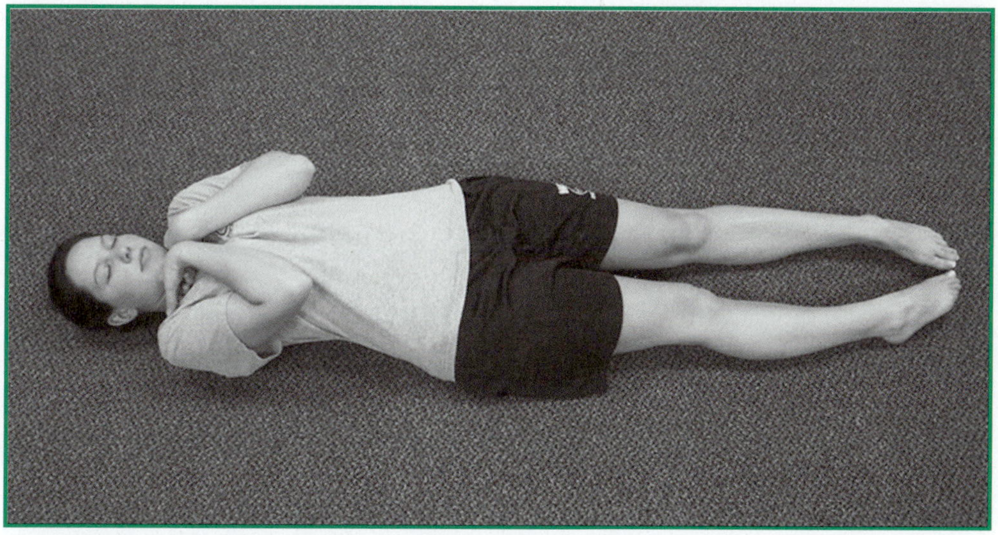

그림 5 - 12

단원

2

목뼈(경추)
Cervical Spine

제 6 장

피절 검사
Dermatome Testing

다음 도표는 C1-T1의 피절에 대한 검사 위치를 간략하게 설명하고 있다(표 6-1). 보편적으로 피절검사는 원하는 부위에 가벼운 접촉 감각을 검사함으로써 이루어진다. 검사는 항상 양측으로 이루어져 좌우를 비교한다. 다른 감각검사로는, 날카롭고 무딘 감각, 2점 식별감각 및 온도감각이 있다. 이들 검사절차는 본장에서 자세히 다루어질 것이다.

피절검사에서 나타나는 가장 보편적인 양성 소견은 감각의 소실이나 감소인데, 이것은 척수신경뿌리나 말초신경의 손상을 의미한다. 그러나 감각과민과 같은, 감각의 증가도 양성 소견이 될 수 있다. 감각과민은 여러 형태로 나타날 수 있다. 통증에 이를 만큼 극심한 감각과민은 통각과민(hyperpathia)이라 부른다. 그리고 피절이나 말초신경 분포영역 전반에 걸쳐 나타나는 "전기충격과 같은 감각"을 신경통(neuralgia)이라 부르고, 한편 외부 자극이 없는데도, 피절이나 말초신경 분포영역에서 나타나는 "화끈거리는 느낌", "둔한 느낌", 그리고 "저리는 듯 한 느낌" 등을 감각이상이라 한다.

참고문헌(REFERENCES)

Hoppenfeld S. *Orthopaedic Neurology*. Baltimore, MD: Lippincott-Raven; 1997.

Hoppenfeld S. *Physical Examination of the Spine and Extremities*. East Norwalk, CT: Appleton-Century-Crofts; 1976.

Magee DJ. *Orthopedic Physical Assessment*. 4th ed. Philadelphia, PA: W.B. Saunders; 2002.

Meadows JTS. *Orthopedic Differential Diagnosis in Physical Therapy*. New York: McGraw-Hill; 1999.

Reese NB. *Muscle and Sensory Testing*. 2nd ed. Philadelphia, PA: W.B. Saunders; 2005.

표 6-1

척수목(경수) 피절

신경뿌리(nerve root)	*피절*
C1	머리 정수리
C2	머리 뒤통수
C3	목의 가쪽모서리
C4	위등세모근과 어깨 상부
C5	위팔의 가쪽모서리
C6	아래팔, 엄지두덩(무지구), 엄지 및 집게손가락의 가쪽
C7	손의 중간 부위와 가운데손가락
C8	반지손가락, 새끼손가락, 새끼두덩, 아래팔의 안쪽모서리
T1	위팔의 안쪽모서리에서 겨드랑이 까지

감각 검사: 가벼운 접촉
SENSORY TESTING: LIGHT TOUCH

검사 자세(TEST POSITION)

환자는 누운 자세나 앉은 자세를 취한다.

검사 도구(MATERIALS REQUIRED)

가벼운 접촉 감각은 면봉이나 "Buck 반사망치"로 평가된다.

동작(ACTION)

임상가는 검사를 하기 전에 환자에게 검사 절차를 설명해야 하는데, 그 이유는 검사 동안 임상가가 기대하는 것을 환자가 이해해야 하기 때문이다. 검사를 시작하기 전에, 환자에게 눈을 감도록 지시한다. 임상가는 면봉을 이용해 무작위로 접촉과 비접촉을 교대로 적용한다(그림 6-1). 임상가는 환자에게 감각이 있는지를 물어볼 때마다, "예"나 "아니오"로 대답하도록 요구한다. 여기에서, "예"라는 것은 접촉을 환자가 느끼는 것이고, "아니오"라는 것은 접촉을 느끼지 못하는 것이다. 임상가는 해당 검사영역 안에서 10개의 검사 지점에 접촉하여 감각 정도를 정량한다(예, 7/10 혹은 70%). 검사는 결손이 단측인지 아니면 양측인지를 비교하기 위해 양측으로 수행되어야 한다(그림 6-2와 그림 6-3).

양성 소견(POSITIVE FINDING)

양성 소견은 한 개 피절이나 여러 피질에서 감각이 감소하는 것이다. 이것은 감각신경 손상을 의미한다. 감각소실이 척수신경뿌리나 말초신경의 손상에 때문에 나타나는지를 결정하기 위해, 임상가는 정상 부위인지, 손상된 부위인지 혹은 감각 부재 부위인지를 체크해야 한다. 양측으로 나타난 감각소실은 중추신경계 병변일 수도 있다.

특별한 고려사항(SPECIAL CONSIDERATIONS)

임상가는 단순히 면봉으로 피부를 부드럽게 접촉해야 하는 것이지, 문지르거나 닦아내는 듯한 동작을 해서는 안된다. 또 너무 강하게 면봉을 피부에 접촉시켜서도 안된다. 너무 강한 자극은 기계적 수용기를 자극할 수 있다. 환자가 혼란을 보이거나 부적절한 검사소견이 있는 경우는, 환자를 재교육하고 검사절차를 다시 한번 반복한다. 그리고 환자의 이해를 돕기 위해, 피부감각이 있는 부위에서 시작한다.

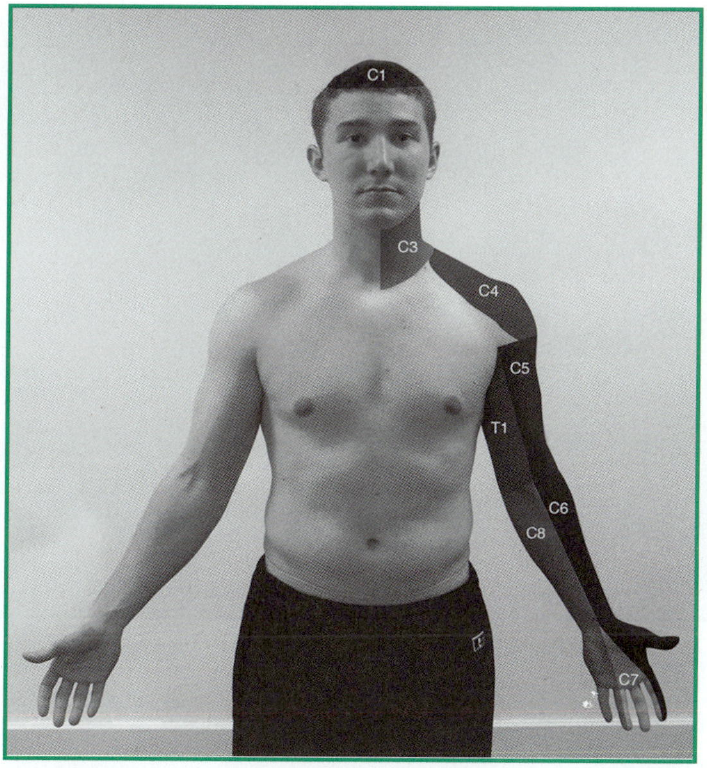

그림 6 - 1

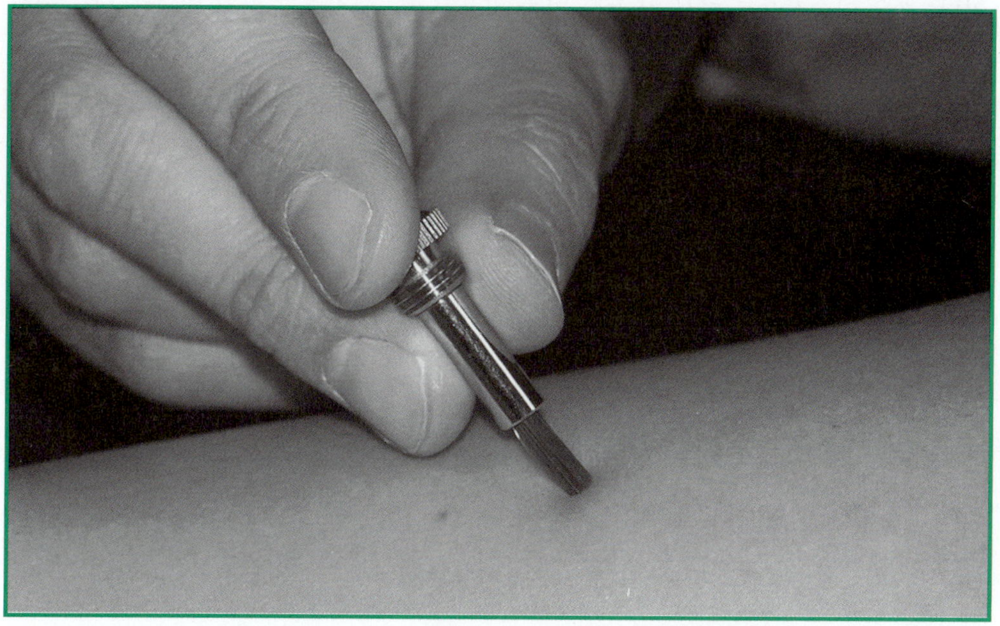

그림 6 - 2

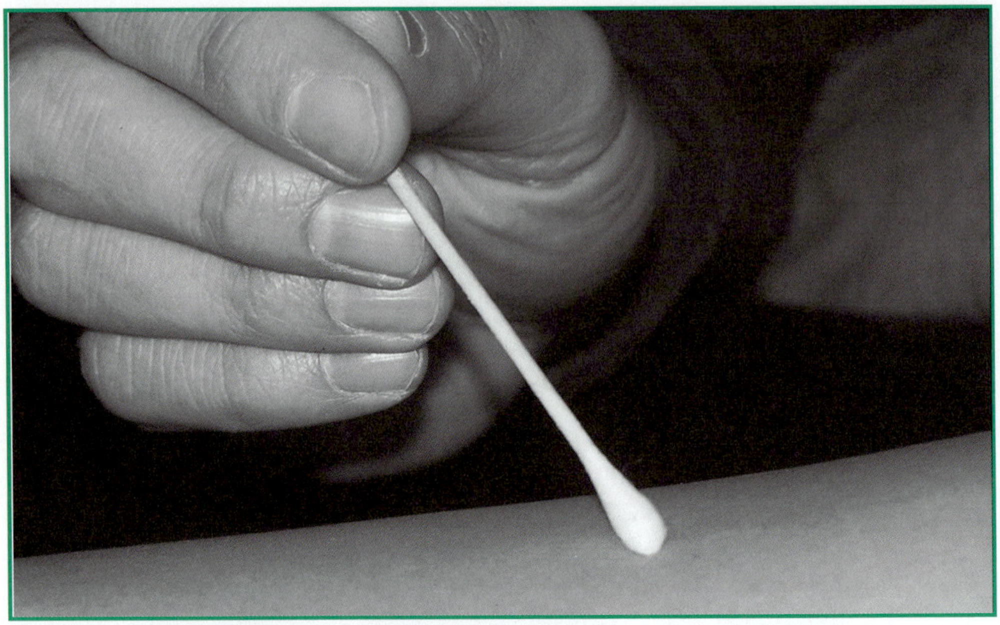

그림 6 - 3

검사 실수(Testing Errors)

임상가는 예상할 수 있는 패턴(예를 들어, "예" 와 "아니오" 반응을 교대로 반복하거나, 혹은 연속적으로 다섯 번 "예" 라고 반응한 후, 연속으로 다섯 번 "아니오" 하는 반응)에서 접촉과 비접촉이 교대 일어나지 못하게 하는 것들을 피해야 한다. 적절한 반응을 결정할 때, 임상가는 환자를 도울 수 있는 유도 신문을 하지 않아야 한다.

참고문헌(References)

Magee DJ. *Orthopedic Physical Assessment*. 4th ed. Philadelphia, PA: W.B. Saunders; 2002.

Reese NB. *Muscle and Sensory Testing*. 2nd ed. Philadelphia, PA: W.B. Saunders; 2005.

Starkey C, Ryan JL. *Evaluation of Orthopedic and Athletic Injuries*. 2nd ed. Philadelphia, PA: F.A. Davis; 2002.

감각 검사: 날카로운 자극 - 무딘 자극
SENSORY TESTING: SHARP - DULL

검사 자세(TEST POSITION)

환자는 누운 자세나 앉은 자세를 취한다.

검사 도구(MATERIALS REQUIRED)

날카로운 자극 - 무딘 자극은 부러진 면봉이나, 깨끗하고 사용 안한 핀이나, 나사형 핀과 솔이 달린 "Buck 반사망치"(그림 6-4)

동작(ACTION)

임상가는 검사를 하기 전에 환자에게 검사 절차를 설명해야 하는데, 그 이유는 검사 동안 임상가가 기대하는 것을 환자가 이해해야 하기 때문이다. 검사를 시작하기 전에, 환자에게 눈을 감도록 지시한다. 임상가는 적절한 도구를 이용하여 무작위로 날카로운 자극과 무딘 자극을 번갈아 적용한다. 임상가는 환자에게 어떤 감각인지를 물어볼 때 마다, "날카로운 자극"이나 "무딘 자극"으로 대답하도록 요구한다. 임상가는 해당 검사영역 안에서 10개의 검사 지점에 접촉하여 감각 정도를 정량한다(예, 8/10 혹은 80%). 검사는 결손이 단측인지 아니면 양측인지를 비교하기 위해 양측으로 수행되어야 한다(그림 6-2와 그림 6-3).

양성 소견(POSITIVE FINDING)

양성 소견은 한 개 피절이나 여러 피질에서 날카로운 감각과 무딘 감각을 구별할 수 있는 능력이 감소한 것으로, 감각신경(통증 수용기)의 손상을 의미한다. 감각소실이 척수신경뿌리(피절 패턴 소실)나 말초신경의 손상에 때문에 나타나는지를 결정하기 위해, 임상가는 정상 부위인지, 손상된 부위인지 혹은 감각 부재 부위인지를 체크해야 한다. 양측으로 나타난 감각소실은 중추신경계 병변일 수도 있다.

특별한 고려사항(SPECIAL CONSIDERATIONS)

환자에게 눈을 감도록 하기 전에, 환자가 날카로운 자극과 무딘 자극을 환자가 구분할 수 있도록 하기 위해, 임상가는 환자와 함께 정상 감각 피부를 통해 올바른 반응들을 복습해야 한다. 임상가는 이런 방법을 통해 환자가 검사절차를 이해하고 있는지를 결정하는 것이다. 날카로운 자극과 무딘 자극 검사에 적용하는 임상가의 힘은 충분히 피부를 누를 수 있어야 하지만, 피부를 손상시켜서는 안 된다.

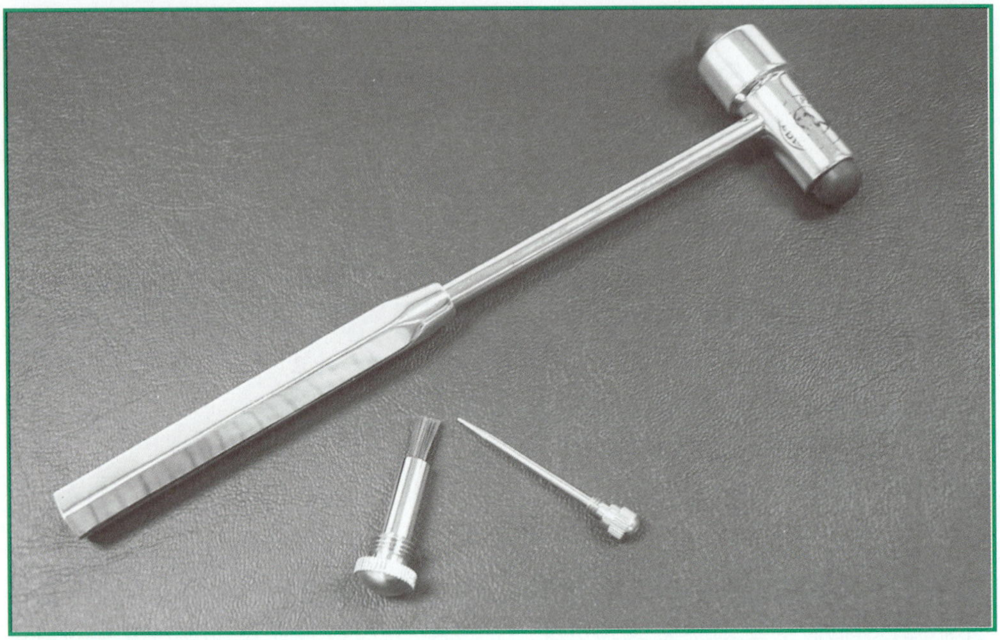

그림 6 - 4

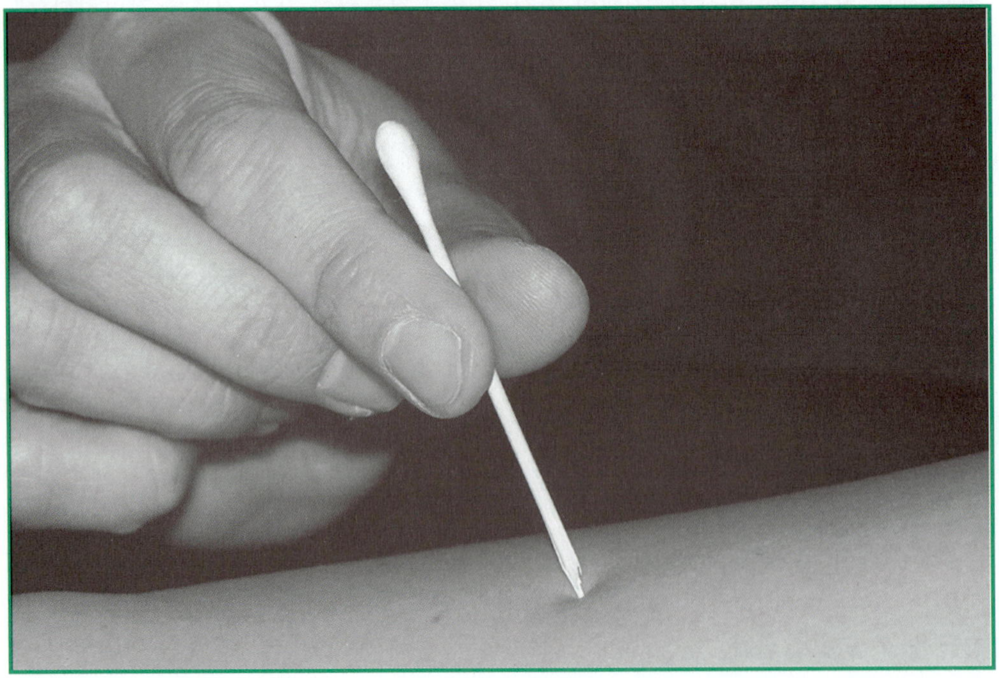

그림 6 - 5

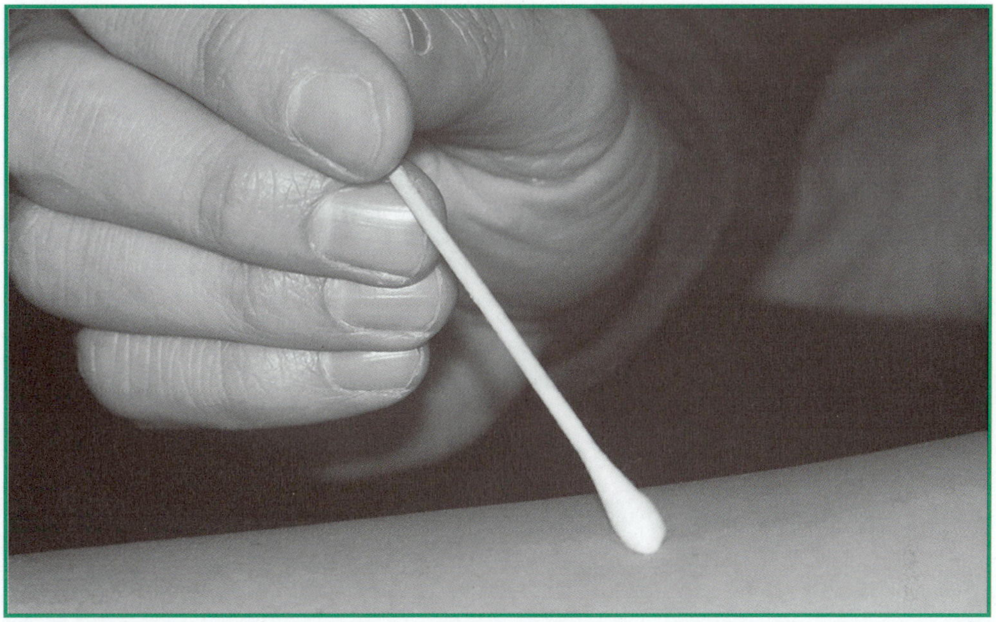

그림 6 - 6

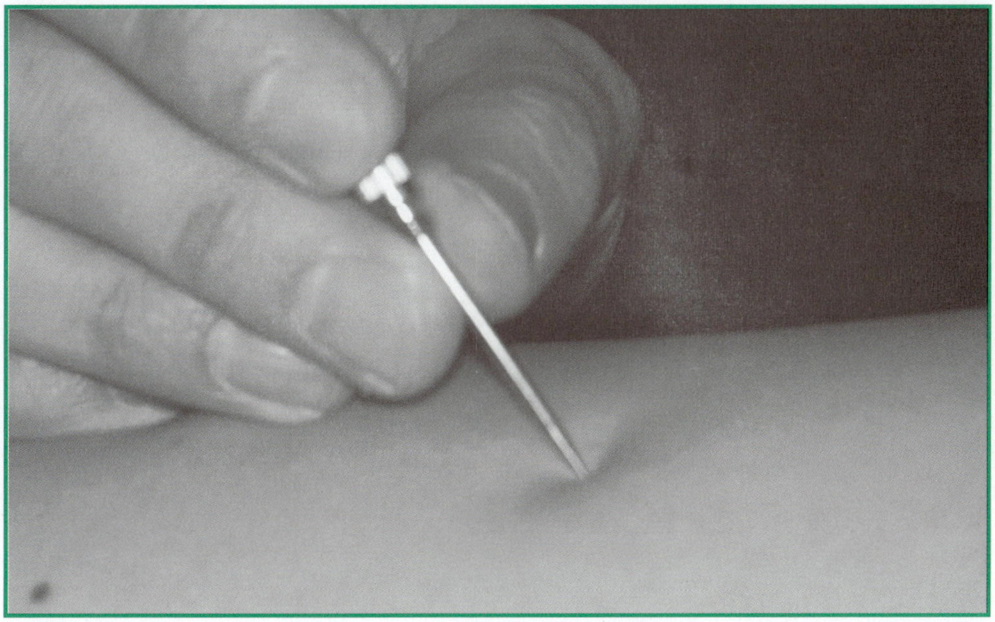

그림 6 - 7

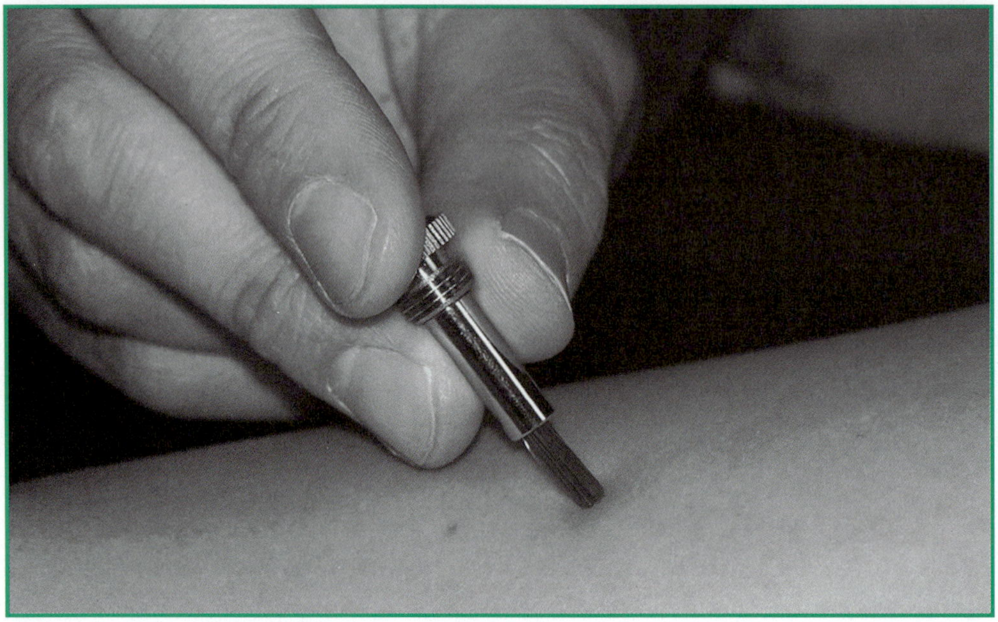

그림 6 - 8

환자가 혼란을 보이거나 부적절한 검사소견이 있는 경우는, 환자를 재교육하고 검사절차를 다시 한번 반복한다. 그리고 환자의 이해를 돕기 위해, 피부감각이 있는 부위에서 시작한다. 날카로운 검사가 끝나면, 검사도구(Buck 반사망치)를 깨끗하게 씻거나, 혹은 용기 안에 저장해야 한다(핀이나 면봉).

검사 실수(Testing Errors)

임상가는 예상할 수 있는 패턴(예를 들어, "날카로운 자극"과 "무딘 자극" 반응을 교대로 반복하거나, 혹은 연속적으로 다섯 번 "날카로운 자극" 이라고 반응한 후, 연속으로 다섯 번 "무딘 자극" 이라는 반응)에서 날카로운 자극과 무딘 자극이 교대로 일어나지 못하게 하는 것들을 피해야 한다. 적절한 반응을 결정할 때, 임상가는 환자를 도울 수 있는 유도 신문을 하지 않아야 한다.

민감도(Sensitivity)

피절 C5−T1의 "바늘로 찌르는 감각검사"에 대한 민감도는 0.12 - 0.29 이었다.

특이도(Specificity)

피절 C5−T1의 "바늘로 찌르는 감각검사"에 대한 특이도는 0.66 - 0.86 이었다.

양성 우도비(Positive Likelihood Ratio)

피절 C5–T1의 "바늘로 찌르는 감각검사"에 양성 우도비는 0.82 - 1.16 였다.

음성 우도비(Negative Likelihood Ratio)

피절 C5–T1의 "바늘로 찌르는 감각검사"에 음성 우도비는 0.61 - 2.1 였다.

참고문헌(References)

Magee DJ. *Orthopedic Physical Assessment*. 4th ed. Philadelphia, PA: W.B. Saunders; 2002.

Reese NB. *Muscle and Sensory Testing*. 2nd ed. Philadelphia, PA: W.B. Saunders; 2005.

Starkey C, Ryan JL. *Evaluation of Orthopedic and Athletic Injuries*. 2nd ed. Philadelphia, PA: F.A. Davis; 2002.

Wainner R, Fritz J, Irrgang J, Boninger M, Delito A, Allison S. Reliability and diagnostic accuracy of the clinical examination and patient self-report measures for cervical radiculopathy. *Spine*. 2003;28:52-62.

감각 검사: 온도
SENSORY TESTING: TEMPERATURE

검사 자세(TEST POSITION)

환자는 누운 자세나 앉은 자세를 취한다.

검사 도구(MATERIALS REQUIRED)

이 검사를 위해 두 개의 유리병이 필요하다. 하나의 유리병에는 얼음물을 넣고, 다른 유리병에는 뜨거운 물을 넣는다(그림 6-9).

동작(ACTION)

임상가는 검사를 하기 전에 환자에게 검사 절차를 설명해야 하는데, 그 이유는 검사 동안 임상가가 기대하는 것을 환자가 이해해야 하기 때문이다. 검사를 시작하기 전에, 환자에게 눈을 감도록 지시한다. 임상가는 무작위로 차가운 자극과 뜨거운 자극을 번갈아 적용한다. 임상가는 환자에게 어떤 감각인지를 물어볼 때 마다, "뜨겁다" 또는 "차갑다"라고 대답하도록 요구한다. 임상가는 해당 검사영역 안에서 10개의 검사 지점에 접촉하여 감각 정도를 정량한다(예, 9/10 혹은 90%). 검사는 결손이 단측인지 아니면 양측인지를 비교하기 위해 양측으로 수행되어야 한다(그림 6-10).

양성 소견(POSITIVE FINDING)

양성 소견은 한 개 피절이나 여러 피질에서 뜨거운 자극과 차가운 자극을 구별할 수 있는 능력이 감소한 것으로, 감각신경(열 수용기)의 손상을 의미한다. 감각소실이 척수신경뿌리(피절 패턴 소실)나 말초신경의 손상에 때문에 나타나는지를 결정하기 위해, 임상가는 정상 부위인지, 손상된 부위인지 혹은 감각 부재 부위인지를 체크해야 한다. 양측으로 나타난 감각소실은 중추신경계 병변일 수도 있다.

특별한 고려사항(SPECIAL CONSIDERATIONS)

환자에게 눈을 감도록 하기 전에, 환자가 뜨거운 자극과 차가운 자극을 환자가 구분할 수 있도록 하기 위해, 임상가는 환자와 함께 정상 감각 피부를 통해 올바른 반응들을 복습해야 한다. 임상가는 이런 방법을 통해 환자가 검사절차를 이해하고 있는지를 결정하는 것이다. 뜨거운 물의 온도는 환자의 화상을 방지하기 위해 45°를 초과해서는 안된다.

너무 뜨거운 온도로 자극하면 열 수용기보다 통증 수용기를 자극할 수 있다. 환자가 혼란을 보이거나 부적절한 검사소견이 있는 경우는, 환자를 재교육하고 검사절차를 다시 한번 반복한다. 그리고 환자의 이해를 돕기 위해, 피부감각이 있는 부위에서 시작한다.

검사 실수(Testing Errors)

임상가는 예상할 수 있는 패턴(예를 들어, "뜨거운 것"과 "차가운 것"을 교대로 반복하거나, 혹은 연속적으로 다섯 번 "뜨거운 것"을 적용한 후, 다시 연속으로 다섯 번 "차가운 것"을 적용한다)에서 뜨거운 반응과 차가운 반응이 교대로 일어나지 못하게 하는 것들을 피해야 한다. 적절한 반응을 결정할 때 임상가는 환자를 도울 수 있는 유도 신문을 하지 않아야 한다.

참고문헌(References)

Magee DJ. *Orthopedic Physical Assessment*. 4th ed. Philadelphia, PA: W.B. Saunders; 2002.

Reese NB. *Muscle and Sensory Testing*. 2nd ed. Philadelphia, PA: W.B. Saunders; 2005.

Starkey C, Ryan JL. *Evaluation of Orthopedic and Athletic Injuries*. 2nd ed. Philadelphia, PA: F.A. Davis; 2002.

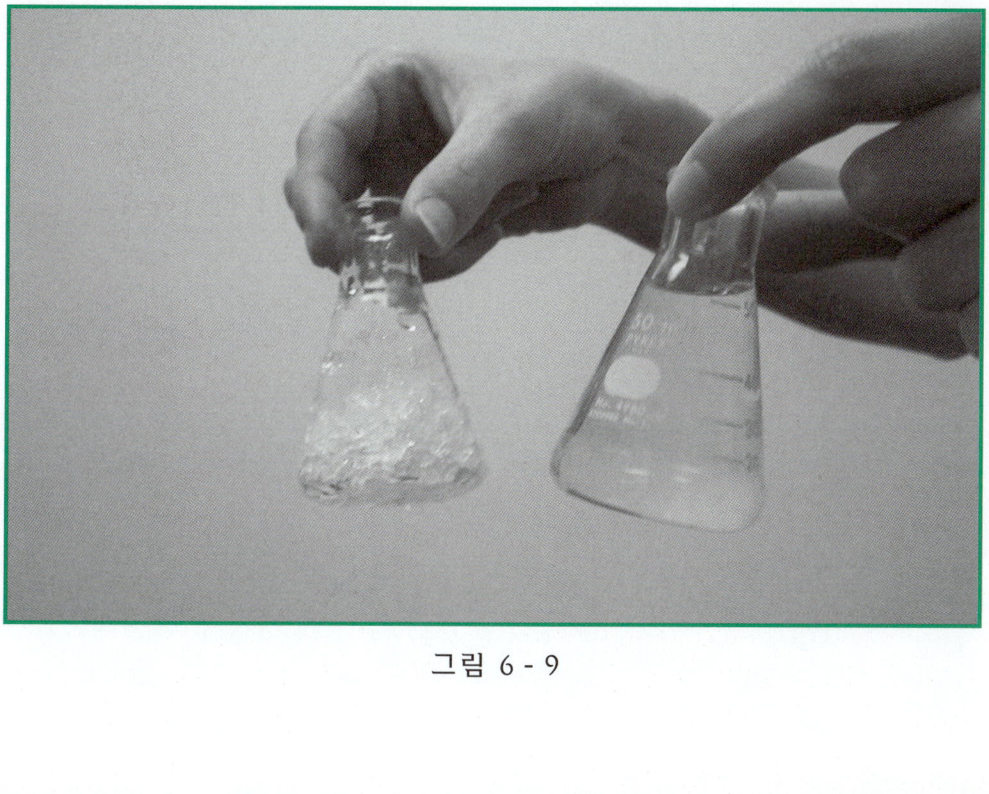

그림 6-9

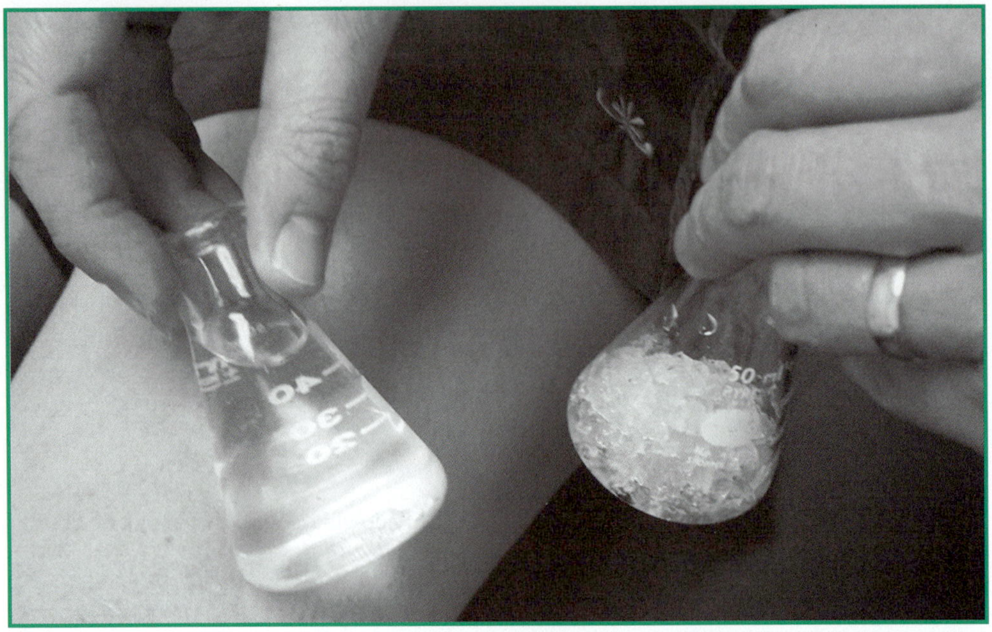

그림 6 - 10

감각 검사: 2점 식별 검사
SENSORY TESTING: TWO-POINT DISCRIMINATION

검사 자세(TEST POSITION)

환자는 누운 자세나 앉은 자세를 취한다.

검사 도구(MATERIALS REQUIRED)

2점 식별 장치, 2점 촉각측정계, 캘리퍼, 혹은 깨끗하고 사용하지 않은 종이클립 (그림 6-11)

동작(ACTION)

임상가는 검사를 하기 전에 환자에게 검사 절차를 설명해야 하는데, 그 이유는 검사 동안 임상가가 기대하는 것을 환자가 이해해야 하기 때문이다. 검사를 시작하기 전에, 환자에게 눈을 감도록 지시한다.

임상가는 환자가 두 지점이 떨어졌다는 것을 쉽게 알 수 있는 두 지점의 거리 간격에서 부터 검사를 시작하고, 그런 다음 환자가 두 지점이 떨어져 있음을 모를 때까지 두 지점의 거리를 점차 줄여가면서 검사를 한다. 이때 두 지점이 피부에 동시에 접촉되어야 한다. 환자가 두 지점을 구분할 수 있는 최소 거리를 2점 식별의 역치라고 한다. 이 거리를 기록하고, 피절의 다른 부위나 다른 신체 부위에서 다시 한번 더 반복해 본다. 검사는 결손이 단측인지 아니면 양측인지를 비교하기 위해 양측으로 수행되어야 한다(그림 6-12와 그림 6-13).

양성 소견(POSITIVE FINDING)

양성 소견은 한 개 피절이나 여러 피질에서 뜨거운 자극과 차가운 자극을 구별할 수 있는 능력이 감소한 것으로, 감각신경(열 수용기)의 손상을 의미한다. 감각소실이 척수신경뿌리(피절 패턴 소실)나 말초신경의 손상에 때문에 나타나는지를 결정하기 위해, 임상가는 정상 부위인지, 손상된 부위인지 혹은 감각 부재 부위인지를 체크해야 한다. 양측으로 나타난 감각소실은 중추신경계 병변일 수도 있다.

특별한 고려사항(SPECIAL CONSIDERATIONS)

환자에게 눈을 감도록 하기 전에, 환자가 1점과 2점을 구별할 수 있도록 하기 위해, 임상가는 환자와 함께 정상 감각 피부를 통해 올바른 반응들을 복습해야 한다. 임상가는 이런 방법을 통해 환자가 검사절차를 이해하고 있는지를 결정하는 것이다. 임상가는 이 검사를 수행할 때 약한 힘을 적용해야 한다. 검사하는 동안 피부에 누른

자극이 있어서는 안된다. 환자가 혼란을 보이거나 부적절한 검사소견이 있는 경우는, 환자를 재교육하고 검사절차를 다시 한번 반복한다. 그리고 환자의 이해를 돕기 위해, 피부감각이 있는 부위에서 시작한다. 2점 식별 검사가 끝나면, 검사도구를 깨끗하게 씻거나(2점 식별 장치, 2점 촉각측정계, 캘리퍼) 용기 안에 저장해야 한다(종이 클립).

검사의 수정(TESTING MODIFICATIONS)

바람직한 상황이라면, 임상가는 1점과 2점 식별 검사를 교대로 할 수 있고, 환자에게 피부에 접촉하는 자극이 한 개인지 혹은 두 개인지 물어본다. 임상가는 2점 사이의 거리를 바꾸기 전에 각 검사 부위에서 최소 10번을 시행한다. 2점 사이의 거리를 줄 일 수 있으려면, 환자의 대답이 10번에서 8번은 맞아야 한다. 이 검사를 제대로 하려면 더 많은 횟수로 검사를 해야 하지만, 위에서 언급한 다른 검사들 보다는 객관적이다.

참고문헌(REFERENCES)

Magee DJ. *Orthopedic Physical Assessment*. 4th ed. Philadelphia, PA: W.B. Saunders; 2002.

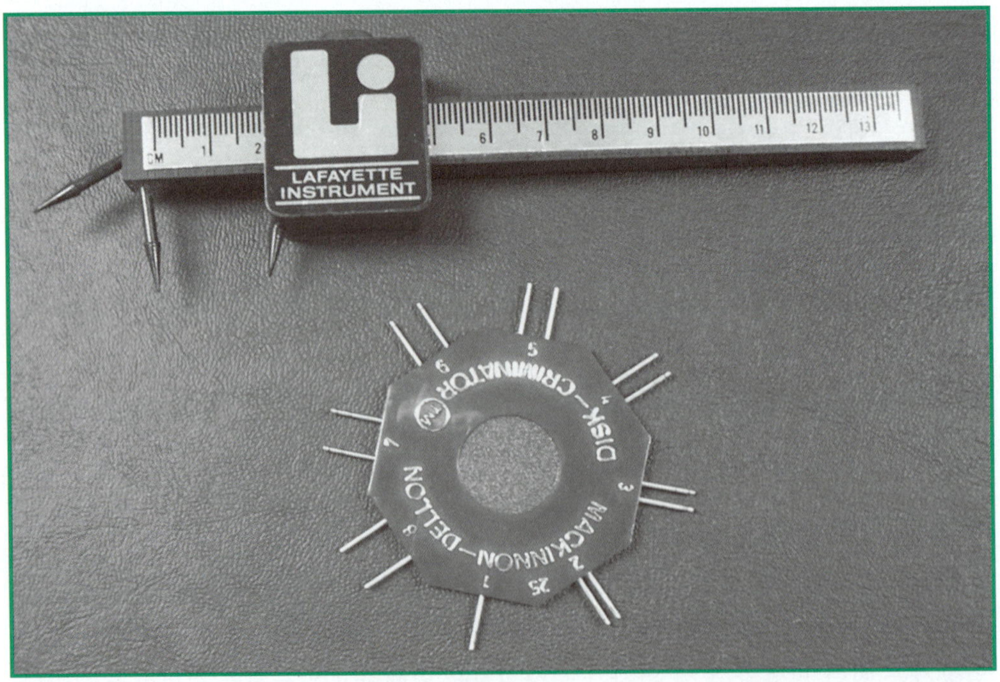

그림 6 - 11

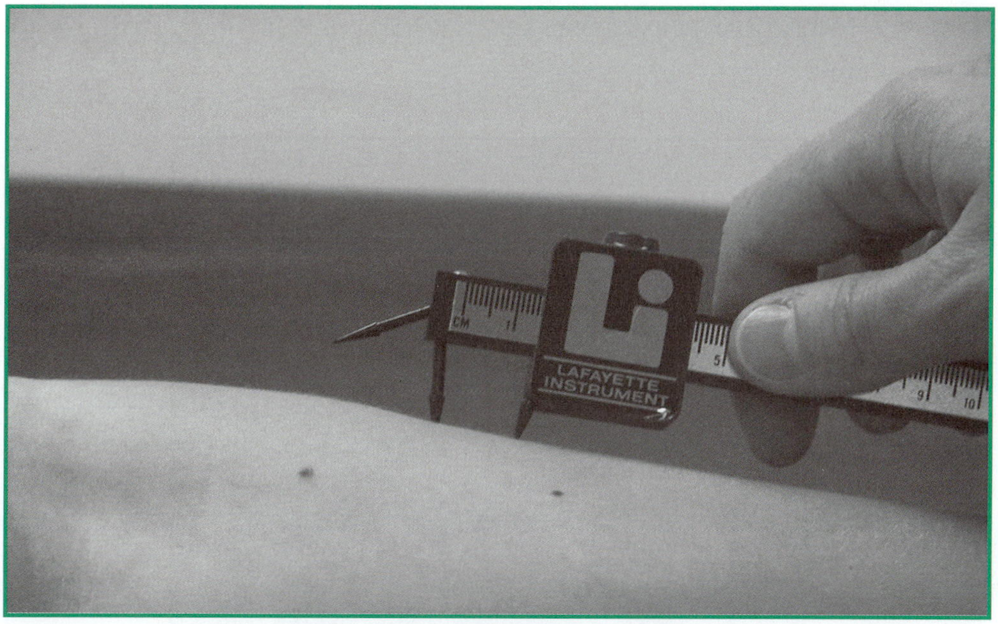

그림 6 - 12

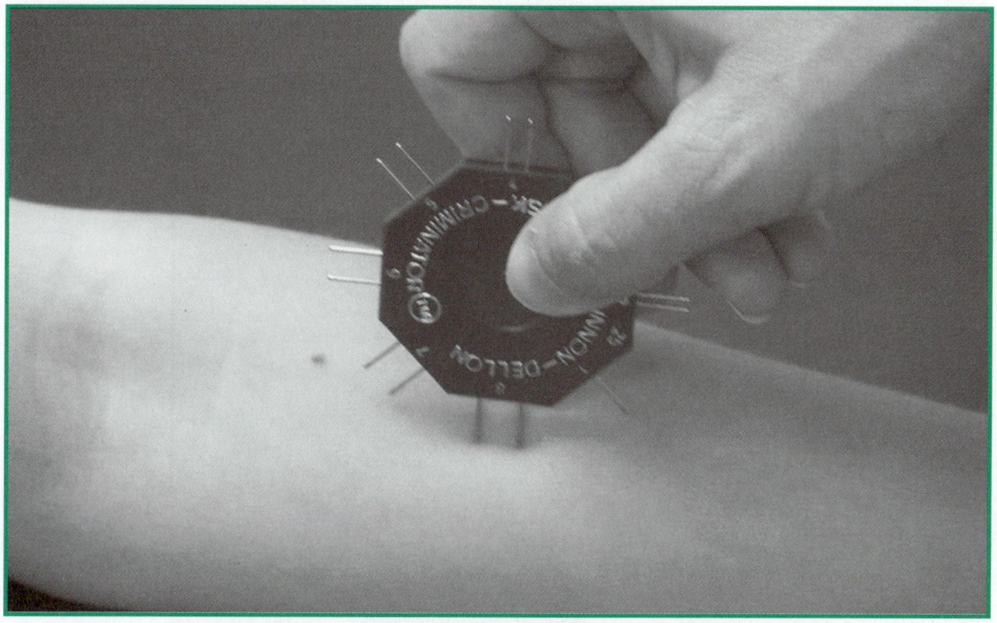

그림 6 - 13

피절 위치(INDIVIDUAL DERMATOME LOCATIONS)

그림 6-14에서 그림 6-21를 참고한다.

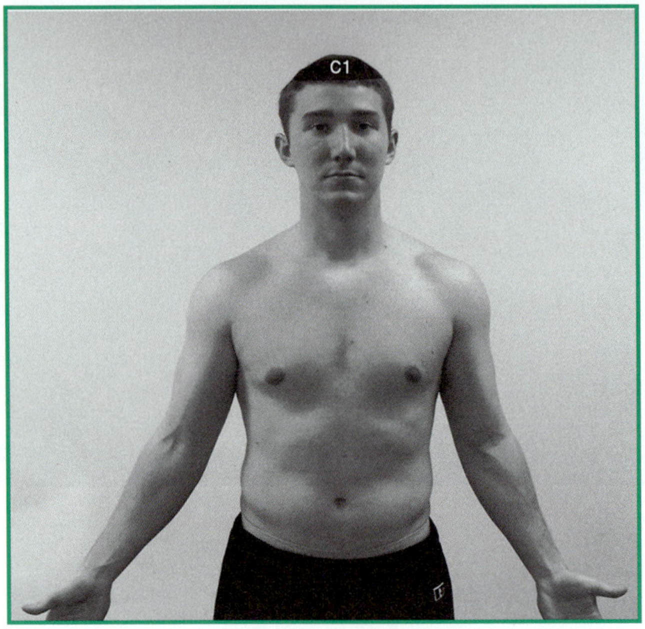

그림 6 - 14

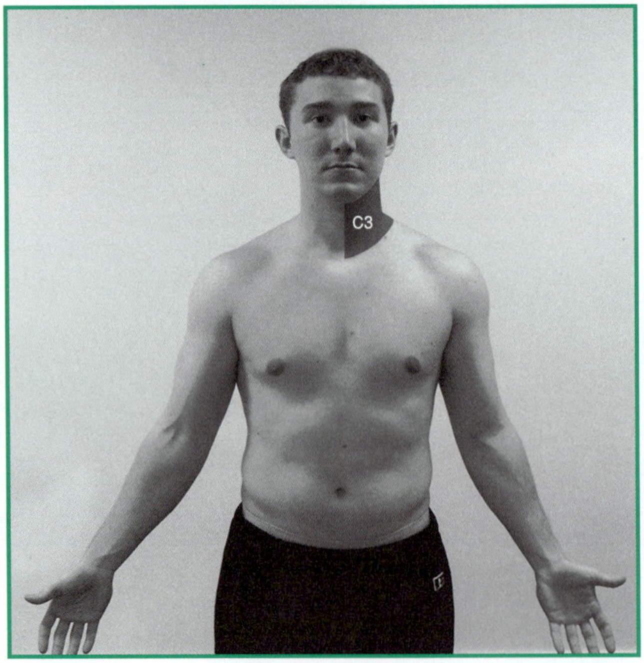

그림 6 - 15

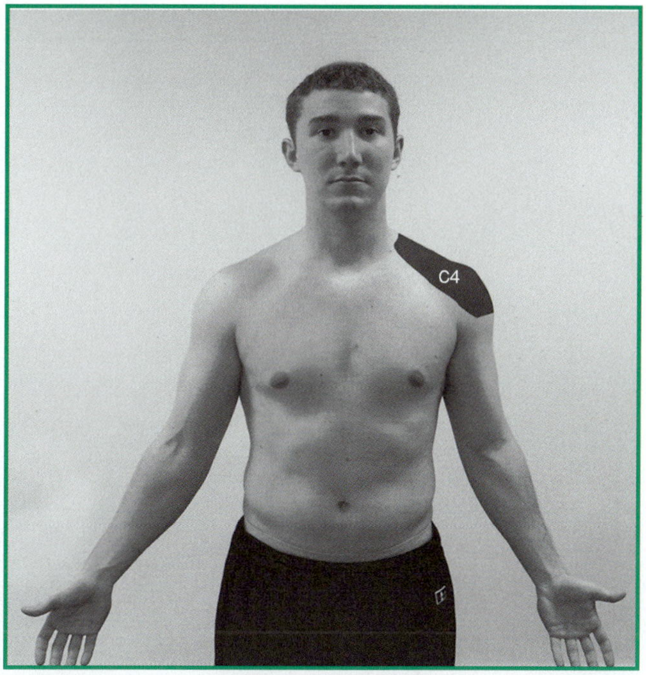

그림 6 - 16

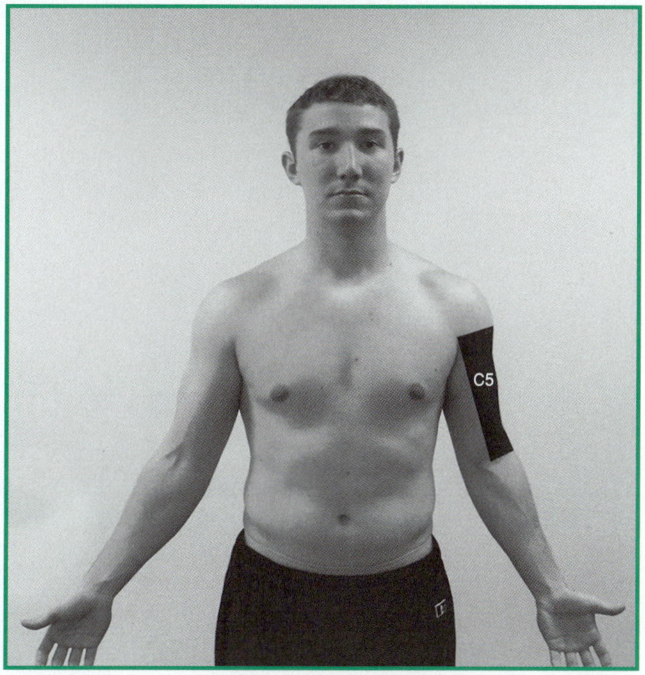

그림 6 - 17

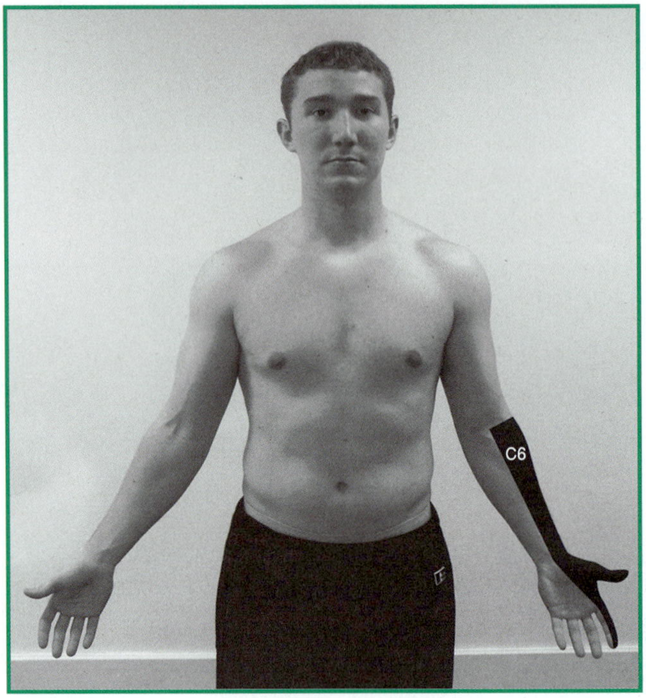

그림 6 - 18

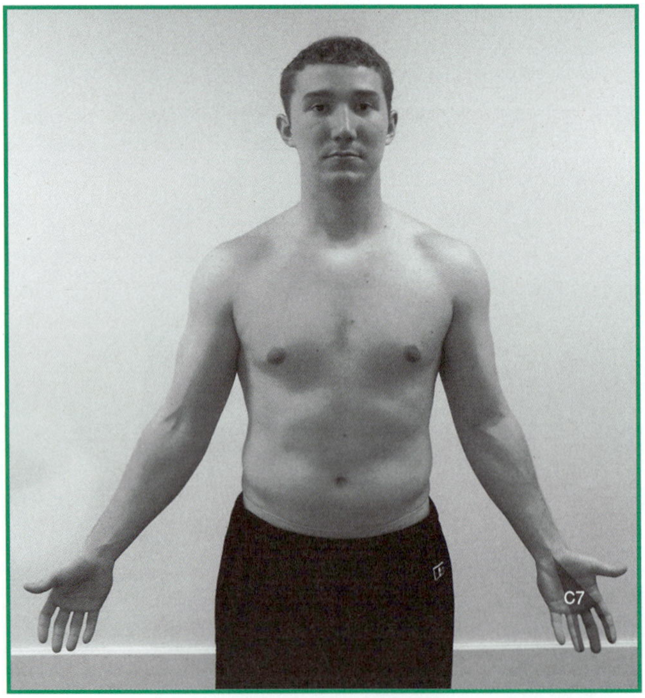

그림 6 - 19

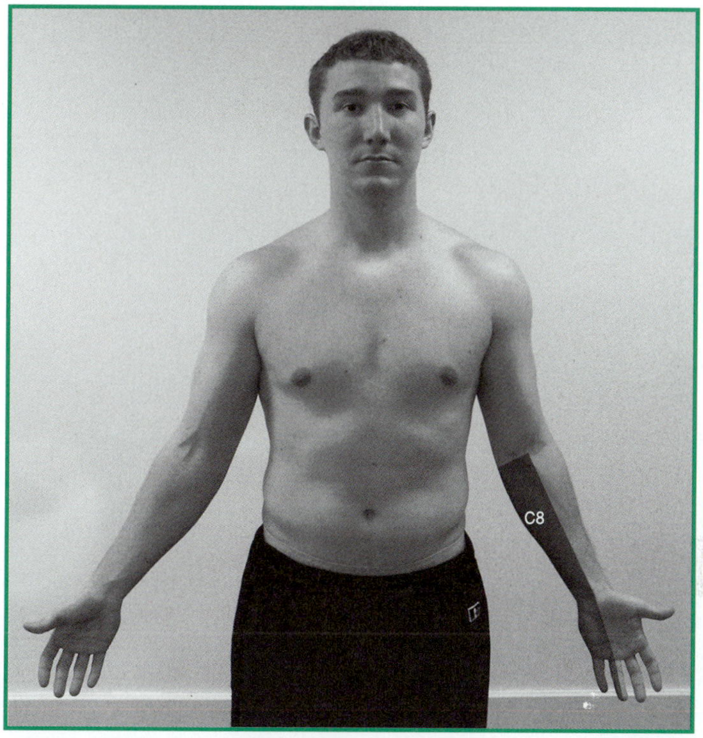

그림 6 - 20

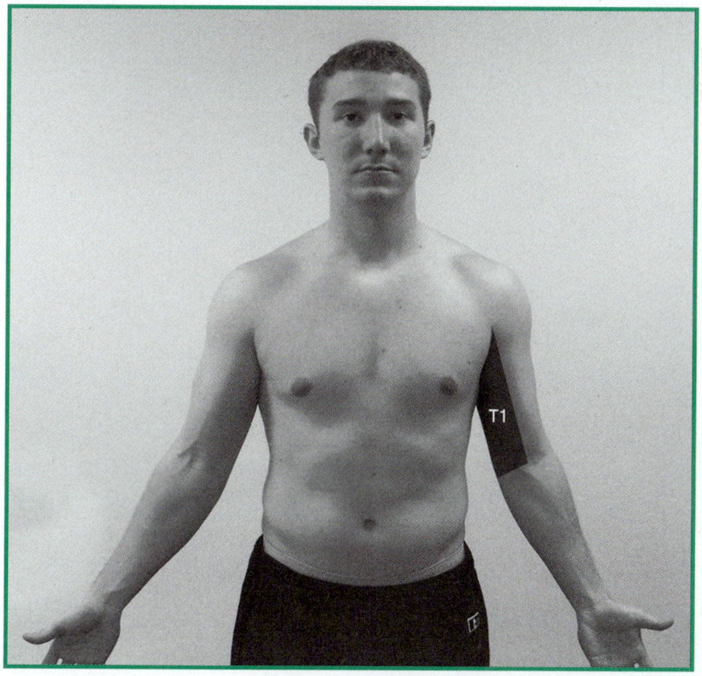

그림 6 - 21

제 7 장

근절 검사
Myotome Testing

다음 도표는 신경뿌리 C1-T1의 근절에 대해 간략하게 설명하고 있다. 근절검사는 근력검사를 평가하기 위해 "break test"를 수행한다. 근절검사는 도수근력검사를 통해 이루어지지만, 개별 근육의 약증을 진단할 목적으로는 이루어지는 것이니라, 관절 운동을 일으키는 해당 근육군의 약증을 확인하는데 이용된다. 그러므로 근육 약증의 패턴은 단일 척수신경뿌리와 관련될 수 있다. 개개 근절에 대한 근절검사는 본장에서 자세히 다루어질 것이다.

참고문헌(REFERENCES)

Hoppenfeld S. *Orthopaedic Neurology*. Baltimore, MD: Lippincott-Raven; 1997.

Hoppendeld S. *Physical Examination of the Spine and Extremities*. East Norwalk, CT: Appleton-Century-Crofts; 1976.

Magee DJ. *Orthopedic Physical Assessment*. 4th ed. Philadelphia, PA: W.B. Saunders; 2002.

Meadows JTS. *Orthopedic Differential Diagnosis in Physical Therapy*. New York: McGraw-Hill; 1999.

표 7-1

척수목(경수)의 근절

신경뿌리(nerve root)	*근절*
C1	목뼈 굽힘
C2	목뼈 굽힘
C3	목뼈 옆굽힘
C4	어깨뼈(견갑대) 올림 혹은 어깨 으쓱
C5	어깨 벌림 팔꿈치 굽힘
C6	팔꿈치 굽힘 손목 폄
C7	팔꿈치 폄 손목 굽힘 손가락 폄
C8	손가락 굽힘 엄지 굽힘 엄지 폄
T1	손가락 모음 손가락 벌림

C1과 C2의 근절검사
C1 AND C2 MYOTOME TEST

검사 자세(TEST POSITION)

환자는 앉은 자세를 취한다.

동작(ACTION)

임상가는 환자에게 목을 약 45°로 굽히도록 주문한다. 그런 다음, 임상가가 저항을 가하는 동안, 머리의 자세를 유지하도록 지시한다. 임상가의 고정 손은 목뼈의 후부와 하부에 놓고, 저항을 가하는 손은 이마에 놓는다. 환자에게 저항하도록 지시하고, 임상가는 목뼈를 펴는 방향으로 힘을 적용한다(그림 7−1).

양성 소견(POSITIVE FINDING)

양성 소견은 약증이다. 즉, 환자는 임상가의 적용 힘을 이겨낼 수 없는데, 이것은 C1나 C2 신경뿌리에 문제가 있음을 의미한다. 양측 근력 소실은 중추신경계 병변으로 올 수 있고, 또는 단지 근육군의 약증으로 나타날 수 있다.

특별한 고려사항(SPECIAL CONSIDERATIONS)

임상가는 저항을 느리고 일정한 속도로 적용하고 환자가 이겨낼 수 있는 한도까지 점진적으로 증가한다. 통증이나 통증-약증의 소견이 나타나면, 수축성 조직(근육, 힘줄이나, 힘줄의 뼈 부분)의 문제로 간주할 수 있고, 척수신경뿌리의 문제는 아니다.

참고문헌(REFERENCES)

Hoppenfeld S. *Orthopaedic Neurology*. Baltimore, MD: Lippincott-Raven; 1997.

Hoppendeld S. *Physical Examination of the Spine and Extremities*. East Norwalk, CT: Appleton-Century-Crofts; 1976.

Magee DJ. *Orthopedic Physical Assessment*. 4th ed. Philadelphia, PA: W.B. Saunders; 2002.

Meadows JTS. *Orthopedic Differential Diagnosis in Physical Therapy*. New York: McGraw-Hill; 1999.

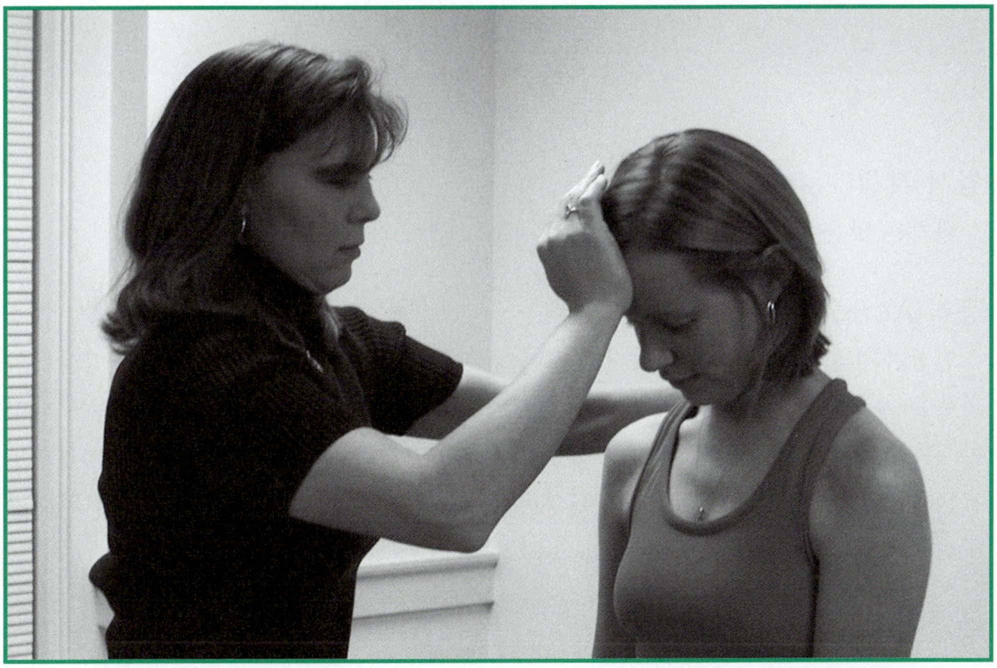

그림 7 - 1

C3의 근절검사
C3 MYOTOME TEST

검사 자세(TEST POSITION)

환자는 앉은 자세를 취한다.

동작(ACTION)

임상가는 환자에게 끝범위까지 목을 옆굽힘하도록 주문한다. 그런 다음, 임상가가 저항을 가하는 동안, 머리의 자세를 유지하도록 지시한다. 임상가의 고정 손은 머리가 움직이는 방향쪽의 어깨 위에 놓고, 저항을 가하는 손은 같은 쪽의 관자뼈(측두골)에 놓는다. 환자에게 저항하도록 지시하고, 임상가는 옆굽힘하는 방향의 반대방향으로 힘을 적용한다(그림 7-2).

양성 소견(POSITIVE FINDING)

양성 소견은 약증이다. 즉, 환자는 임상가의 적용 힘을 이겨낼 수 없는데, 이것은 C3의 신경뿌리에 문제가 있음을 의미한다. 양측 근력 소실은 중추신경계 병변으로 올 수 있고, 또는 단지 근육군의 약증으로 나타날 수 있다.

특별한 고려사항(SPECIAL CONSIDERATIONS)

임상가는 좌우 양측의 근력을 비교하기 위해 양측 모두를 검사한다. 임상가는 저항을 느리고 일정한 속도로 적용하고 환자가 이겨낼 수 있는 한도까지 점진적으로 증가한다. 통증이나 혹은 통증-약증의 소견이 나타나면, 수축성 조직(근육, 힘줄이나, 힘줄의 뼈 부분)의 문제로 간주할 수 있고, 척수신경뿌리의 문제는 아니다.

참고문헌(REFERENCES)

Hoppenfeld S. *Orthopaedic Neurology*. Baltimore, MD: Lippincott-Raven; 1997.

Hoppendeld S. *Physical Examination of the Spine and Extremities*. East Norwalk, CT: Appleton-Century-Crofts; 1976.

Magee DJ. *Orthopedic Physical Assessment*. 4th ed. Philadelphia, PA: W.B. Saunders; 2002.

Meadows JTS. *Orthopedic Differential Diagnosis in Physical Therapy*. New York: McGraw-Hill; 1999.

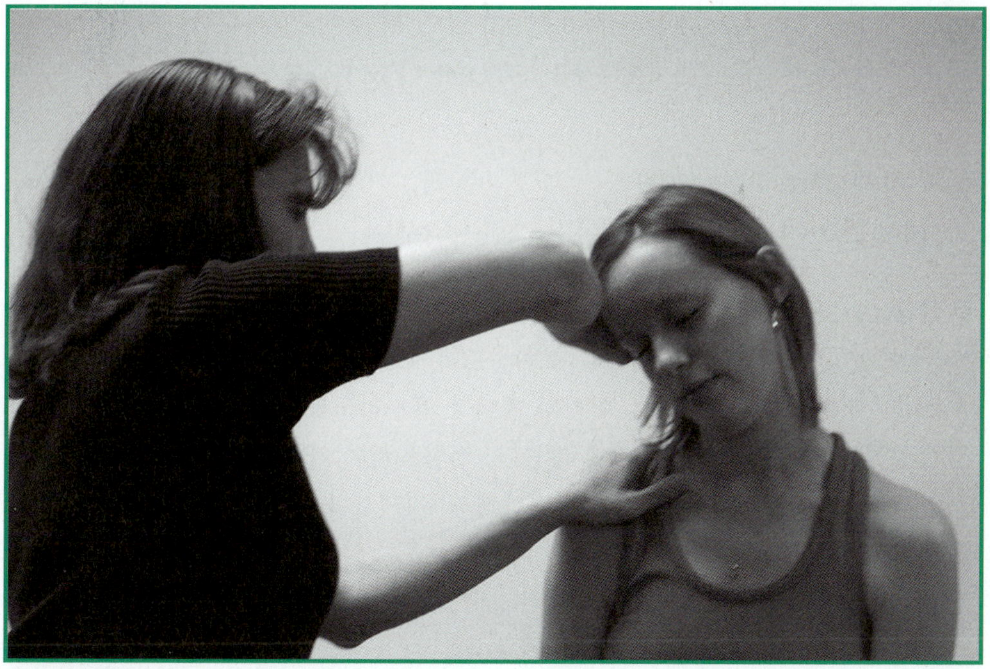

그림 7 - 2

C4의 근절검사
C4 MYOTOME TEST

검사 자세(TEST POSITION)

환자는 앉은 자세를 취한다.

동작(ACTION)

임상가는 환자에게 양쪽 어깨를 으쓱하도록 주문한다(어깨뼈 올림). 그런 다음, 임상가가 저항을 가하는 동안, 어깨의 자세를 유지하도록 지시한다. 임상가의 저항 손은 양쪽 어깨나 한쪽 어깨 위에 놓는다. 저항은 임상가의 목적에 맞게, 한쪽이나 양쪽 모두에 줄 수 있다. 임상가는 환자에게 이 자세를 유지하도록 지시하고, 어깨뼈를 내림하는 방향으로 힘을 준다(그림 7−3).

양성 소견(POSITIVE FINDING)

양성 소견은 약증이다. 즉, 환자는 임상가의 적용 힘을 이겨낼 수 없는데, 이것은 C4의 신경뿌리에 문제가 있음을 의미한다. 양측 근력 소실은 중추신경계 병변으로 올 수 있고, 또는 등세모근과 어깨올림근(견갑거근)의 약증으로 나타날 수 있다.

특별한 고려사항(SPECIAL CONSIDERATIONS)

임상가는 좌우 양측의 근력을 비교하기 위해 양측 모두를 검사한다. 임상가는 저항을 느리고 일정한 속도로 적용하고 환자가 이겨낼 수 있는 한도까지 점진적으로 증가한다. 통증이나 통증-약증의 소견이 나타나면, 수축성 조직(근육, 힘줄이나, 힘줄의 뼈 부분)의 문제로 간주할 수 있고, 척수신경뿌리의 문제로 간주는 아니다.

참고문헌(REFERENCES)

Hoppenfeld S. *Orthopaedic Neurology*. Baltimore, MD: Lippincott-Raven; 1997.

Hoppendeld S. *Physical Examination of the Spine and Extremities*. East Norwalk, CT: Appleton-Century-Crofts; 1976.

Magee DJ. *Orthopedic Physical Assessment*. 4th ed. Philadelphia, PA: W.B. Saunders; 2002.

Meadows JTS. *Orthopedic Differential Diagnosis in Physical Therapy*. New York: McGraw-Hill; 1999.

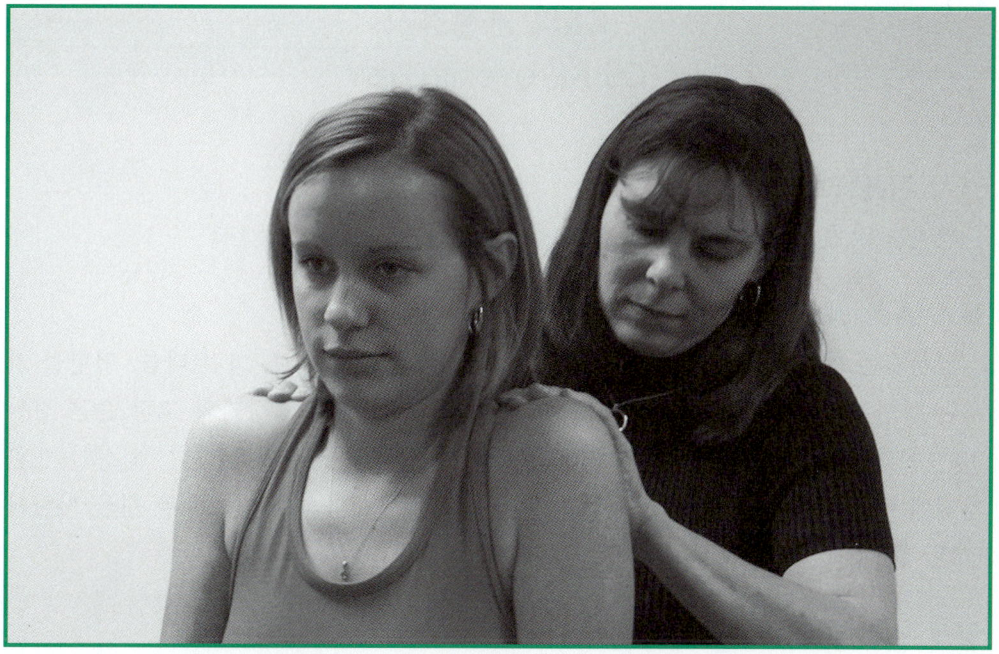

그림 7 - 3

C5의 근절검사
C5 MYOTOME TEST

검사 자세(TEST POSITION)

환자는 앉은 자세를 취한다.

동작(ACTION)

임상가는 환자에게 어깨관절을 90°로 벌림하도록 주문한다. 그런 다음, 저항을 가하는 동안, 어깨의 자세를 유지하도록 환자에게 지시한다. 임상가의 고정 손은 검사하는 쪽의 어깨 위에 올리고, 저항 손은 검사쪽 팔꿈치 근처에 놓는다. 임상가는 환자에게 이 자세를 유지하도록 지시하고, 어깨관절을 모음하는 방향으로 힘을 가한다(그림 7-4).

양성 소견(POSITIVE FINDING)

양성 소견은 약증이다. 즉, 환자는 임상가의 적용 힘을 이겨낼 수 없는데, 이것은 C5의 신경뿌리에 문제가 있음을 의미한다. 팔꿈치 굽힘이 나타나는 보상적인 약증 소견은 C5 신경뿌리 문제의 가능성을 증가시킨다. 양측 근력 소실은 중추신경계 병변으로 올 수 있고, 또는 단지 어깨세모근(삼각근)의 약증으로 나타날 수 있다.

특별한 고려사항(SPECIAL CONSIDERATIONS)

임상가는 좌우 양측의 근력을 비교하기 위해 양측 모두를 검사한다. 임상가는 저항을 느리고 일정한 속도로 적용하고 환자가 이겨낼 수 있는 한도까지 점진적으로 증가한다. 통증이나 혹은 통증-약증의 소견이 나타나면, 수축성 조직(근육, 힘줄이나, 힘줄의 뼈 부분)의 문제로 간주할 수 있고, 척수신경뿌리의 문제는 아니다.

참고문헌(REFERENCES)

Hoppenfeld S. *Orthopaedic Neurology*. Baltimore, MD: Lippincott-Raven; 1997.

Hoppendeld S. *Physical Examination of the Spine and Extremities*. East Norwalk, CT: Appleton-Century-Crofts; 1976.

Magee DJ. *Orthopedic Physical Assessment*. 4th ed. Philadelphia, PA: W.B. Saunders; 2002.

Meadows JTS. *Orthopedic Differential Diagnosis in Physical Therapy*. New York: McGraw-Hill; 1999.

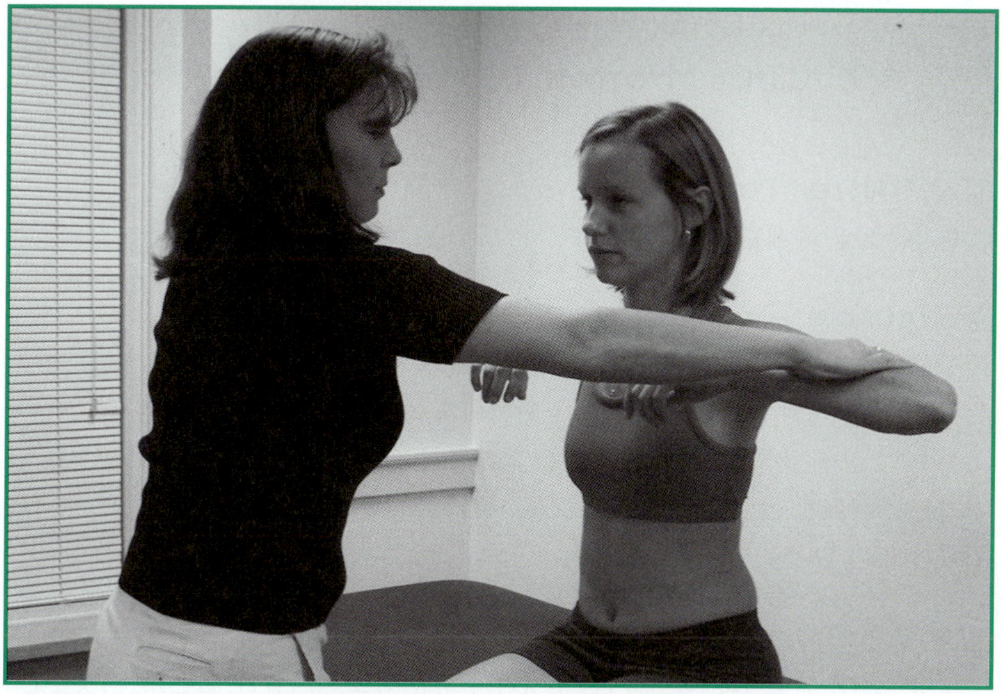

그림 7 - 4

C5/C6의 근절검사: 팔꿈치 굽힘
C5/C6 MYOTOME TEST: ELBOW FLEXION

검사 자세(TEST POSITION)

환자는 앉은 자세를 취한다.

동작(ACTION)

임상가는 환자에게 팔꿈치를 90°로 굽힘하도록 주문한다. 그런 다음, 저항을 가하는 동안, 팔꿈치의 자세를 유지하도록 환자에게 지시한다. 임상가의 고정 손은 검사하는 쪽의 어깨 앞쪽에 놓고, 저항 손은 검사쪽의 손목(손바닥쪽) 근처에 놓는다. 임상가는 환자에게 이 자세를 유지하도록 지시하고, 팔꿈치를 펌하는 방향으로 힘을 가한다(그림 7−5).

양성 소견(POSITIVE FINDING)

양성 소견은 약증이다. 즉, 환자는 임상가의 적용 힘을 이겨낼 수 없는데, 이것은 C5나 C6 신경뿌리에 문제가 있음을 의미한다. 어깨 벌림이 나타나는 보상적인 약증 소견은 C5 신경뿌리 문제의 가능성을 증가시킨다. 손목 폄이 나타나는 보상적인 약증 소견은 C6 신경뿌리 문제의 가능성을 증가시킨다. 양측 근력 소실은 중추신경계 병변으로 올 수 있고, 또는 단지 위팔두갈래근, 위팔근, 위팔요근의 약증으로 나타날 수 있다.

특별한 고려사항(SPECIAL CONSIDERATIONS)

임상가는 좌우 양측의 근력을 비교하기 위해 양측 모두를 검사한다. 임상가는 저항을 느리고 일정한 속도로 적용하고 환자가 이겨낼 수 있는 한도까지 점진적으로 증가한다. 통증이나 통증-약증의 소견이 나타나면, 수축성 조직(근육, 힘줄이나, 힘줄의 뼈 부분)의 문제로 간주할 수 있고, 척수신경뿌리의 문제는 아니다.

참고문헌(REFERENCES)

Hoppenfeld S. *Orthopaedic Neurology*. Baltimore, MD: Lippincott-Raven; 1997.

Hoppendeld S. *Physical Examination of the Spine and Extremities*. East Norwalk, CT: Appleton-Century-Crofts; 1976.

Magee DJ. *Orthopedic Physical Assessment*. 4th ed. Philadelphia, PA: W.B. Saunders; 2002.

Meadows JTS. *Orthopedic Differential Diagnosis in Physical Therapy*. New York: McGraw-Hill; 1999.

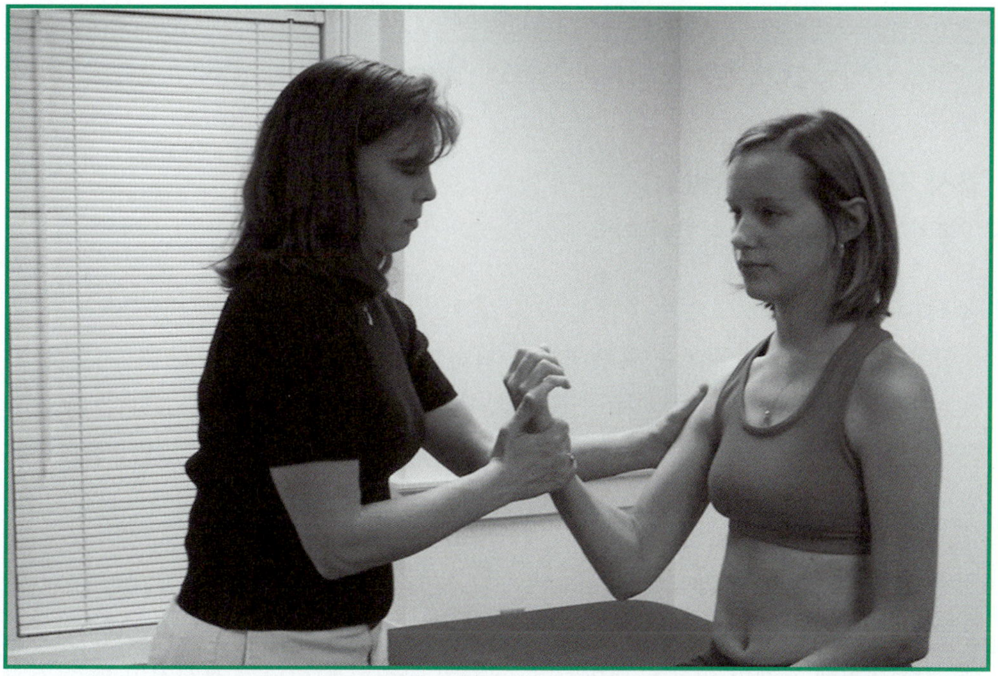

그림 7 - 5

C6의 근절검사: 손목 폄
C6 MYOTOME TEST: WRIST EXTENSION

검사 자세(TEST POSITION)

환자는 앉은 자세를 취한다.

동작(ACTION)

임상가는 환자에게 손목을 끝범위까지 폄하도록 주문한다. 그런 다음, 저항을 가하는 동안, 손목의 자세를 유지하도록 환자에게 지시한다. 임상가의 고정 손은 손목 근처에 놓고, 저항 손은 검사쪽 MCP관절(등쪽) 근처에 놓는다. 임상가는 환자에게 이 자세를 유지하도록 지시하고, 손목을 굽힘하는 방향으로 힘을 가한다(그림 7-6).

양성 소견(POSITIVE FINDING)

양성 소견은 약증이다. 즉, 환자는 임상가의 적용 힘을 이겨낼 수 없는데, 이것은 C6 신경뿌리에 문제가 있음을 의미한다. 팔꿈치 굽힘이 나타나는 보상적인 약증 소견은 C6 신경뿌리 문제의 가능성을 증가시킨다. 양측 근력 소실은 중추신경계 병변으로 올 수 있고, 또는 단지 자쪽손목폄근(extensor carpi unlaris), 긴노쪽손목폄근(extensor carpi radialis longus), 짧은노쪽손목폄근(extensor carpi radialis brevis)의 약증으로 나타날 수 있다.

특별한 고려사항(SPECIAL CONSIDERATIONS)

임상가는 좌우 양측의 근력을 비교하기 위해 양측 모두를 검사한다. 임상가는 저항을 느리고 일정한 속도로 적용하고 환자가 이겨낼 수 있는 한도까지 점진적으로 증가한다. 통증이나 통증-약증의 소견이 나타나면, 수축성 조직(근육, 힘줄이나, 힘줄의 뼈 부분)의 문제로 간주할 수 있고, 척수신경뿌리의 문제는 아니다.

참고문헌(REFERENCES)

Hoppenfeld S. *Orthopaedic Neurology*. Baltimore, MD: Lippincott-Raven; 1997.

Hoppendeld S. *Physical Examination of the Spine and Extremities*. East Norwalk, CT: Appleton-Century-Crofts; 1976.

Magee DJ. *Orthopedic Physical Assessment*. 4th ed. Philadelphia, PA: W.B. Saunders; 2002.

Meadows JTS. *Orthopedic Differential Diagnosis in Physical Therapy*. New York: McGraw-Hill; 1999.

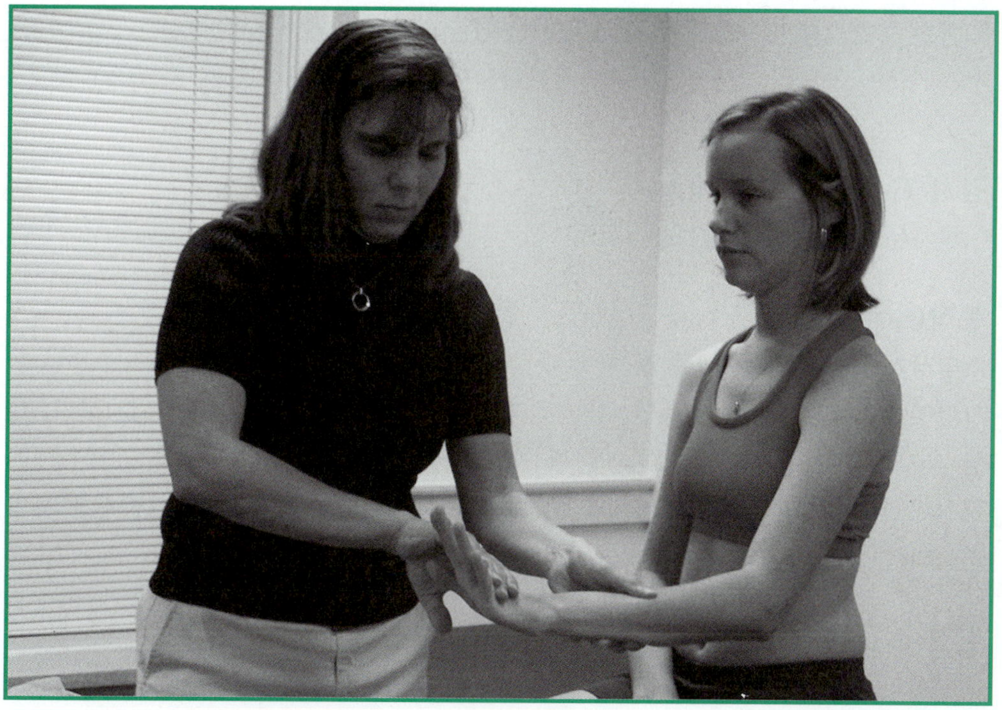

그림 7-6

C7의 근절검사: 팔꿈치 폄
C7 MYOTOME TEST: WRIST EXTENSION

검사 자세(TEST POSITION)

환자는 앉은 자세를 취한다.

동작(ACTION)

임상가는 환자에게 팔꿈치를 완전 폄(-10°)한 자세에서 10° 굽힘하도록 주문한다. 그런 다음, 저항을 가하는 동안, 팔꿈치의 자세를 유지하도록 환자에게 지시한다. 임상가의 고정 손은 검사하는 쪽의 어깨 앞쪽에 놓고, 저항 손은 검사쪽의 손목(등쪽) 근처에 놓는다. 임상가는 환자에게 이 자세를 유지하도록 지시하고, 팔꿈치를 굽힘하는 방향으로 힘을 가한다(그림 7-7).

양성 소견(POSITIVE FINDING)

양성 소견은 약증이다. 즉, 환자는 임상가의 적용 힘을 이겨낼 수 없는데, 이것은 C7 신경뿌리에 문제가 있음을 의미한다. 손목 굽힘이나 손가락 폄이 나타나는 보상적인 약증 소견은 C7 신경뿌리 문제의 가능성을 증가시킨다. 양측 근력 소실은 중추신경계 병변으로 올 수 있고, 또는 단지 위팔세갈래근과 팔꿈치근(anconeus)의 약증으로 나타날 수 있다.

특별한 고려사항(SPECIAL CONSIDERATIONS)

임상가는 좌우 양측의 근력을 비교하기 위해 양측 모두를 검사한다. 임상가는 저항을 느리고 일정한 속도로 적용하고 환자가 이겨낼 수 있는 한도까지 점진적으로 증가한다. 통증이나 통증-약증의 소견이 나타나면, 수축성 조직(근육, 힘줄이나, 힘줄의 뼈 부분)의 문제로 간주할 수 있고, 척수신경뿌리의 문제는 아니다.

참고문헌(REFERENCES)

Hoppenfeld S. *Orthopaedic Neurology*. Baltimore, MD: Lippincott-Raven; 1997.

Hoppendeld S. *Physical Examination of the Spine and Extremities*. East Norwalk, CT: Appleton-Century-Crofts; 1976.

Magee DJ. *Orthopedic Physical Assessment*. 4th ed. Philadelphia, PA: W.B. Saunders; 2002.

Meadows JTS. *Orthopedic Differential Diagnosis in Physical Therapy*. New York: McGraw-Hill; 1999.

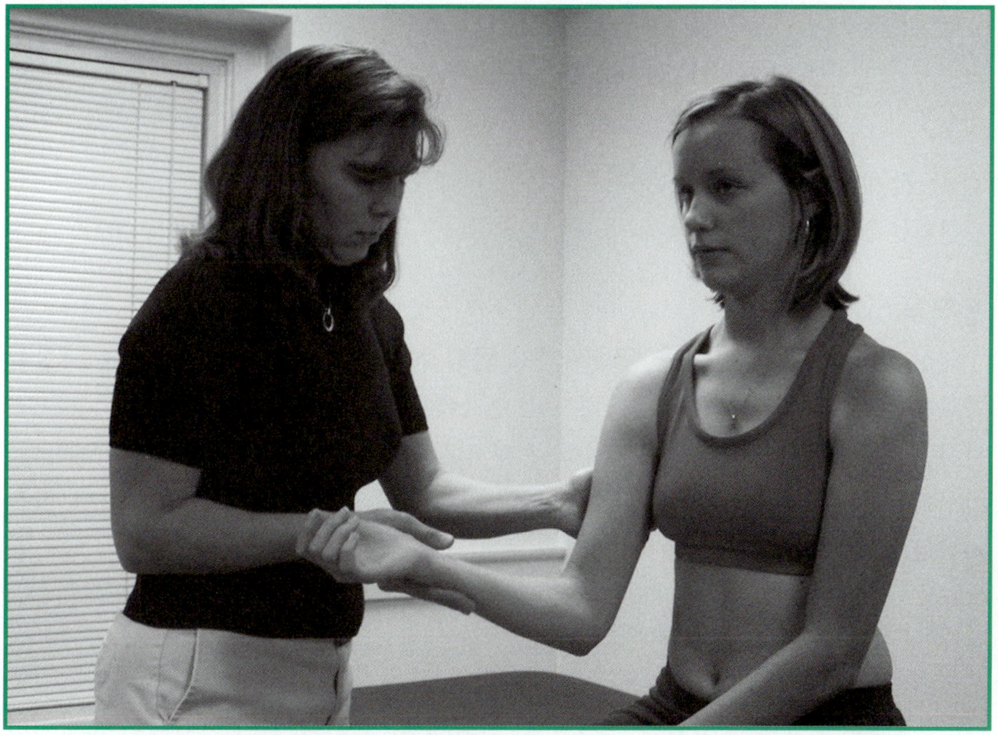

그림 7 - 7

C7의 근절검사: 손목 굽힘
C7 MYOTOME TEST: WRIST FLEXION

검사 자세(TEST POSITION)

환자는 앉은 자세를 취한다.

동작(ACTION)

임상가는 환자에게 손목을 끝범위까지 굽힘하도록 주문한다. 그런 다음, 저항을 가하는 동안, 손목의 자세를 유지하도록 환자에게 지시한다. 임상가의 고정 손은 검사하는 쪽의 손목 근처에 놓고, 저항 손은 검사쪽 MCP관절(등쪽) 근처에 놓는다. 임상가는 환자에게 이 자세를 유지하도록 지시하고, 손목을 폄하는 방향으로 힘을 가한다(그림 7−8).

양성 소견(POSITIVE FINDING)

양성 소견은 약증이다. 즉, 환자는 임상가의 적용 힘을 이겨낼 수 없는데, 이것은 C7 신경뿌리에 문제가 있음을 의미한다. 팔꿈치 폄/손가락 폄이 나타나는 보상적인 약증 소견은 C7 신경뿌리 문제의 가능성을 증가시킨다. 양측 근력 소실은 중추신경계 병변으로 올 수 있고, 또는 단지 자쪽손목굽힘근(flexor carpi unlaris)와 노쪽손목굽힘근(리exor carpi radialis)의 약증으로 나타날 수 있다.

특별한 고려사항(SPECIAL CONSIDERATIONS)

임상가는 좌우 양측의 근력을 비교하기 위해 양측 모두를 검사한다. 임상가는 저항을 느리고 일정한 속도로 적용하고 환자가 이겨낼 수 있는 한도까지 점진적으로 증가한다. 통증이나 통증-약증의 소견이 나타나면, 수축성 조직(근육, 힘줄이나, 힘줄의 뼈 부분)의 문제로 간주할 수 있고, 척수신경뿌리의 문제는 아니다.

참고문헌(REFERENCES)

Hoppenfeld S. *Orthopaedic Neurology*. Baltimore, MD: Lippincott-Raven; 1997.

Hoppendeld S. *Physical Examination of the Spine and Extremities*. East Norwalk, CT: Appleton-Century-Crofts; 1976.

Magee DJ. *Orthopedic Physical Assessment*. 4th ed. Philadelphia, PA: W.B. Saunders; 2002.

Meadows JTS. *Orthopedic Differential Diagnosis in Physical Therapy*. New York: McGraw-Hill; 1999.

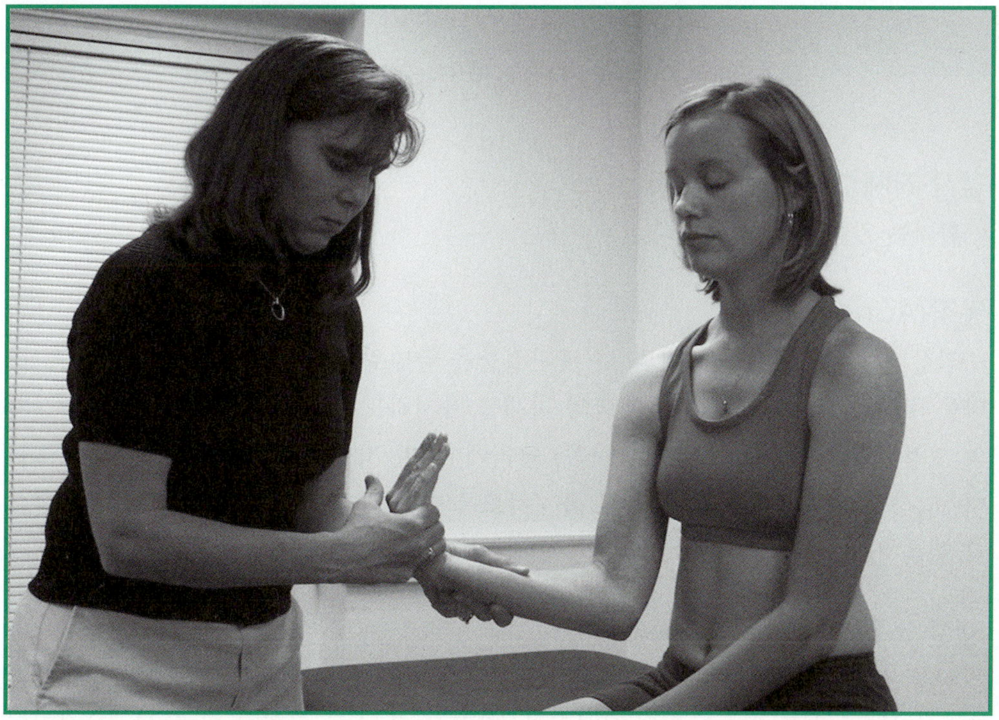

그림 7 - 8

C7의 근절검사: 손가락 폄
C7 MYOTOME TEST: FINGER EXTENSION

검사 자세(TEST POSITION)

환자는 앉은 자세를 취한다.

동작(ACTION)

임상가는 환자에게 손가락의 MCP관절들을 끝범위까지 폄하도록 주문한다. 그런 다음, 저항을 가하는 동안, 손가락의 자세를 유지하도록 환자에게 지시한다. 임상가의 고정 손은 검사쪽 MCP관절(등쪽) 근처에 놓고, 저항 손은 손가락의 등쪽에 놓는다. 임상가는 환자에게 이 자세를 유지하도록 지시하고, 손가락을 굽힘하는 방향으로 힘을 가한다(그림 7-9).

양성 소견(POSITIVE FINDING)

양성 소견은 약증이다. 즉, 환자는 임상가의 적용 힘을 이겨낼 수 없는데, 이것은 C7 신경뿌리에 문제가 있음을 의미한다. 팔꿈치 폄/손목 굽힘이 나타나는 보상적인 약증 소견은 C7 신경뿌리 문제의 가능성을 증가시킨다. 양측 근력 소실은 중추신경계 병변으로 올 수 있고, 또는 단지 손가락 폄근의 약증으로 나타날 수 있다.

특별한 고려사항(SPECIAL CONSIDERATIONS)

임상가는 좌우 양측의 근력을 비교하기 위해 양측 모두를 검사한다. 임상가는 손가락들을 개별적으로나 전체적으로 검사할 수 있다. 저항의 양은 손가락의 개수에 맞추어져야 한다. 예를 들어, 임상가가 손가락들을 개별적으로 저항할 때는 손가락 하나를 이용해야 하고, 전체적으로 저항할 때는 네 개의 손가락 모두를 이용해야 한다. 임상가는 저항을 느리고 일정한 속도로 적용하고 환자가 이겨낼 수 있는 한도까지 점진적으로 증가한다. 통증이나 통증-약증의 소견이 나타나면, 수축성 조직(근육, 힘줄이나, 힘줄의 뼈 부분)의 문제로 간주할 수 있고, 척수신경뿌리의 문제는 아니다.

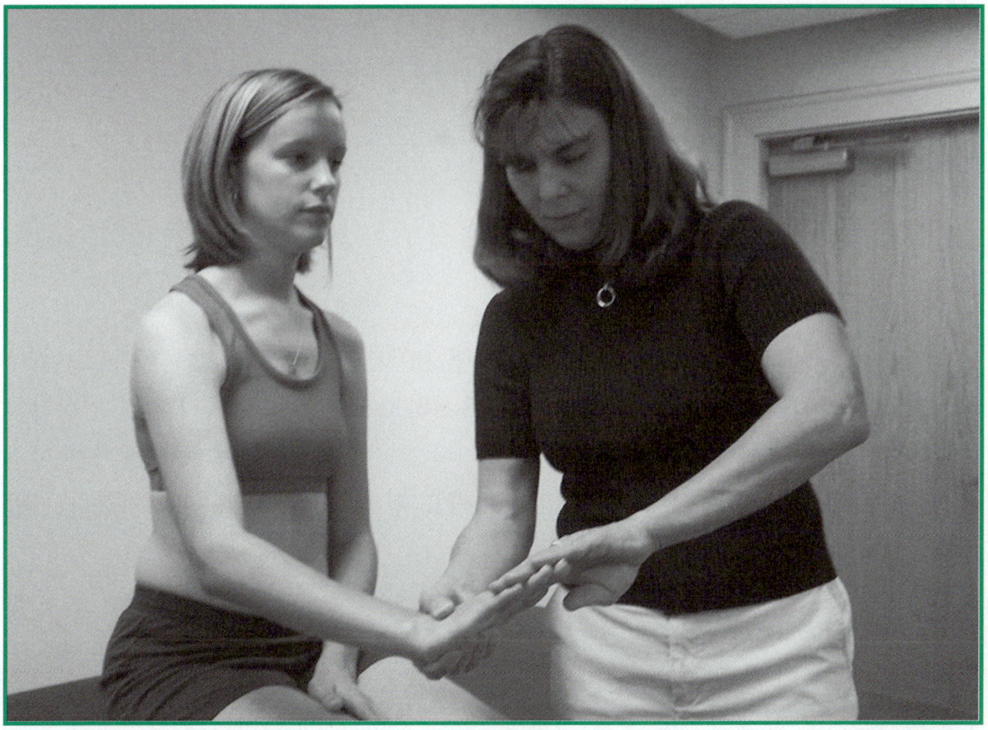

그림 7 - 9

참고문헌 (REFERENCES)

Hoppenfeld S. *Orthopaedic Neurology*. Baltimore, MD: Lippincott-Raven; 1997.

Hoppendeld S. *Physical Examination of the Spine and Extremities*. East Norwalk, CT: Appleton-Century-Crofts; 1976.

Magee DJ. *Orthopedic Physical Assessment*. 4th ed. Philadelphia, PA: W.B. Saunders; 2002.

Meadows JTS. *Orthopedic Differential Diagnosis in Physical Therapy*. New York: McGraw-Hill; 1999.

C8의 근절검사: 손가락 굽힘
C8 MYOTOME TEST: FINGER FLEXION

검사 자세(TEST POSITION)

환자는 앉은 자세를 취한다.

동작(ACTION)

임상가는 환자에게 손가락의 MCP관절들을 90°로 굽힘하도록 주문한다. 그런 다음, 저항을 가하는 동안, 손가락의 자세를 유지하도록 환자에게 지시한다. 임상가의 고정 손은 손목 근처에 놓고, 저항 손은 손가락(손바닥쪽)에 놓는다. 임상가는 환자에게 이 자세를 유지하도록 지시하고, 손가락을 펌하는 방향으로 힘을 가한다(그림 7-10).

양성 소견(POSITIVE FINDING)

양성 소견은 약증이다. 즉, 환자는 임상가의 적용 힘을 이겨낼 수 없는데, 이것은 C8 신경뿌리에 문제가 있음을 의미한다. 엄지 굽힘/폄이 나타나는 보상적인 약증 소견은 C8 신경뿌리 문제의 가능성을 증가시킨다. 양측 근력 소실은 중추신경계 병변으로 올 수 있고, 또는 단지 손가락 굽힘근의 약증으로 나타날 수 있다.

특별한 고려사항(SPECIAL CONSIDERATIONS)

임상가는 좌우 양측의 근력을 비교하기 위해 양측 모두를 검사한다. 임상가는 손가락들을 개별적으로나 전체적으로 검사할 수 있다. 저항의 양은 손가락의 개수에 맞추어져야 한다. 예를 들어, 임상가가 손가락들을 개별적으로 저항할 때는 손가락 하나를 이용해야 하고, 전체적으로 저항할 때는 네 개의 손가락 모두를 이용해야 한다.

임상가는 저항을 느리고 일정한 속도로 적용하고 환자가 이겨낼 수 있는 한도까지 점진적으로 증가한다. 통증이나 통증-약증의 소견이 나타나면, 수축성 조직(근육, 힘줄이나, 힘줄의 뼈 부분)의 문제로 간주할 수 있고, 척수신경뿌리의 문제는 아니다.

참고문헌(REFERENCES)

Hoppenfeld S. *Orthopaedic Neurology*. Baltimore, MD: Lippincott-Raven; 1997.

Hoppendeld S. *Physical Examination of the Spine and Extremities*. East Norwalk, CT: Appleton-Century-Crofts; 1976.

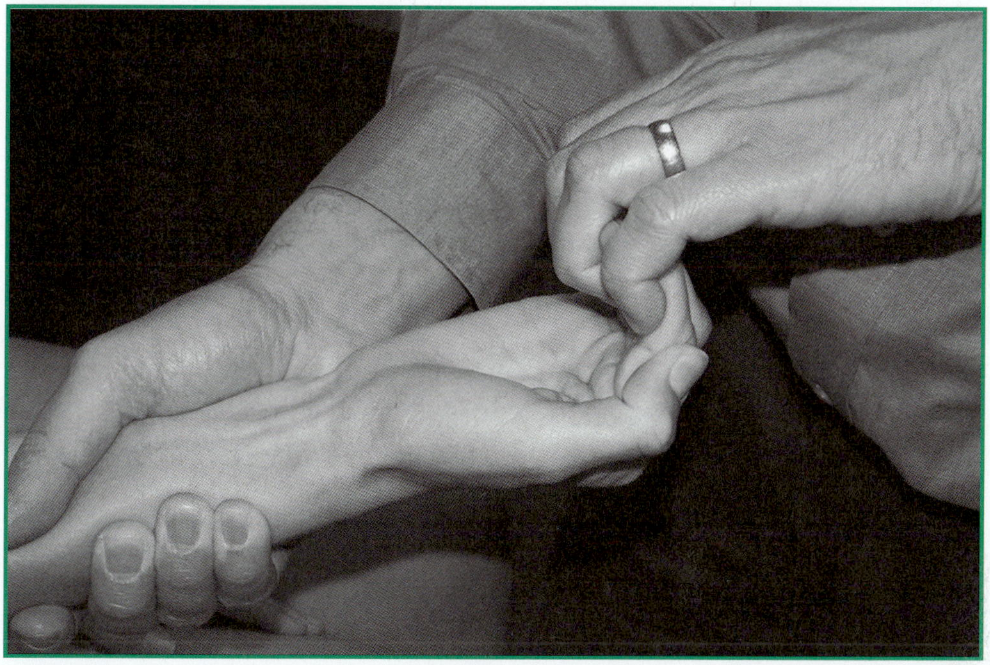

그림 7 - 10

Magee DJ. *Orthopedic Physical Assessment*. 4th ed. Philadelphia, PA: W.B. Saunders; 2002.

Meadows JTS. *Orthopedic Differential Diagnosis in Physical Therapy*. New York: McGraw-Hill; 1999.

C8의 근절검사: 엄지 굽힘
C8 MYOTOME TEST: THUMB FLEXION

검사 자세(TEST POSITION)

환자는 앉은 자세를 취한다.

동작(ACTION)

임상가는 환자에게 엄지와 검지를 이용해 원을 만들도록 주문한다(그림 7-11). 그런 다음, 임상가가 손가락으로 만든 원을 분리하려는 힘을 적용하는 동안, 엄지와 검지의 자세를 유지하도록 환자에게 지시한다. 임상가는 원 안쪽으로 자신의 손가락을 넣고 환자의 붙은 손가락을 떼어 내듯이 엄지와 손가락을 펴하는 방향으로 힘을 가한다(그림 7-12).

양성 소견(POSITIVE FINDING)

양성 소견은 약증이다. 즉, 환자는 임상가의 적용 힘을 이겨낼 수 없는데, 이것은 C8 신경뿌리에 문제가 있음을 의미한다. 엄지 폄이 나타나는 보상적인 약증 소견은 C8 신경뿌리 문제의 가능성을 증가시킨다. 양측 근력 소실은 중추신경계 병변으로 올 수 있고, 또는 단지 엄지 굽힘근과 손가락 굽힘근의 약증으로 나타날 수 있다.

특별한 고려사항(SPECIAL CONSIDERATIONS)

임상가는 좌우 양측의 근력을 비교하기 위해 양측 모두를 검사한다. 임상가는 저항을 느리고 일정한 속도로 적용하고 환자가 이겨낼 수 있는 한도까지 점진적으로 증가한다. 통증이나 통증-약증의 소견이 나타나면, 수축성 조직(근육, 힘줄이나, 힘줄의 뼈 부분)의 문제로 간주할 수 있고, 척수신경뿌리의 문제는 아니다.

참고문헌(REFERENCES)

Hoppenfeld S. *Orthopaedic Neurology*. Baltimore, MD: Lippincott-Raven; 1997.

Hoppendeld S. *Physical Examination of the Spine and Extremities*. East Norwalk, CT: Appleton-Century-Crofts; 1976.

Magee DJ. *Orthopedic Physical Assessment*. 4th ed. Philadelphia, PA: W.B. Saunders; 2002.

Meadows JTS. *Orthopedic Differential Diagnosis in Physical Therapy*. New York: McGraw-Hill; 1999.

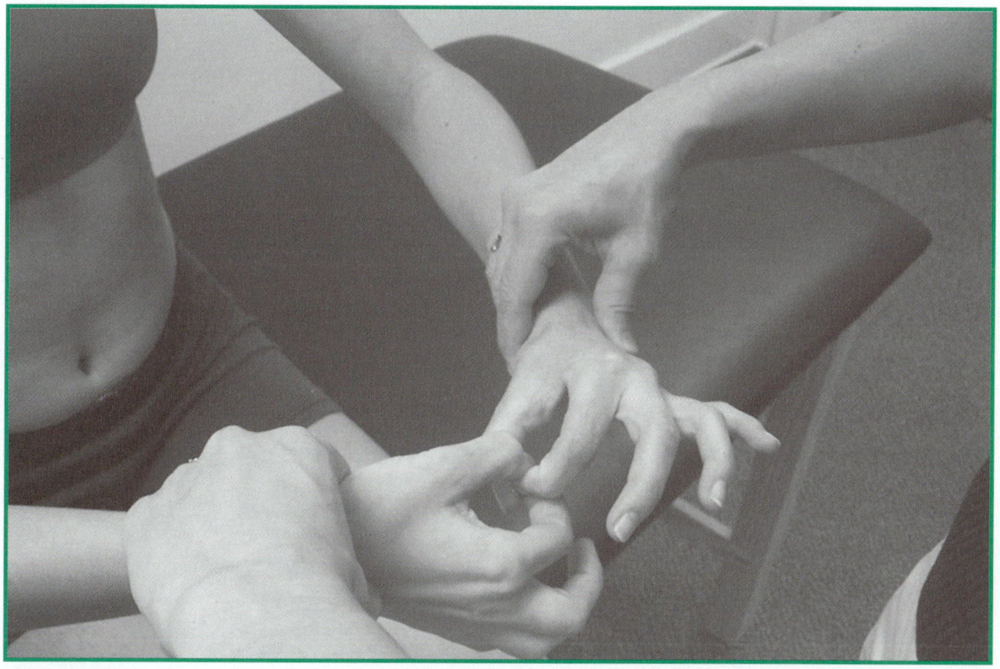

그림 7 - 11

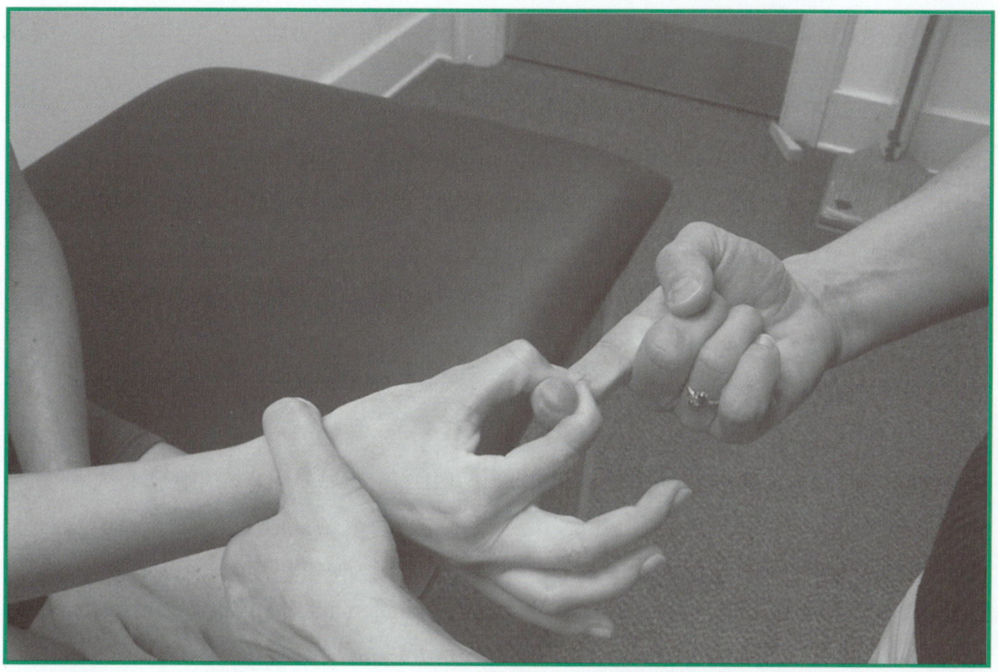

그림 7 - 12

C8의 근절검사: 엄지 폄
C8 MYOTOME TEST: THUMB EXTENSION

검사 자세(TEST POSITION)

환자는 앉은 자세를 취한다.

동작(ACTION)

임상가는 엄지의 MCP관절을 끝범위까지 펴하도록 주문한다. 그런 다음, 저항을 가하는 동안, 엄지의 자세를 유지하도록 환자에게 지시한다. 임상가의 고정 손은 엄지의 MCP관절(등쪽) 근처에 놓고, 저항 손은 엄지의 IP관절(등쪽) 근처에 놓는다. 임상가는 환자에게 이 자세를 유지하도록 지시하고, 엄지를 굽힘하는 방향으로 힘을 가한다(그림 7−13).

양성 소견(POSITIVE FINDING)

양성 소견은 약증이다. 즉, 환자는 임상가의 적용 힘을 이겨낼 수 없는데, 이것은 C8 신경뿌리에 문제가 있음을 의미한다. 손가락 굽힘/엄지 굽힘이 나타나는 보상적인 약증 소견은 C8 신경뿌리 문제의 가능성을 증가시킨다. 양측 근력 소실은 중추신경계 병변으로 올 수 있고, 또는 단지 긴엄지폄근(extensor pollicis longus)과 짧은 엄지폄근(extensor pollicis brevis)의 약증으로 나타날 수 있다.

특별한 고려사항(SPECIAL CONSIDERATIONS)

임상가는 좌우 양측의 근력을 비교하기 위해 양측 모두를 검사한다. 임상가는 손가락 하나를 이용해 엄지에 저항을 가해야 한다. 임상가는 저항을 느리고 일정한 속도로 적용하고 환자가 이겨낼 수 있는 한도까지 점진적으로 증가한다. 통증이나 통증-약증의 소견이 나타나면, 수축성 조직(근육, 힘줄이나, 힘줄의 뼈 부분)의 문제로 간주할 수 있고, 척수신경뿌리의 문제는 아니다.

참고문헌(REFERENCES)

Hoppenfeld S. *Orthopaedic Neurology*. Baltimore, MD: Lippincott-Raven; 1997.

Hoppendeld S. *Physical Examination of the Spine and Extremities*. East Norwalk, CT: Appleton-Century-Crofts; 1976.

Magee DJ. *Orthopedic Physical Assessment*. 4th ed. Philadelphia, PA: W.B. Saunders; 2002.

Meadows JTS. *Orthopedic Differential Diagnosis in Physical Therapy*. New York: McGraw-Hill; 1999.

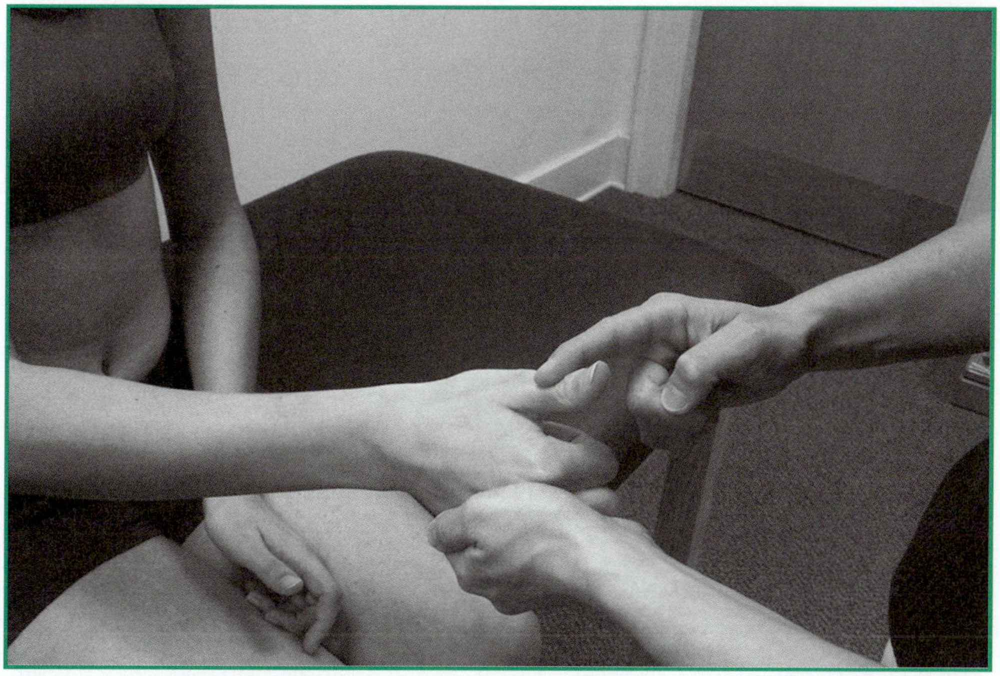

그림 7 - 13

T1의 근절검사: 손가락 벌림
T1 MYOTOME TEST: FINGER ABDUCTION

검사 자세(TEST POSITION)

환자는 앉은 자세를 취한다.

동작(ACTION)

임상가는 환자에게 손가락을 끝범위까지 벌림하도록 주문한다. 그런 다음, 저항을 가하는 동안, 이 자세를 유지하도록 환자에게 지시한다. 저항은 한꺼번에 두 손가락에 적용된다. 저항한다. 임상가는 환자에게 이 자세를 유지하도록 지시하고, 손가락을 모음하는 방향으로 힘을 가한다(그림 7−14).

양성 소견(POSITIVE FINDING)

양성 소견은 약증이다. 즉, 환자는 임상가의 적용 힘을 이겨낼 수 없는데, 이것은 T1 신경뿌리에 문제가 있음을 의미한다. 손가락 모음이 나타나는 보상적인 약증 소견은 T1 신경뿌리 문제의 가능성을 증가시킨다. 양측 근력 소실은 중추신경계 병변으로 올 수 있고, 또는 단지 등쪽뼈사이근(dorsal interossei m.)의 약증으로 나타날 수 있다.

특별한 고려사항(SPECIAL CONSIDERATIONS)

약증의 가짜 양성 소견(Positive Finding)은 T1 근절을 검사할 때 자주 나타나는데, 그 이유는 검사되는 근육의 기계적 불이득 때문이다. 임상가는 근력을 비교하기 위해 양쪽 손을 주의깊게 검사한다. 임상가는 하나의 손가락과 엄지만을 이용해 저항을 적용해야 한다. 임상가는 저항을 느리고 일정한 속도로 적용하고 환자가 이겨낼 수 있는 한도까지 점진적으로 증가한다. 통증이나 통증-약증의 소견이 나타나면, 수축성 조직(근육, 힘줄이나, 힘줄의 뼈 부분)의 문제로 간주할 수 있고, 척수신경뿌리의 문제는 아니다.

참고문헌(REFERENCES)

Hoppenfeld S. *Orthopaedic Neurology*. Baltimore, MD: Lippincott-Raven; 1997.

Hoppendeld S. *Physical Examination of the Spine and Extremities*. East Norwalk, CT: Appleton-Century-Crofts; 1976.

Magee DJ. *Orthopedic Physical Assessment*. 4th ed. Philadelphia, PA: W.B. Saunders; 2002.

Meadows JTS. *Orthopedic Differential Diagnosis in Physical Therapy*. New York: McGraw-Hill; 1999.

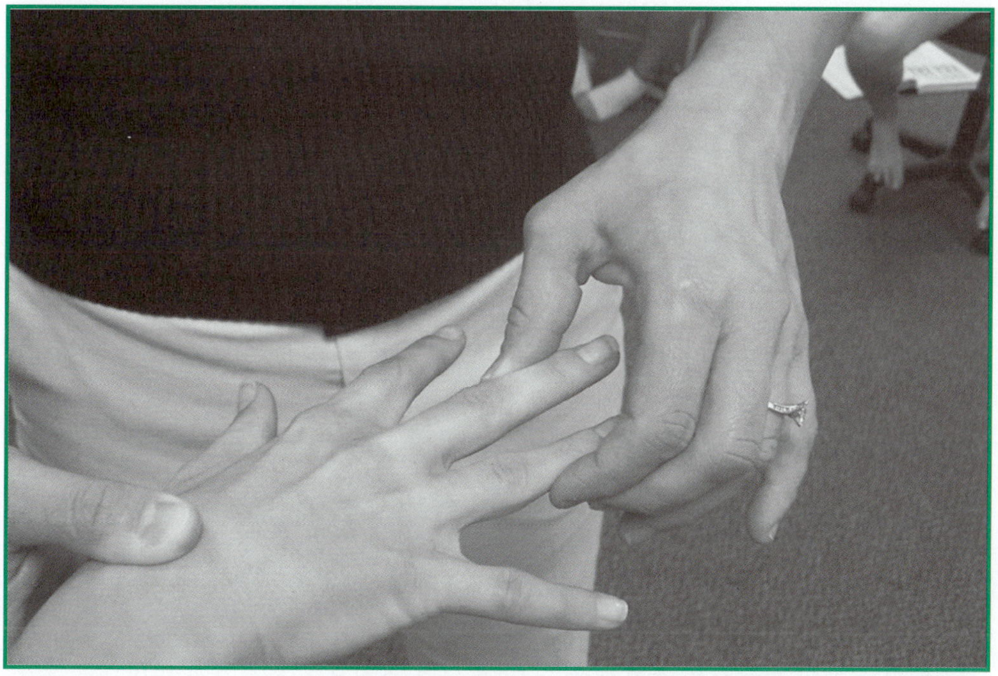

그림 7 - 14

T1의 근절검사: 손가락 모음
T1 MYOTOME TEST: FINGER ADDUCTION

검사 자세(TEST POSITION)

환자는 앉은 자세를 취한다.

동작(ACTION)

임상가는 환자의 손가락 사이에 놀이카드나 종이를 끼울 수 있도록 손가락을 모음하도록 주문한다. 그런 다음, 임상가는 그 물체를 천천히 잡아당기고, 환자에게는 그 물체를 놓치지 않도록 주문한다(그림 7−15).

양성 소견(POSITIVE FINDING)

양성 소견은 손가락 사이에 어떤 물체를 끼워 잡을 수 없는 경우인데, 이것은 T1 신경뿌리에 문제가 있음을 의미한다. 손가락 벌림이 나타나는 보상적인 약증 소견은 T1 신경뿌리 문제의 가능성을 증가시킨다. 양측 근력 소실은 중추신경계 병변으로 올 수 있고, 또는 단지 손바닥뼈사이근(palmar interossei m.)의 약증으로 나타날 수 있다.

특별한 고려사항(SPECIAL CONSIDERATIONS)

약증의 가짜 양성 소견(Positive Finding)은 T1 근절을 검사할 때 자주 나타나는데, 그 이유는 검사되는 근육의 기계적 불이득 때문이다. 임상가는 근력을 비교하기 위해 양쪽 손을 주의깊게 검사한다.

임상가는 저항을 느리고 일정한 속도로 적용하고, 환자가 이겨낼 수 있는 한도까지 점진적으로 증가한다.

참고문헌(REFERENCES)

Hoppenfeld S. *Orthopaedic Neurology*. Baltimore, MD: Lippincott-Raven; 1997.

Hoppendeld S. *Physical Examination of the Spine and Extremities*. East Norwalk, CT: Appleton-Century-Crofts; 1976.

Magee DJ. *Orthopedic Physical Assessment*. 4th ed. Philadelphia, PA: W.B. Saunders; 2002.

Meadows JTS. *Orthopedic Differential Diagnosis in Physical Therapy*. New York: McGraw-Hill; 1999.

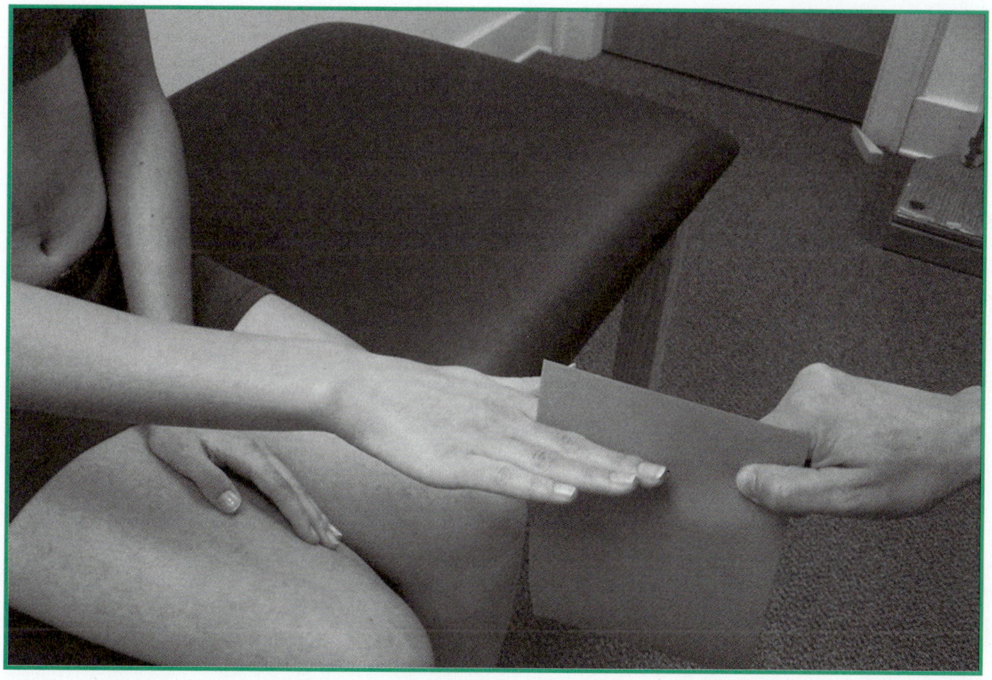

그림 7 - 15

제 8 장

반사 검사
Reflex Testing

깊은 건(힘줄)반사는 단일연접 반사로서, 구심성(감각) 섬유와 원심성(운동) 섬유로 구성되어 있고, 이들이 척수레벨에서 연접을 한다. 반사의 구심성 성분은 근육에 적용된 빠른 신장에 의해 자극된다. 반사를 일으키려면, 어느 정도 근육이 신장되어 있어야 하고, 반사망치를 이용해 그 근육의 힘줄을 때린다. 이런 자극은 원심성(운동) 반응을 일으켜, 근육을 수축시킨다.

깊은 건반사를 평가하는 방법은 여러 종류가 있으며, 각각의 반사 등급 척도들은 근육의 반응 정도를 평가하는 것이다. 표 8-1과 표 8-2는 가장 많이 사용되고 있는 반사 등급 척도들이다.

표 8-1

반사 등급 척도

등급	*임상 소견*
0*	반사가 일어나지 않음
1	낮은 반사가 일어남
2	정상 반사가 일어남
3*	과대 반사가 일어남

* 일반적으로 병리 상태에 있음을 의미한다.

표 8-2

다른 반사 등급 척도

등급	*임상 소견*
0*	반사가 일어나지 않음
1+	최소 반사가 일어남
2+	정상 반사가 일어남
3+	반사가 비교적 크게 일어남
4+*	과대 반사가 일어남

* 일반적으로 병리 상태에 있음을 의미한다.

다음 지침은 임상가들이 깊은 건반사를 수행할 때 지켜야 하는 것들이다.

1. 검사를 시작하기 전에, 환자는 가능한 충분히 이완되어 있어야 한다.
2. 반사망치로 힘줄을 때릴 때, 임상가는 반사망치를 느슨하게 잡고, 스윙이 자유롭게 일어나야 한다.
3. 깊은 건반사에서는 적절한 힘과 정확성이 매우 중요하다. 일관되고 정확한 평가를 하기 위해, 임상가는 깊은 건반사를 충분히 연습해야 한다.

어떤 사람들에게 있어서는, 근육 촉진(muscle facilitation) 혹은 근육 재강화(muslce reinforcement)가 깊은 건반사를 도출하는데 필요할 수 있다. 여기에서 근육 촉진 혹은 근육 재강화란? 환자에게 검사받지 않는 다른 근육군을 강하게 수축하도록 하는 것이다. 또 중요한 점은 검사받는 사지의 근육이 하나라도 수축해서는 안되는 것이다. 상지의 깊은 건반사에 많이 사용되는 근육 촉진기법으로는, 발의 안쪽으로 서로 맞대고 압박하는 방법(그림 8−1), 무릎을 붙여 서로 압박하는 방법(그림 8−2), 그리고 반대 다리를 이용해 무릎의 등척성 수축을 유발하는 방법(그림 8−3) 등이다. 하지의 깊은 건반사에 많이 사용되는 근육 촉진기법은, Jenrassik 방법, 즉, 양 손을 서로 맞잡고, 자기 쪽으로 잡아당겨 등척성 수축을 일으키는 방법이다(그림 8−4). 상지나 하지의 반사검사를 위한 또다른 방법의 근육 촉진으로는, 검사쪽이 아닌 반대쪽 손으로 주먹을 꽉 쥐게 하는 방법과 어금니를 꽉 다물게 하는 방법이 있다. 근육 촉진은 임상가가 힘줄을 때릴 때, 사용해야 한다.

참고문헌(REFERENCES)

Hoppenfeld S. *Orthopaedic Neurology*. Baltimore, MD: Lippincott-Raven; 1997.

Hoppendeld S. *Physical Examination of the Spine and Extremities*. East Norwalk, CT: Appleton-Century-Crofts; 1976.

Magee DJ. *Orthopedic Physical Assessment*. 4th ed. Philadelphia, PA: W.B. Saunders; 2002.

Meadows JTS. *Orthopedic Differential Diagnosis in Physical Therapy*. New York: McGraw-Hill; 1999.

Reese NB. *Muscle and Sensory Testing*. 2nd ed. Philadelphia, PA: W.B. Saunders; 2005.

Starkey C, Ryan JL. *Evaluation of Orthopedic and Athletic Injuries*. 2nd ed. Philadelphia, PA: F.A. Davis; 2002.

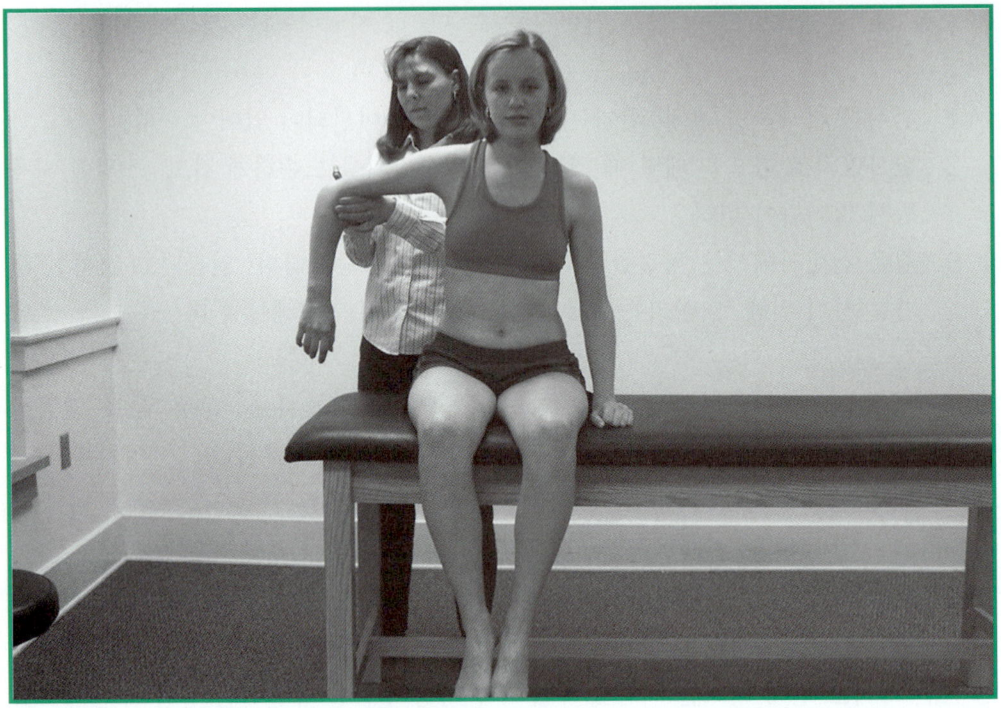

그림 8 - 1

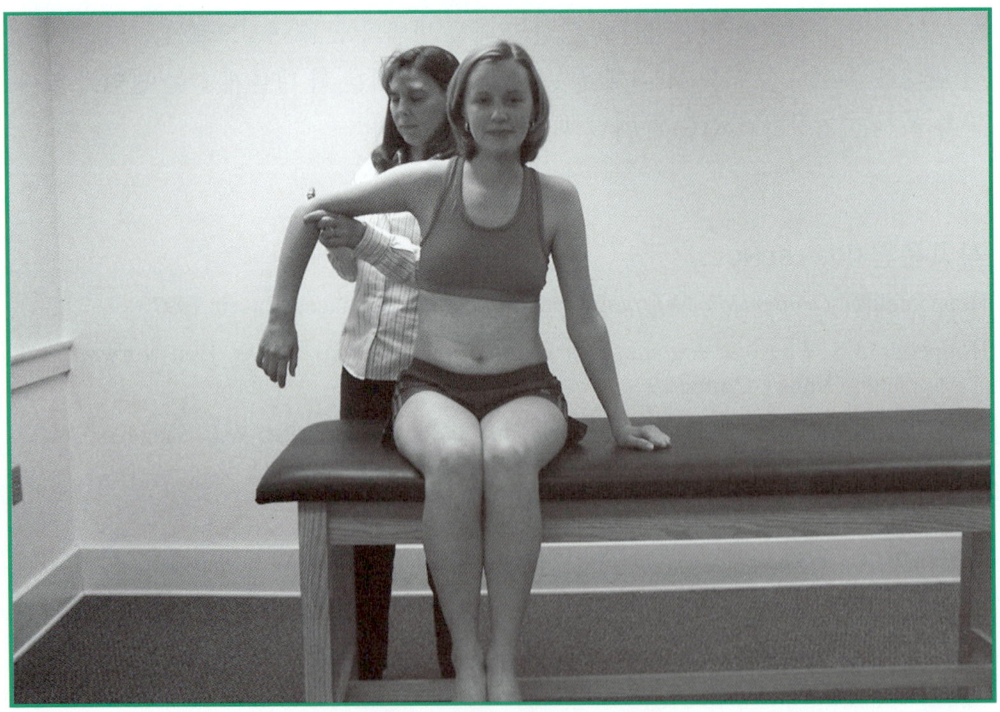

그림 8 - 2

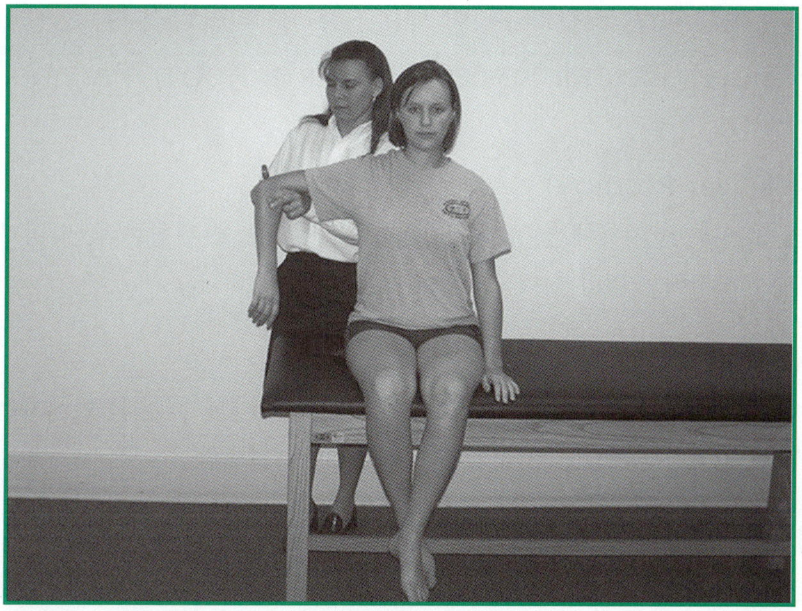

그림 8 - 3

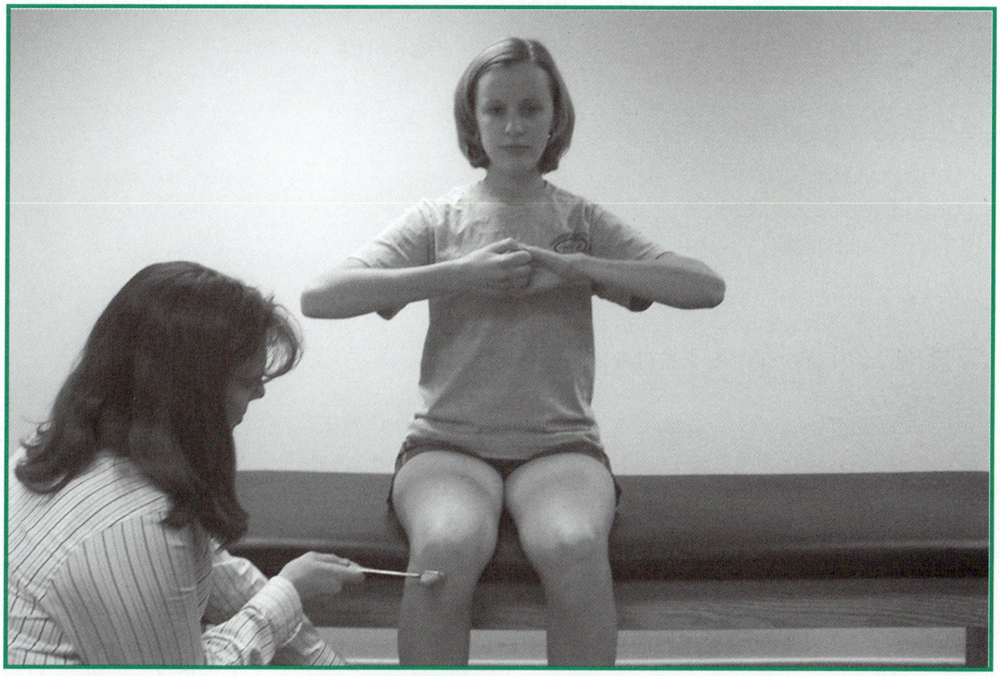

그림 8 - 4

위팔두갈래근 반사(C5 신경뿌리) 검사
BICEPS BRACHII REFLEX(C5 NERVE ROOT) TESTING

검사 자세(TEST POSITION)

환자는 앉거나 선 자세에서, 팔꿈치를 굽히고 아래팔을 뒤침한다. 임상가는 검사받는 상지를 지지해 주어야 한다.

동작(ACTION)

임상가는 환자의 먼쪽 두갈래근힘줄 위에 자신의 엄지를 놓는다. 임상가는 반사를 일으키기 위해 두갈래근힘줄 위에 놓인 엄지를 때린다(그림 8−5).

양성 소견(POSITIVE FINDING)

정상 반응은 팔꿈치 굽힘이다. 반사의 등급은 힘줄 반응을 토대로 이루어진다(표 8−1과 표 8−2 참조).

특별한 고려사항(SPECIAL CONSIDERATIONS)

몇몇 학자들은 이 반사를 C5와 C6 척수분절의 검사로 생각하고 있다. 반사는 양측을 비교해야 하는데, 이런 반응의 변화는 임상가가 말초신경손상(단측 결손)과 중추신경 손상(양측 손상)을 구분하는데 도움을 줄 것이다.

특이도(SPECIFICITY)

0.95 - 0.99

민감도(SENSITIVITY)

0.10 - 0.24

양성 우도비(POSITIVE LIKELIHOOD RATIO)

0.80 - 10

음성 우도비(NEGATIVE LIKELIHOOD RATIO)

0.91 - 4.9

참고문헌(REFERENCES)

Lauder TD, dillingham TR, Andary M. Predicting electrodiagnostic outcome in patients with upper limb symptoms: are the history and physical examination helpful? *Arch Phys Med Rehab*. 2000;81:436-441.

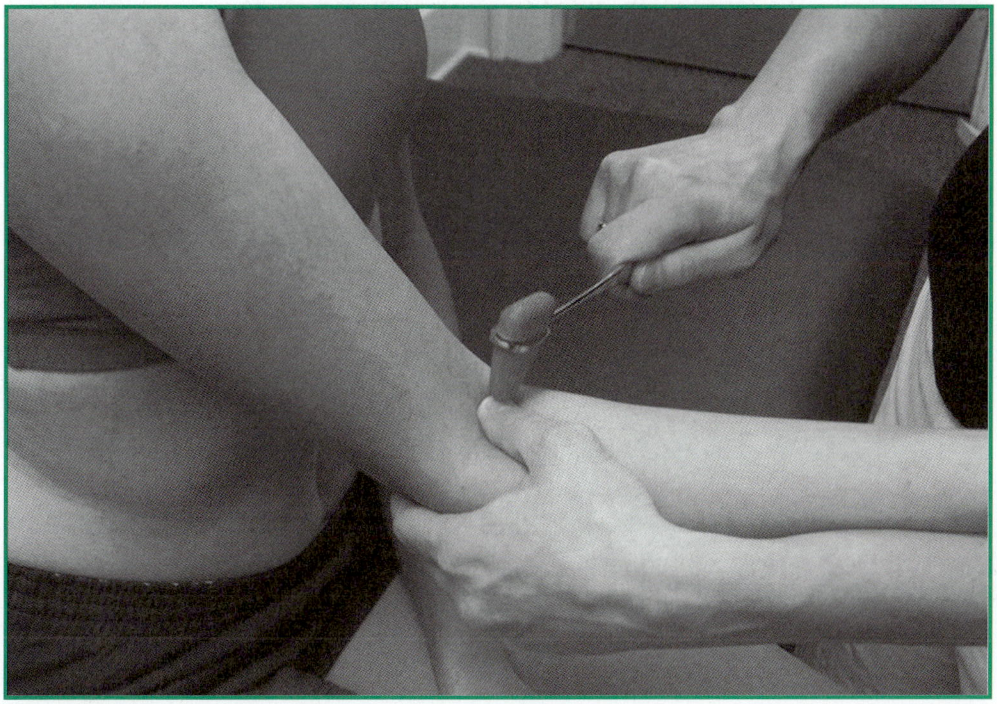

그림 8 - 5

Reese NB. *Muscle and Sensory Testing*. 2nd ed. Philadelphia, PA: W.B. Saunders; 2005.

Starkey C, Ryan JL. *Evaluation of Orthopedic and Athletic Injuries*. 2nd ed. Philadelphia, PA: F.A. Davis; 2002.

Wainner R, Fritz J, Irrgang J, Boninger M, Delito A, Allison S. Reliability and diagnostic accuracy of the clinical examination and patient self-report measures for cervical rediculopathy. Spine. 2003;28:52-62.

위팔노근 반사(C6 신경뿌리) 검사
BRACHIOPADIALIS REFLEX(C6 NERVE ROOT) TESTING

검사 자세(TEST POSITION)

환자는 앉거나 선 자세에서, 팔꿈치를 굽히고 아래팔을 중립위한다. 임상가는 검사받는 상지를 지지해 주어야 한다.

동작(ACTION)

임상가는 반사를 일으키기 위해, 위팔노근힘줄이 있는 아래팔의 노쪽을 때린다. 임상가는 노뼈 붓돌기 바로 근처의 아래팔 안쪽을 때릴 수도 있고(그림 8-6), 혹은 아래팔 안쪽의 몸쪽 1/3 지점을 때릴 수도 있다.

양성 소견(POSITIVE FINDING)

정상 반응은 팔꿈치 굽힘이다. 반사의 등급은 힘줄 반응을 토대로 이루어진다(표 8-1과 표 8-2 참조).

특별한 고려사항(SPECIAL CONSIDERATIONS)

몇몇 학자들은 이 반사를 C5와 C6 척수분절의 검사로 생각하고 있다. 반사는 양측을 비교해야 하는데, 이런 반응의 변화는 임상가가 말초신경손상(단측 결손)과 중추신경 손상(양측 손상)을 구분하는데 도움을 줄 것이다.

특이도(SPECIFICITY)

0.95 - 0.99

민감도(SENSITIVITY)

0.06 - 0.08

양성 우도비(POSITIVE LIKELIHOOD RATIO)

0.99 - 8.0

음성 우도비(NEGATIVE LIKELIHOOD RATIO)

0.93 - 1.2

참고문헌(REFERENCES)

Lauder TD, dillingham TR, Andary M. Predicting electrodiagnostic outcome in patients with upper limb symptoms: are the history and physical examination helpful? *Arch Phys Med Rehab*. 2000;81:436-441.

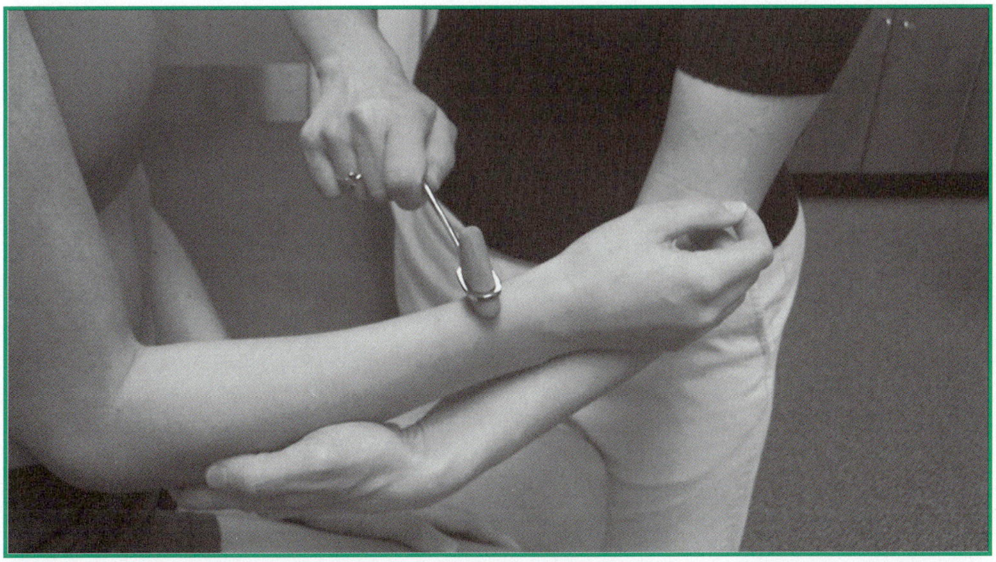

그림 8 - 6

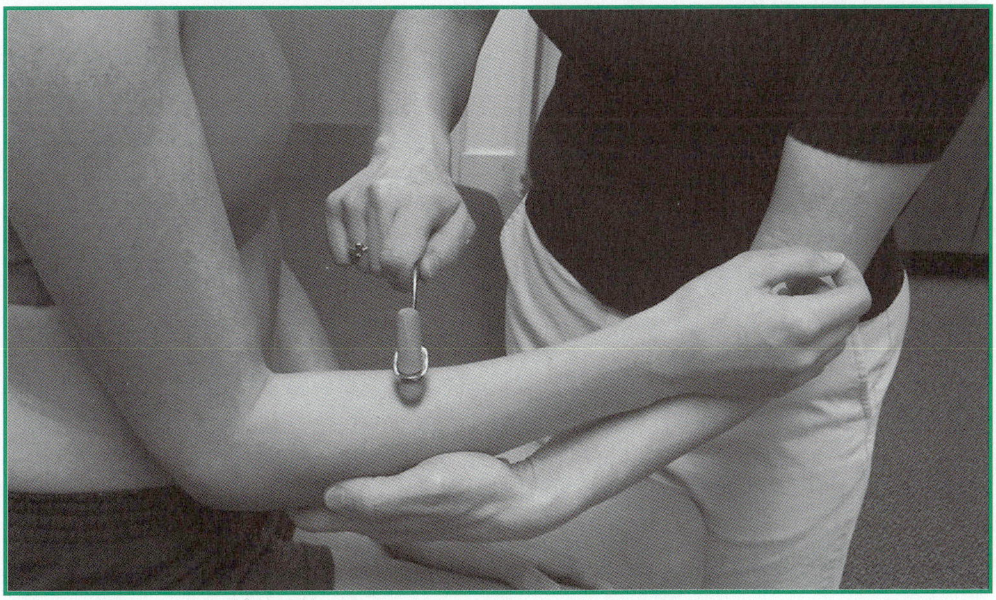

그림 8 - 7

Reese NB. *Muscle and Sensory Testing*. 2nd ed. Philadelphia, PA: W.B. Saunders; 2005.

Starkey C, Ryan JL. *Evaluation of Orthopedic and Athletic Injuries*. 2nd ed. Philadelphia, PA: F.A. Davis; 2002.

Wainner R, Fritz J, Irrgang J, Boninger M, Delito A, Allison S. Reliability and diagnostic accuracy of the clinical examination and patient self-report measures for cervical rediculopathy. Spine. 2003;28:52-62.

위팔세갈래근 반사(C7 신경뿌리) 검사
TRICEPS REFLEX(C7 NERVE ROOT) TESTING

검사 자세(TEST POSITION)

환자는 앉거나 선 자세에서, 어깨관절을 90° 벌림과 안쪽돌림하고, 팔꿈치를 90°로 굽힌한다. 임상가는 검사받는 상지를 지지해 주어야 한다.

동작(ACTION)

임상가는 팔꿈치머리(주두) 근처에 있는 위팔세갈래근힘줄을 때린다(그림 8-8).

양성 소견(POSITIVE FINDING)

정상 반응은 팔꿈치 폄이다. 반사의 등급은 힘줄 반응을 토대로 이루어진다(표 8-1과 표 8-2 참조).

특별한 고려사항(SPECIAL CONSIDERATIONS)

몇몇 학자들은 이 반사를 C6와 C7 척수분절의 검사로 생각하고 있다. 반사는 양측을 비교해야 하는데, 이런 반응의 변화는 임상가가 말초신경손상(단측 결손)과 중추신경 손상(양측 손상)을 구분하는데 도움을 줄 것이다.

특이도(SPECIFICITY)

0.93 - 0.95

민감도(SENSITIVITY)

0.03 - 0.10

양성 우도비(POSITIVE LIKELIHOOD RATIO)

1.05 - 2.0

음성 우도비(NEGATIVE LIKELIHOOD RATIO)

0.95 - 40

참고문헌(REFERENCES)

Lauder TD, dillingham TR, Andary M. Predicting electrodiagnostic outcome in patients with upper limb symptoms: are the history and physical examination helpful? *Arch Phys Med Rehab*. 2000;81:436-441.

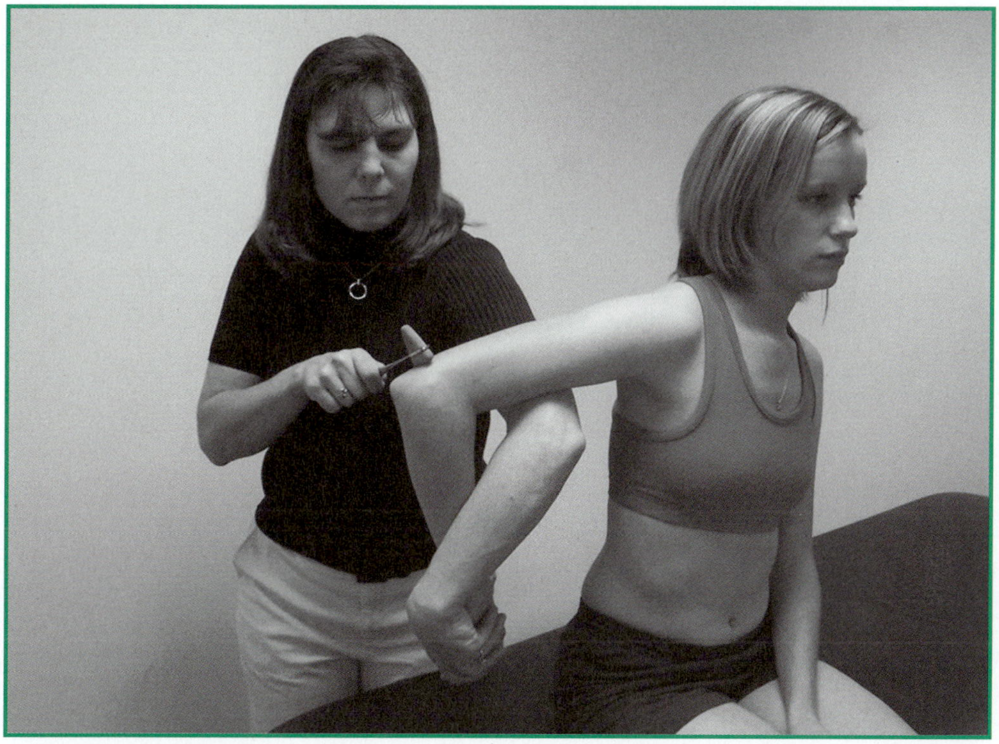

그림 8 - 8

Reese NB. *Muscle and Sensory Testing*. 2nd ed. Philadelphia, PA: W.B. Saunders; 2005.

Starkey C, Ryan JL. *Evaluation of Orthopedic and Athletic Injuries*. 2nd ed. Philadelphia, PA: F.A. Davis; 2002.

Wainner R, Fritz J, Irrgang J, Boninger M, Delito A, Allison S. Reliability and diagnostic accuracy of the clinical examination and patient self-report measures for cervical rediculopathy. Spine. 2003;28:52-62.

제 9 장

목뼈를 위한 특수검사
Special Tests for the Cervical Spine

팔신경얼기(상완신경총) 견인검사
BRACHIAL PLEXUS TRACTION TEST

검사 자세(TEST POSITION)

환자는 앉은 자세를 취한다.

동작(ACTION)

임상가는 한 손을 환자의 머리 측면에 놓고, 다른 손을 어깨 위에 놓는다. 임상가는 목뼈를 검사쪽과 반대되는 방향으로 수동 옆굽힘시키고, 동시에 환자의 어깨를 아랫방향으로 누른다(그림 9-1).

양성 소견(POSITIVE FINDING)

양성 반응은 옆굽힘시킨 방향과 반대되는 상지로 통증과 증상이 퍼져 나간다. 예를 들어, 옆굽힘을 오른쪽으로 시켰다면, 왼쪽 상지에 통증이 나타날 것이다. 이런 현상은 팔신경얼기가 당겨졌음을 의미한다.

특별한 고려사항(SPECIAL CONSIDERATIONS)

목뼈 통증이 옆굽힘한 쪽에서도 나타날 수 있는데, 이런 현상은 파셋의 기능장애나 신경뿌리 압박과 같은 압박 손상을 의미한다. 이 검사는 양쪽 모두에서 수행되어야 한다.

다른 이름(ALTERNATE NAMES)

이 검사는 *"팔신경얼기 신장검사"*로도 알려져 있다.

특이도(SPECIFICITY)

이용할 데이터가 없다.

민감도(SENSITIVITY)

이용할 데이터가 없다.

참고문헌(REFERENCES)

Konin JG, Wiksten DL, Isear JA, Brader H. *Special Tests for Orthopedic Examination*. 3rd ed. thorofare, NJ: SLACK Incorporated; 2005.

Magee DJ. *Orthopedic Physical Assessment*. 4th ed. Philaadelphia, PA: W.B. Saunders; 2002.

Starkey C, Ryan JL. *Evaluation of Orthopedic and Athletic Injuries*. 2nd ed. Philadelphia, PA: F.A. Davis; 2002.

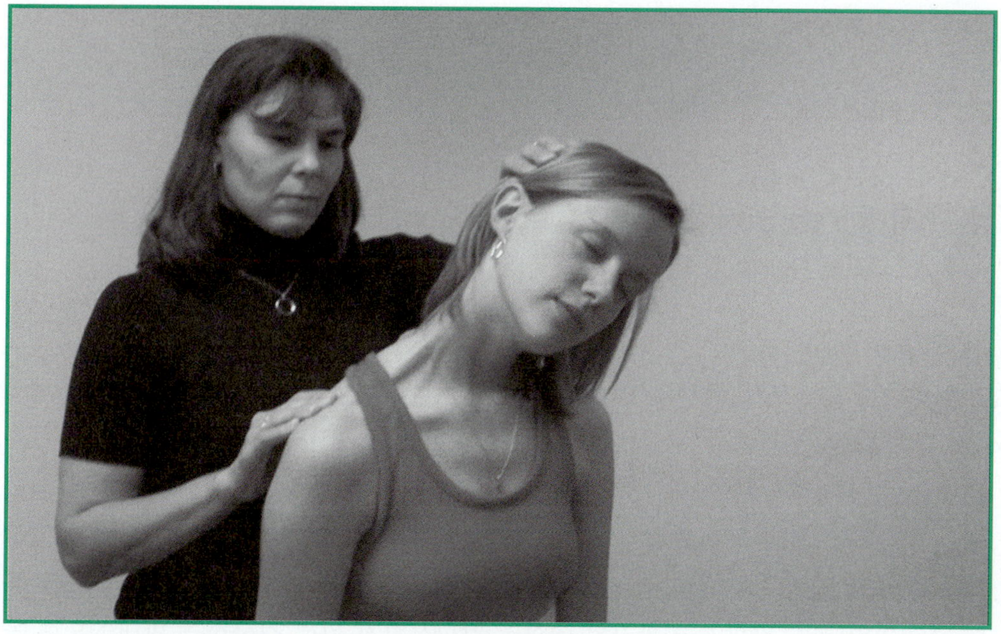

그림 9 - 1

상지 긴장검사(ULTT) 1: 정중신경 문제
UPPER LIMB TENSION TEST (ULTT) 1: MEDIAN NERVE BIAS

검사 자세(TEST POSITION)

환자는 누운 자세를 취한다.

동작(ACTION)

임상가는 수동으로 환자의 어깨를 내림시킨 후, 어깨관절을 110°까지 벌림시킨다. 그런 다음, 아래팔을 완전하게 뒤침하고, 손목을 완전히 편다. 그리고 손가락과 엄지를 완전히 폄시키고, 맨 마지막으로 팔꿈치를 완전히 폄시킨다. 임상가는 어깨, 아래팔, 손목, 손가락 및 팔꿈치 등의 모든 동작이 완성될 때까지 혹은, 환자가 양성 반응을 보일 때까지 한번에 한 개 관절씩 연속적으로 동작을 이루어간다. 만약 반응이 음성이었다면, 임상가는 환자의 증상을 악화시키기 위해 검사하는 반대쪽으로 목뼈를 옆굽힘시킨다(그림 9-2와 그림 9-3).

양성 소견(POSITIVE FINDING)

양성 반응은 상지 쪽으로 환자의 증상이 발생하는 것이고, 이것은 검사쪽의 팔신경얼기 기능장애 혹은 목뼈 척수신경총 기능장애가 있음을 의미한다. 특별히 이 방법은 정중신경에 더 큰 스트레스를 가하는 방법이다.

특별한 고려사항(SPECIAL CONSIDERATIONS)

이 검사를 수행하는 동안에는, 환자의 어깨가 내림되어 있어야 한다. 이 검사는 무수히 많은 가짜 양성소견을 만들어내는데, 그 이유는 상지의 수축성 조직과 비수축성 조직에 긴장이 가해지기 때문이다. 가짜 양성 반응으로는, 어깨의 앞쪽, 팔꿈치오목(cubital fossa), 아래팔의 앞노쪽, 그리고 손의 노쪽 등과 같은 부위에서 깊은 통증과 신장 감각이 나타난다. 이런 증상은 종종 목뼈의 반대측 옆굽힘에 의해 악화되기도 하고, 동측 옆굽힘에 의해 완화되기도 한다.

역사(HISTORICAL NOTES)

이 검사는 1994년 Elvey에 의해 단일 검사로 처음 소개되었다. 그리고 다시 상지의 특정 신경을 평가하기 위해 4가지 검사법으로 분리되었다.

다른 이름(Alternate Names)

이 검사는 *팔신경얼기 긴장검사*, *Elvey의 팔신경얼기 긴장검사*, 혹은 *Elvey 검사*로 알려져 있다.

신뢰도 (Reliability)

95%의 신뢰구간에서 κ 값 = 0.76

특이도 (Specificity)

0.22

민감도 (Sensitivity)

0.44

양성 우도비(Positive Likelihood Ratio)

0.12

음성 우도비(Negative Likelihood Ratio)

0.85

참고문헌 (References)

Burns R. Neural tension in a female varsity volleyball player. *Athletic Therapy Today*. 2004;9(5):49-51.

Coppieters MW, Stapaerts KH, Everaert DG, Staes FF. A qualitative assessment of shoulder girdle elevation during upper limb tension test I. *Mannual Therapy*. 1999;4(1):33-38.

Kleinrensink GJ, Stoeckart R, Mulder PG, et al. Upper limb tension tests as tools in the diagnosis of nerve and plexus lesions: anatomical and biomechanical aspects. *Clinical Biomechanics*. 2000;15(1):9-14.

Magee DJ. *Orthopedic Physical Assessment*. 4th ed. Philadelphia, PA: W.B. saunders; 2002.

Rubinstein SM, Pool JJ, van Tulder MW, Riphagen II, de Vet HC. A systematic review of the diagnostic accuracy of provocative tests of the neck for diagnosing cervical radiculopathy. *European Spine Journal*. 2007;16(3):307-319.

Wainner R, Fritz J, Irrgang J, boninger M, Delitto A, Allison S. Reliability and diagnostic accuracy of the clinical examination and patient self-report measures for cervical radiculopathy. *Spine*. 2003;28(1):52-62.

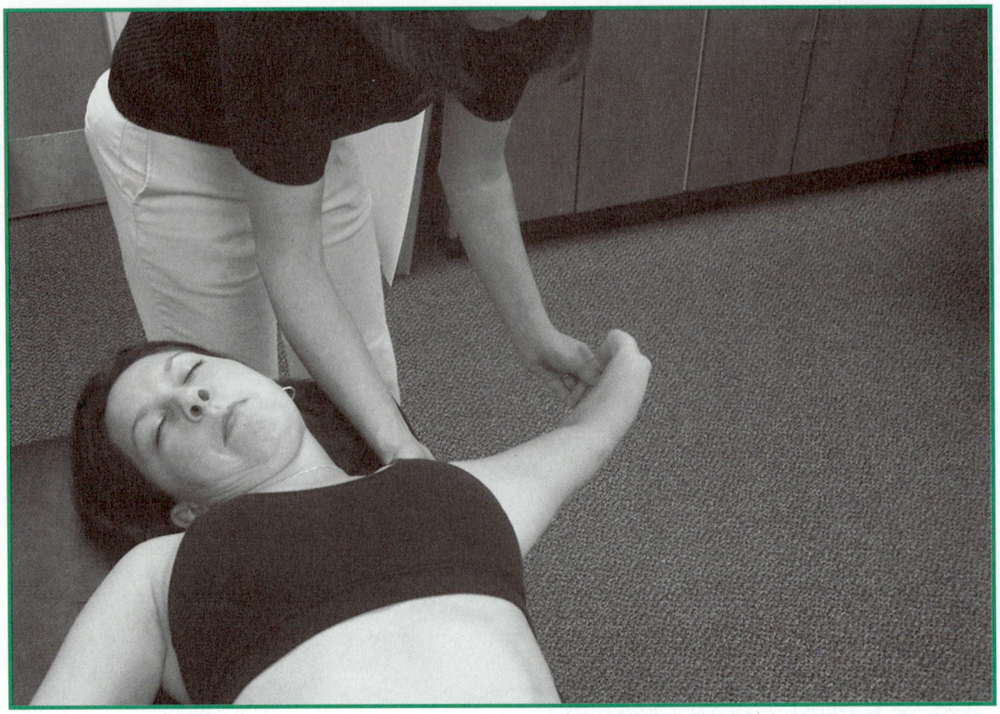

그림 9 - 2

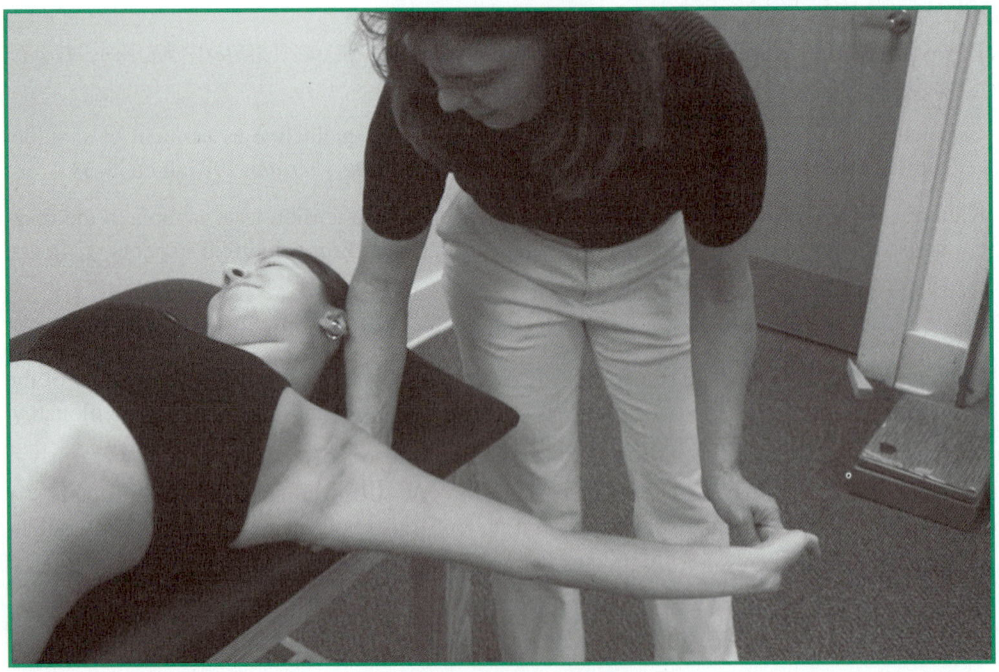

그림 9 - 3

ULTT 2: 정중신경, 근피부신경, 겨드랑이신경의 문제
ULTT2: MEDIAN, MUSCULOCUTANEOUS, AND AXILLARY NERVE BIAS

검사 자세(TEST POSITION)

환자는 누운 자세를 취한다.

동작(ACTION)

임상가는 수동으로 환자의 어깨를 내림시킨 후, 어깨관절을 10°까지 벌림시킨다. 그런 다음, 아래팔을 완전하게 뒤침하고, 손목을 완전히 폄시킨다. 그리고 손가락과 엄지를 완전히 폄시키고, 어깨관절을 가쪽돌림시킨다. 그리고 끝으로 팔꿈치를 완전히 폄시킨다. 임상가는 어깨, 아래팔, 손목, 손가락 및 팔꿈치 등의 모든 동작이 완성될 때까지 혹은, 환자가 양성 반응을 보일 때까지 한번에 한 개 관절씩 연속적으로 동작을 이루어간다. 만약 반응이 음성이었다면, 임상가는 환자의 증상을 악화시키기 위해 검사하는 반대쪽으로 목뼈를 옆굽힘시킨다(그림 9-4).

양성 소견(POSITIVE FINDING)

양성 반응은 상지 쪽으로 환자의 증상이 발생하는 것이고, 이것은 검사쪽의 팔신경얼기 기능장애 혹은 목뼈 척수신경총 기능장애가 있음을 의미한다. 특별히 이 방법은 정중신경, 근피부신경 및 겨드랑이신경에 더 큰 스트레스를 가하는 방법이다.

특별한 고려사항(SPECIAL CONSIDERATIONS)

이 검사를 수행하는 동안에는, 환자의 어깨가 내림되어 있어야 한다. 이 검사는 무수히 많은 가짜 양성소견을 만들어내는데, 그 이유는 상지의 수축성 조직과 비수축성 조직에 긴장이 가해지기 때문이다. 가짜 양성 반응으로는, 어깨의 앞쪽, 팔꿈치오목(cubital fossa), 아래팔의 앞노쪽, 그리고 손의 노쪽 등과 같은 부위에서 깊은 통증과 신장 감각이 나타난다. 이런 증상은 종종 목뼈의 반대측 옆굽힘에 의해 악화되기도 하고, 동측 옆굽힘에 의해 완화되기도 한다.

역사(HISTORICAL NOTES)

이 검사는 1994년 Elvey에 의해 단일 검사로 처음 소개되었다. 그리고 다시 상지의 특정 신경을 평가하기 위해 4가지 검사법으로 분리되었다.

다른 이름(Alternate Names)

이 검사는 *팔신경얼기 긴장검사*, *Elvey의 팔신경얼기 긴장검사*, 혹은 *Elvey 검사*로 알려져 있다.

신뢰도(Reliability)

95%의 신뢰구간에서 κ 값 = 0.83

특이도(Specificity)

이용할 데이터가 없다.

민감도(Sensitivity)

이용할 데이터가 없다.

참고문헌(References)

Burns R. Neural tension in a female varsity volleyball player. *Athletic Therapy Today*. 2004;9(5):49-51.

Kleinrensink GJ, Stoeckart R, Mulder PG, et al. Upper limb tension tests as tools in the diagnosis of nerve and plexus lesions: anatomical and biomechanical aspects. *Clinical Biomechanics*. 2000;15(1):9-14.

Magee DJ. *Orthopedic Physical Assessment*. 4th ed. Philadelphia, PA: W.B. saunders; 2002.

Rubinstein SM, Pool JJ, van Tulder MW, Riphagen II, de Vet HC. A systematic review of the diagnostic accuracy of provocative tests of the neck for diagnosing cervical radiculopathy. *European Spine Journal*. 2007;16(3):307-319.

Wainner R, Fritz J, Irrgang J, boninger M, Delitto A, Allison S. Reliability and diagnostic accuracy of the clinical examination and patient self-report measures for cervical radiculopathy. *Spine*. 2003;28(1):52-62.

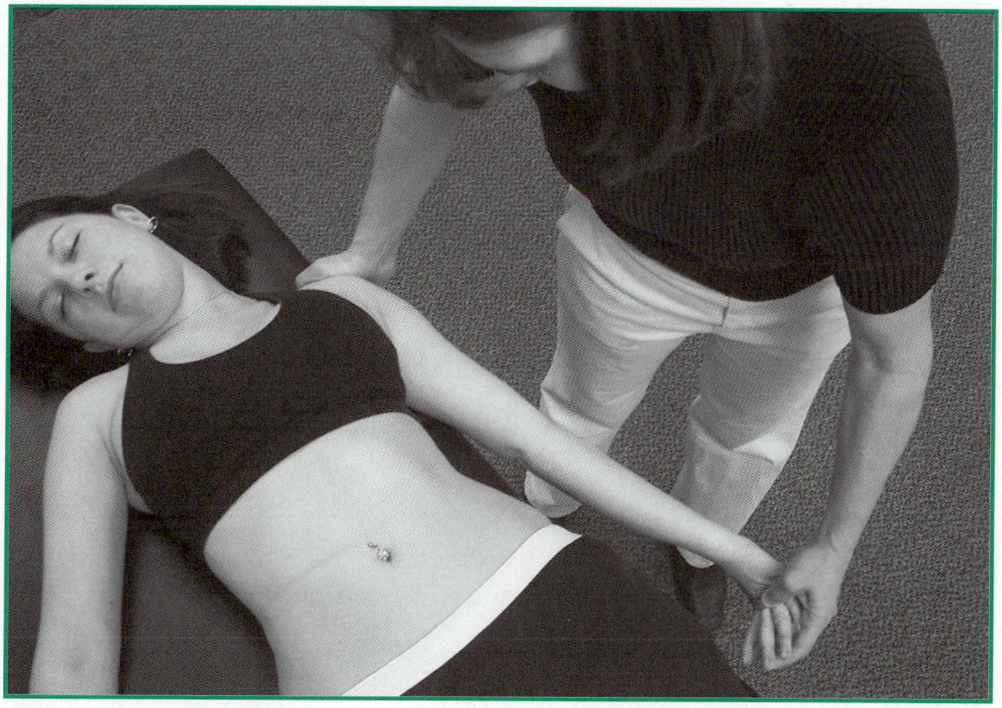

그림 9 - 4

ULTT 3: 노신경(요골신경) 문제
ULTT3: RADIAL NERVE BIAS

검사 자세(TEST POSITION)

환자는 누운 자세를 취한다.

동작(ACTION)

임상가는 수동으로 환자의 어깨를 내림시킨 후, 어깨관절을 110° 까지 벌림시킨다. 그런 다음, 아래팔을 완전하게 엎침하고, 자쪽 편위와 함께 손목을 완전히 굽힘시킨다. 그리고 손가락과 엄지를 완전히 굽힘시키고, 어깨관절을 안쪽돌림시킨다. 그리고 끝으로 팔꿈치를 완전히 폄시킨다. 임상가는 어깨, 아래팔, 손목, 손가락 및 팔꿈치 등의 모든 동작이 완성될 때까지 혹은, 환자가 양성 반응을 보일 때까지 한번에 하나의 관절씩 연속적으로 동작을 이루어간다. 만약 반응이 음성이었다면, 임상가는 환자의 증상을 악화시키기 위해 검사하는 반대쪽으로 목뼈를 옆굽힘시킨다(그림 9−5).

양성 소견(POSITIVE FINDING)

양성 반응은 상지 쪽으로 환자의 증상이 발생하는 것이고, 이것은 검사쪽의 팔신경얼기 기능장애 혹은 목뼈 척수신경총 기능장애가 있음을 의미한다. 특별히 이 방법은 노신경(요골신경)에 더 큰 스트레스를 가하는 방법이다.

특별한 고려사항(SPECIAL CONSIDERATIONS)

이 검사를 수행하는 동안에는, 환자의 어깨가 내림되어 있어야 한다. 이 검사는 무수히 많은 가짜 양성소견을 만들어내는데, 그 이유는 상지의 수축성 조직과 비수축성 조직에 긴장이 가해지기 때문이다. 가짜 양성 반응으로는, 어깨의 앞쪽, 팔꿈치오목(cubital fossa), 아래팔의 앞노쪽, 그리고 손의 노쪽 등과 같은 부위에서 깊은 통증과 신장 감각이 나타난다. 이런 증상은 종종 목뼈의 반대측 옆굽힘에 의해 악화되기도 하고, 동측 옆굽힘에 의해 완화되기도 한다.

역사(HISTORICAL NOTES)

이 검사는 1994년 Elvey에 의해 단일 검사로 처음 소개되었다. 그리고 다시 상지의 특정 신경을 평가하기 위해 4가지 검사법으로 분리되었다.

다른 이름(Alternate Names)

이 검사는 *팔신경얼기 긴장검사*, *Elvey의 팔신경얼기 긴장검사*, 혹은 *Elvey 검사*로 알려져 있다.

특이도(Specificity)

0.33

민감도(Sensitivity)

0.97

양성 우도비(Positive Likelihood Ratio)

0.85

음성 우도비(Negative Likelihood Ratio)

1.1

참고문헌(References)

Burns R. Neural tension in a female varsity volleyball player. *Athletic Therapy Today*. 2004;9(5):49-51.

Kleinrensink GJ, Stoeckart R, Mulder PG, et al. Upper limb tension tests as tools in the diagnosis of nerve and plexus lesions: anatomical and biomechanical aspects. *Clinical Biomechanics*. 2000;15(1):9-14.

Magee DJ. *Orthopedic Physical Assessment*. 4th ed. Philadelphia, PA: W.B. saunders; 2002.

Rubinstein SM, Pool JJ, van Tulder MW, Riphagen II, de Vet HC. A systematic review of the diagnostic accuracy of provocative tests of the neck for diagnosing cervical radiculopathy. *European Spine Journal*. 2007;16(3):307-319.

Wainner R, Fritz J, Irrgang J, boninger M, Delitto A, Allison S. Reliability and diagnostic accuracy of the clinical examination and patient self-report measures for cervical radiculopathy. *Spine*. 2003;28(1):52-62.

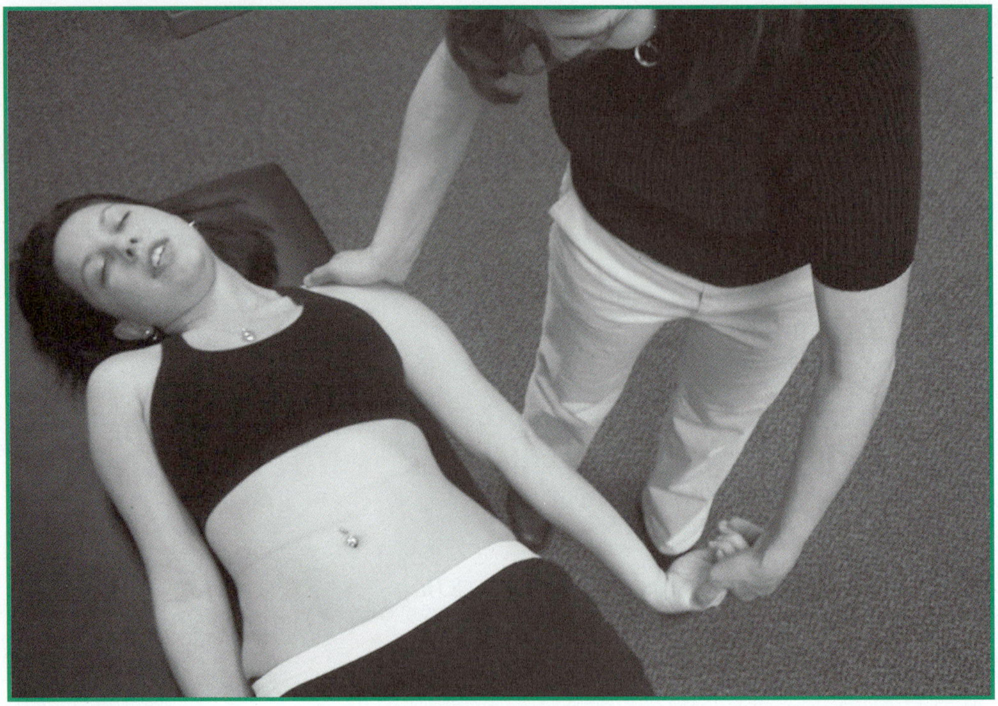

그림 9 - 5

ULTT 4: 자신경(척골신경) 문제
ULTT 4: ULNAR NERVE BIAS

검사 자세(TEST POSITION)

환자는 누운 자세를 취한다.

동작(ACTION)

임상가는 수동으로 환자의 어깨를 내림시킨 후, 어깨관절을 90°까지 벌림시킨다. 그런 다음, 아래팔을 완전하게 뒤침하고, 노쪽 편위와 함께 손목을 완전히 폄시킨다. 그리고 손가락과 엄지를 완전히 폄시키고, 어깨를 가쪽돌림시킨다. 그리고 끝으로 팔꿈치를 완전히 굽힘시킨다. 임상가는 어깨, 아래팔, 손목, 손가락 및 팔꿈치 등의 모든 동작이 완성될 때까지 혹은, 환자가 양성 반응을 보일 때까지 한번에 하나의 관절씩 연속적으로 동작을 이루어간다. 만약 반응이 음성이었다면, 임상가는 환자의 증상을 악화시키기 위해 검사하는 반대쪽으로 목뼈를 옆굽힘시킨다(그림 9-6와 그림 9-7).

양성 소견(POSITIVE FINDING)

양성 반응은 상지 쪽으로 환자의 증상이 발생하는 것이고, 이것은 검사쪽의 팔신경얼기 기능장애 혹은 목뼈 척수신경총 기능장애가 있음을 의미한다. 특별히 이 방법은 자신경(척골신경)에 더 큰 스트레스를 가하는 방법이다.

특별한 고려사항(SPECIAL CONSIDERATIONS)

이 검사를 수행하는 동안에는, 환자의 어깨가 내림되어 있어야 한다. 이 검사는 무수히 많은 가짜 양성소견을 만들어내는데, 그 이유는 상지의 수축성 조직과 비수축성 조직에 긴장이 가해지기 때문이다. 가짜 양성 반응으로는, 어깨의 앞쪽, 팔꿈치오목(cubital fossa), 아래팔의 노쪽, 그리고 손의 노쪽 등과 같은 부위에서 깊은 통증과 신장 감각이 나타난다. 이런 증상은 종종 목뼈의 반대측 옆굽힘에 의해 악화되기도 하고, 동측 옆굽힘에 의해 완화되기도 한다.

역사(HISTORICAL NOTES)

이 검사는 1994년 Elvey에 의해 단일 검사로 처음 소개되었다. 그리고 다시 상지의 특정 신경을 평가하기 위해 4가지 검사법으로 분리되었다.

다른 이름(Alternate Names)

이 검사는 *팔신경얼기 긴장검사*, *Elvey의 팔신경얼기 긴장검사*, 혹은 *Elvey 검사*로 알려져 있다.

특이도(Specificity)

이용할 데이터가 없다.

민감도(Sensitivity)

이용할 데이터가 없다.

참고문헌(References)

Burns R. Neural tension in a female varsity volleyball player. *Athletic Therapy Today*. 2004;9(5):49-51.

Kleinrensink GJ, Stoeckart R, Mulder PG, et al. Upper limb tension tests as tools in the diagnosis of nerve and plexus lesions: anatomical and biomechanical aspects. *Clinical Biomechanics*. 2000;15(1):9-14.

Magee DJ. *Orthopedic Physical Assessment*. 4th ed. Philadelphia, PA: W.B. saunders; 2002.

Rubinstein SM, Pool JJ, van Tulder MW, Riphagen II, de Vet HC. A systematic review of the diagnostic accuracy of provocative tests of the neck for diagnosing cervical radiculopathy. *European Spine Journal*. 2007;16(3):307-319.

Wainner R, Fritz J, Irrgang J, boninger M, Delitto A, Allison S. Reliability and diagnostic accuracy of the clinical examination and patient self-report measures for cervical radiculopathy. *Spine*. 2003;28(1):52-62.

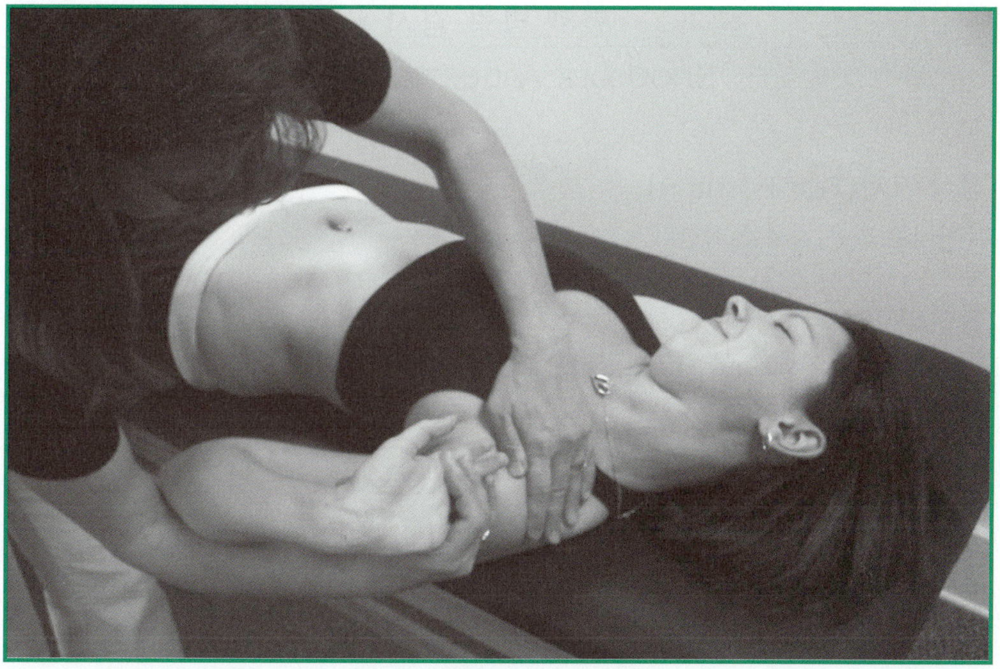

그림 9 - 6

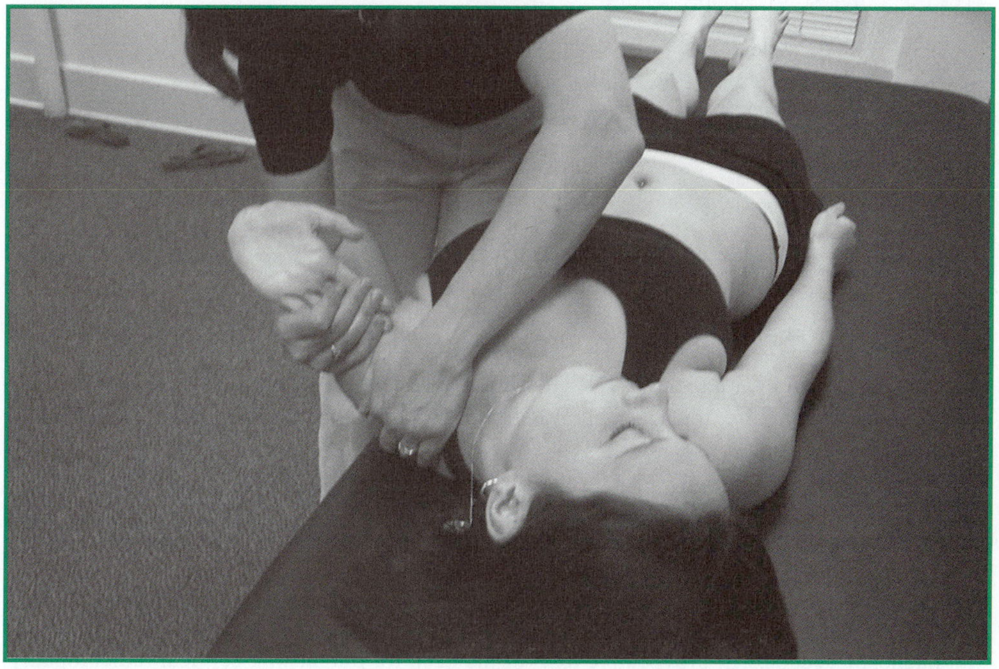

그림 9 - 7

어깨 벌림 검사
SHOULDER ABDUCTION TEST

검사 자세(TEST POSITION)

환자는 앉은 자세를 취한다.

동작(ACTION)

임상가는 환자에게 어깨를 벌림하여 자신의 머리 위에 손을 얹어 놓도록 지시한다(그림 9-8).

양성 소견(POSITIVE FINDING)

양성 검사는 목뼈 통증이 감소하거나 상지 증상이 감소하는 것으로, 이것은 척추뼈사이원반 탈출증이나 신경뿌리 압박을 의미한다. 통증의 감소는 침범된 신경뿌리에 가해지는 긴장이 감소됨으로써 일어난다고 볼 수 있다.

특별한 고려사항(SPECIAL CONSIDERATIONS)

이 검사는 좌우 양쪽 모두에서 수행되어야 한다. 환자는 자신의 통증을 완화하기 위해 자발적으로 이 자세를 취하곤 한다.

다른 이름(ALTERNATE NAMES)

이 검사는 *이완 검사(relief test)*로도 알려져 있다.

신뢰도(RELIABILITY)

95% 신뢰구간에서 κ 값은 0.20 - 0.40이다.

참고문헌(REFERENCES)

Davidson RI, Dunn EJ, Metzmaker JN. The shoulder abduction test in the diagnosis of radicular pain in cervical extradural compressive monoradiculopathies. *Spine*. 1981;6(5):441-446.

Magee DJ. *Orthopedic Physical Assessment*. 4th ed. Philadelphia, PA: W.B. Saunders; 2002.

Malanga GA, Landes P, Nadler SF. Provocative tests in cervical spine examination: historical basis and scientific analyses. *Pain Physician*. 2003;6(2):199-205.

Rubinstein SM, Pool JJ, van Tulder MW, Riphagen II, de Vet HC. A systematic review of the diagnostic accuracy of provocative tests of the neck for diagnosing cervical radiculopathy. *European Spine Journal*. 2007;16(3):307-319.

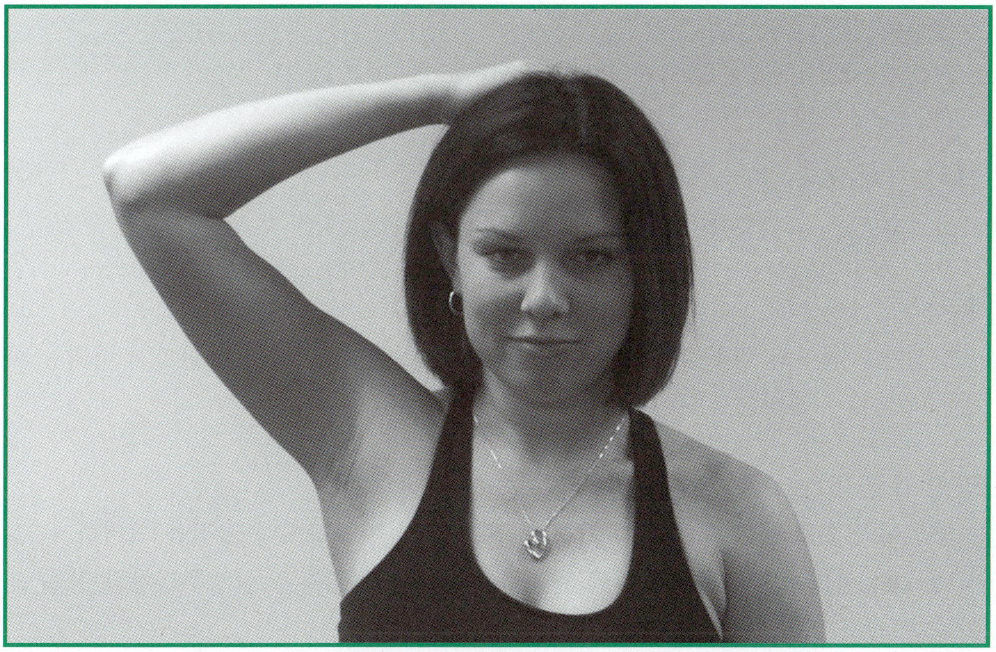

그림 9 - 8

Viikari-Juntura E. Interexaminer reliability of observations in physical examinations of the neck. *Physical Therapy*. 1987;67:1526-1532.

Viikari-Juntura E, Porras M, Laasonen EM. Validity of clinical tests in the diagnosis of root compression in cervical dics disease. *Spine*. 1989;14(3):253-257.

Wainner R, Fritz, Irrgang J, Boninger M, Delitto A, Allison, S. Reliability and diagnostic accuracy of the clinical examination and patient self-report measures for cervical radiculopathy. *Spine*. 2003;28:52-62.

목뼈 압박검사
CERVICAL COMPRESSION TEST

검사 자세(TEST POSITION)

환자는 앉은 자세를 취한다.

동작(ACTION)

임상가는 환자의 머리 위에 양 손의 손바닥을 놓는다. 임상가는 환자의 머리를 아래 방향으로 누른다(그림 9-9).

양성 소견(POSITIVE FINDING)

양성 소견으로 목뼈 통증이 증가하는 것은 파셋 기능장애나 골절을 의미하고, 상지 통증의 증가는 척추뼈사이원반 탈출증, 척추협착증, 혹은 신경뿌리압박 등을 의미한다.

특별한 고려사항(SPECIAL CONSIDERATIONS)

척추동맥 검사는 목뼈 압박검사를 하기 전에 수행되어야 한다. 척추협착증, 골다공증, 골관절염 및 류마티스관절염 등의 환자이나 의심스러운 환자에게 이 검사를 수행할 때는 특히 주의를 요해야 한다.

신뢰도(RELIABILITY)

95% 신뢰구간에서 κ 값은 0.34 - 0.44이고, 이 값은 환자 병력을 임상가가 얼마나 알고 있는가에 좌우된다.

참고문헌(REFERENCES)

Bertilson B, Grunnesjo M, Strender L. Reliability of clinical tests in the assessment of patients with neck and shoulder problems. *Spine;* 2003;28:222-2231.

Konin JG, Wiksten DL, Isear JA, Brader, H. *Special Tests for Orthopedic Examination*. 3rd ed. Thorofare, NJ: SLACK Incorporated; 2006.

Magee DJ. *Orthopedic Physical Assessment*. 4th ed. Philadelphia, PA: W.B. Saunders; 2002.

Starkey C, Ryan JL. *Evaluation of Orthopedic and Athletic Injuries*. 2nd ed. Philadelphia, PA: F.A. Davis; 2002.

Viikari-Juntura E, Porras M, Laasonen EM. Validity of clinical tests in the diagnosis of root compression in cervical disc disease. *Spine*. 1989;14(3):253-257.

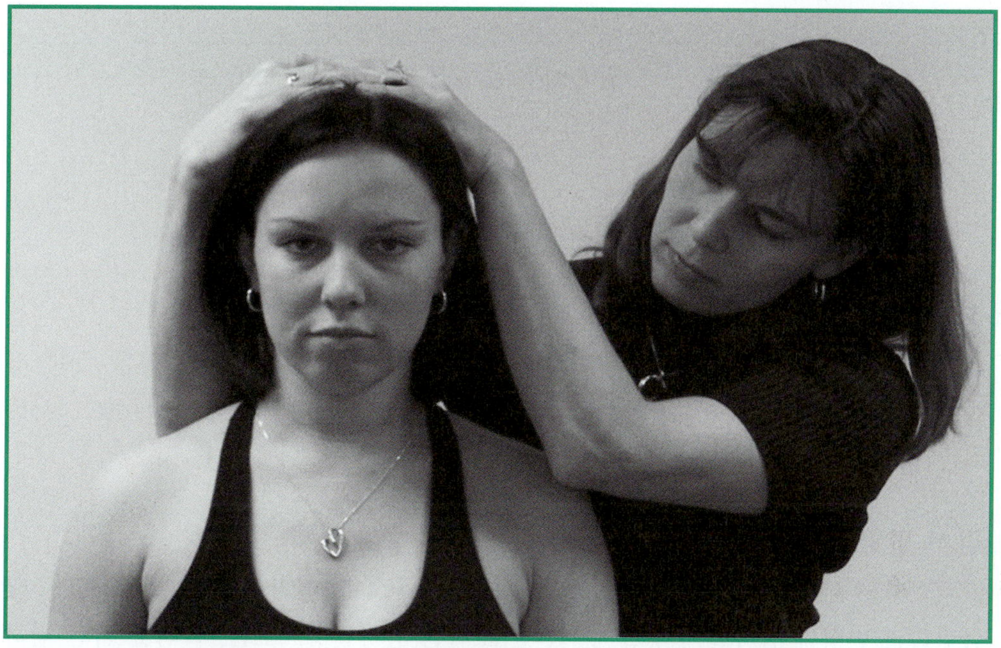

그림 9-9

SPURPLING 검사
SPURLING'S TEST

검사 자세(TEST POSITION)

환자는 목뼈를 중립위로 하고 앉은 자세를 취한다.

동작(ACTION)

임상가는 환자의 머리 위에 양 손의 손바닥을 놓는다. 환자가 옆굽힘하는 동안, 임상가는 환자의 머리를 아랫방향으로 누른다. 그리고 반대쪽도 같은 방법으로 검사한다(그림 9–9).

검사 변형

임상가는 환자의 머리를 아랫방향으로 누르는 동시에, 환자의 머리를 수동으로 옆굽힘하는 변형된 검사를 수행할 수 있다. 또다른 검사변형으로는, 목뼈를 약간 펌하고 옆굽힘한 상태에서 아랫방향으로 머리를 누르는 방법이다(그림 9–11).

양성 소견(POSITIVE FINDING)

양성 소견은 옆굽힘한 쪽의 상지에서 통증이 나타나는 것으로, 이것은 옆굽힘한 쪽의 척추사이구멍(추간공) 협착이나 신경뿌리 압박이 있음을 의미한다. 상지에는 증상은 없고 목뼈에만 통증이 있으면, 파셋 기능장애나 골절을 의심할 수 있다.

특별한 고려사항(SPECIAL CONSIDERATIONS)

이 검사는 좌우 양쪽 모두에서 수행되어야 한다. 척추동맥 검사는 목뼈 압박검사를 하기 전에 수행되어야 한다. 척추협착증, 골다공증, 골관절염 및 류마티스관절염 등의 환자이나 의심스러운 환자에게 이 검사를 수행할 때는 특히 주의를 요해야 한다.

역사(HISTORICAL NOTES)

이 검사는 1930년대 신경외과의사인 Roy Glenwood Spurling에 의해 소개되었다.

다른 이름(ALTERNATE NAMES)

이 검사의 다른 이름은 *Spurpling's Maneuver*와 *Spurpling's Sign*이다.

신뢰도 (Reliability)

95% 신뢰구간에서 κ 값은 0.28 - 0.62이다.

참고문헌 (References)

Bertilson B, Grunnesjo M, Strender L. Reliability of clinical tests in the assessment of patients with neck and shoulder problems. *Spine;* 2003;28:222-2231.

Konin JG, Wiksten DL, Isear JA, Brader, H. *Special Tests for Orthopedic Examination*. 3rd ed. Thorofare, NJ: SLACK Incorporated; 2006.

Magee DJ. *Orthopedic Physical Assessment*. 4th ed. Philadelphia, PA: W.B. Saunders; 2002.

Malanga GA, Landes P, Nadler SF. Provocative tests in cervical spine examination: historical basis and scientific analyses. *Pain Physician*. 2003;6(2):199-205.

Rubinstein SM, Pool JJ, van Tulder MW, Riphagen II, de Vet HC. A systematic review of the diagnostic accuracy of provocative tests of the neck for diagnosing cervical radiculopathy. *European Spine Journal*. 2007;16(3):307-319.

Shah KC, Rajshekhar V. Reliability of diagnosis of soft cervical disc prolapse using spurling's test. *British Jounal of Neurosurgery*. 2004; 18(5):480-483.

Starkey C, Ryan JL. *Evaluation of Orthopedic and Athletic Injuries*. 2nd ed. Philadelphia, PA: F.A. Davis; 2002.

Tong HC, Haig AJ, Yamakawa K. The Spurling test and cervical radiculopathy. *Spine*. 2002;27(2):156-159.

Wainner R, Fritz J, Irrgang J, Boninger M, Delitto A, Allison S. Reliability and diagnostic accuracy of the clinical examination and patient self-report measures for cervical radiculopathy. *Spine*. 2003;28:52-62.

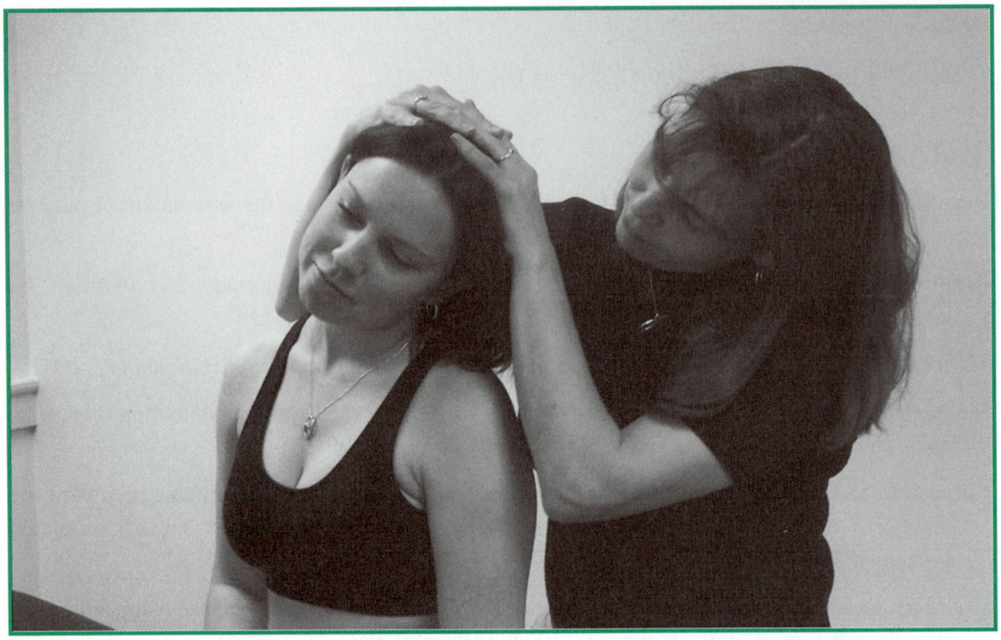

그림 9 - 10

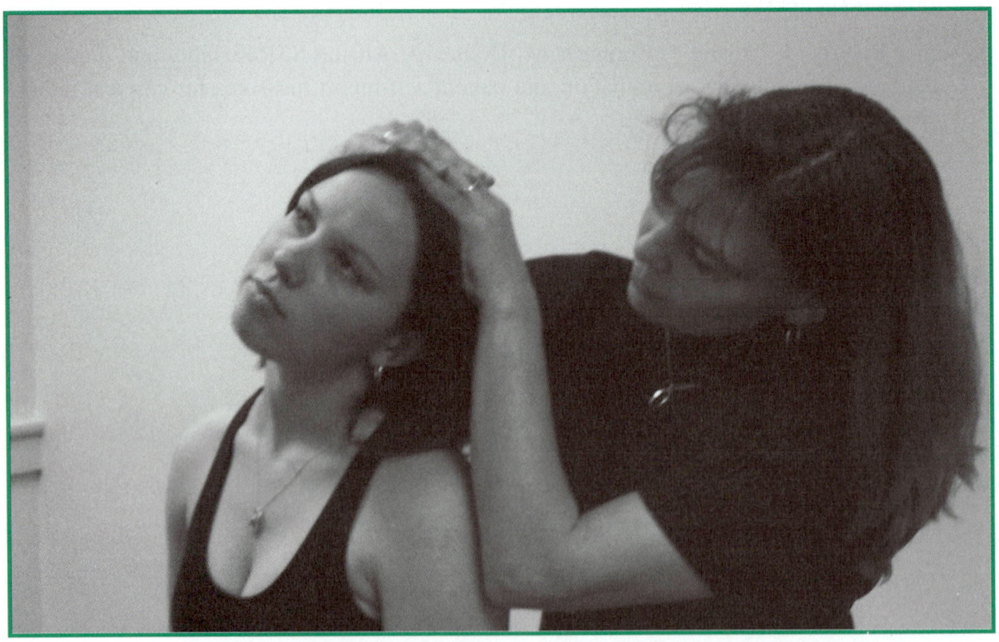

그림 9 - 11

목뼈 견인(Cervical Distraction) 검사
Cervical Distraction Test

검사 자세(Test Position)

환자는 목뼈를 중립위로 하고 앉은 자세를 취한다.

동작(Action)

임상가는 환자에게 이완하도록 지시하고, 머리에 견인력을 적용하여 목을 당긴다(그림 9-2와 그림 9-13).

양성 소견(Positive Finding)

양성 소견은 통증의 감소가 일어나는 것으로, 신경뿌리 압박이나 파셋 기능장애가 있음을 의미한다.

특별한 고려사항(Special Considerations)

목뼈의 불안정이 있을 때, 이 검사를 절대로 적용해서는 안된다. 이 검사를 수행할 때 발생할 수 있는 두 번째 소견은 목뼈의 통증 증가인데, 이것은 목뼈 가시돌기의 골절이나 목뼈 인대 염좌가 있음을 의미한다.

다른 이름(Alternate Names)

이 검사의 또다른 이름은 *척추공간 견인검사(Foraminal Distraction test)*이다.

신뢰도(Reliability)

95% 신뢰구간에서 κ 값은 0.41 - 0.88이다.

참고문헌(References)

Bertilson B, Grunnesjo M, Strender L. Reliability of clinical tests in the assessment of patients with neck and shoulder problems. *Spine;* 2003;28:222-2231.

Konin JG, Wiksten DL, Isear JA, Brader, H. *Special Tests for Orthopedic Examination*. 3rd ed. Thorofare, NJ: SLACK Incorporated; 2006.

Magee DJ. *Orthopedic Physical Assessment*. 4th ed. Philadelphia, PA: W.B. Saunders; 2002.

Malanga GA, Landes P, Nadler SF. Provocative tests in cervical spine examination: historical basis and scientific analyses. *Pain Physician*. 2003;6(2):199-205.

Rubinstein SM, Pool JJ, van Tulder MW, Riphagen II, de Vet HC. A systematic review of the diagnostic accuracy of provocative tests of the neck for diagnosing cervical radiculopathy. *European Spine Journal*. 2007;16(3):307-319.

Starkey C, Ryan JL. *Evaluation of Orthopedic and Athletic Injuries*. 2nd ed. Philadelphia, PA: F.A. Davis; 2002.

Viikari-Juntura E. Interexaminer reliability of observations in physical examinations of the neck. *Physical Therapy*. 1987;67:1526-1532.

Viikari-Juntura E, Porras M, Laasonen EM. Validity of clinical tests in the diagnosis of root compression in cervical disc disease. *Spine*. 1989;14(3):253-257.

Wainner R, Fritz J, Irrgang J, Boninger M, Delitto A, Allison S. Reliability and diagnostic accuracy of the clinical examination and patient self-report measures for cervical radiculopathy. *Spine*. 2003;28:52-62.

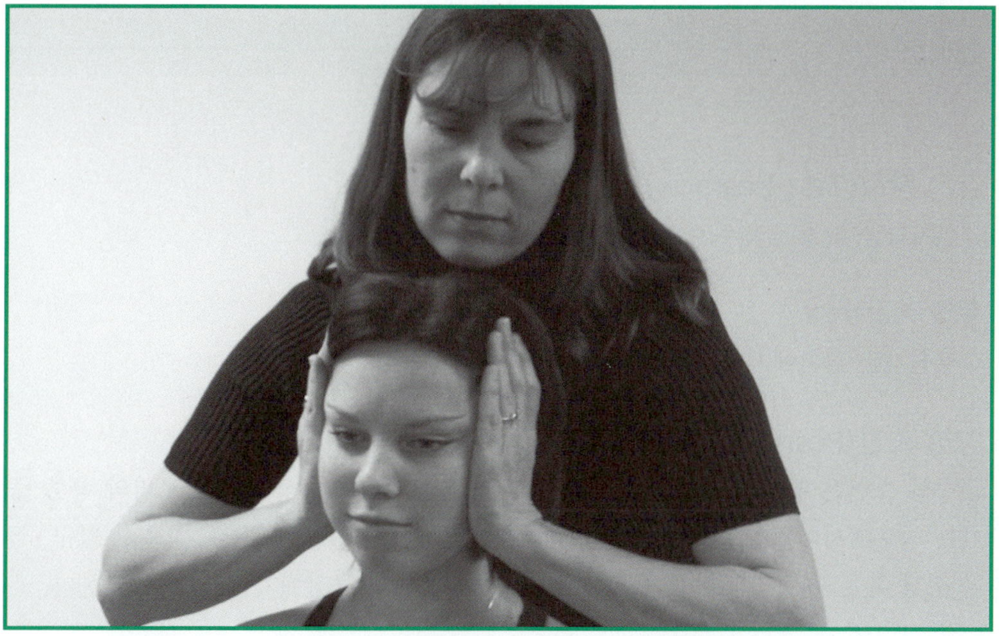

그림 9 - 12

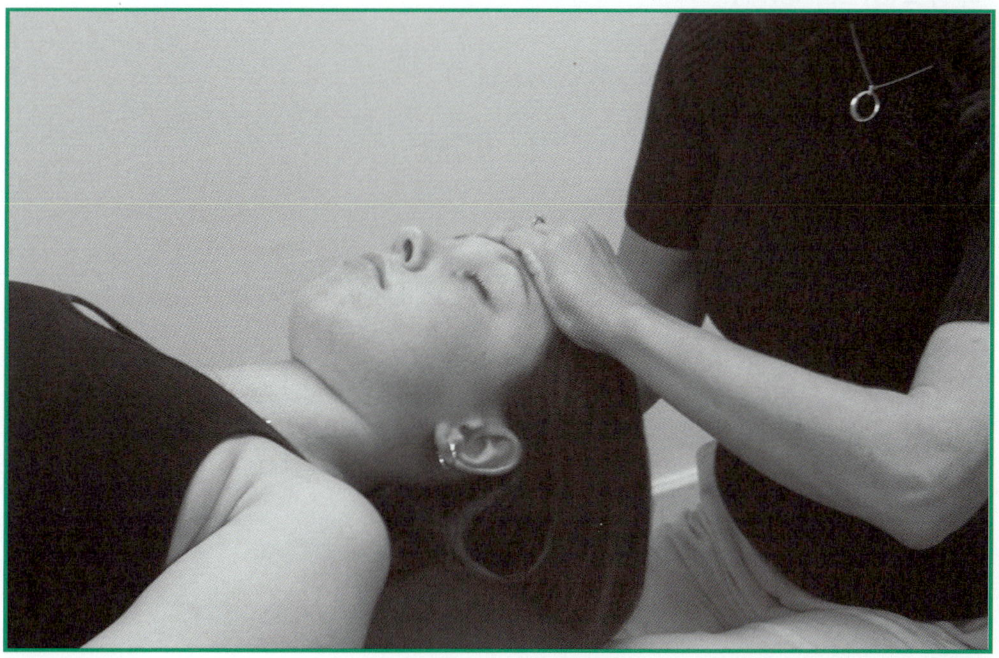

그림 9 - 13

삼키기 검사
SWALLOWING TEST

검사 자세(TEST POSITION)

환자는 목뼈를 중립위로 하고 앉은 자세를 취한다.

동작(ACTION)

임상가는 환자에게 삼키도록 지시한다.

양성 소견(POSITIVE FINDING)

양성 소견은 통증의 증가나 삼키기의 어려움이 있다. 양성 반응으로써의 통증 증가는 척추뼈사이원반 탈출증을 의미하고, 삼키기의 어려움은 종양, 척추뼈 탈구, 골극 형성 혹은 연부조직 부종 등과 같은 목뼈 앞쪽의 기능장애가 있음을 의미한다.

특별한 고려사항(SPECIAL CONSIDERATIONS)

목뼈를 폄한 자세에서 삼키기 동작을 했을 때, 가짜 양성 소견이 나타날 수 있다.

특이도(SPECIFICITY)

이용할 데이터가 없다.

민감도(SENSITIVITY)

이용할 데이터가 없다.

참고문헌(REFERENCES)

Magee DJ. *Orthopedic Physical Assessment*. 4th ed. Philadelphia, PA: W.B. Saunders; 2002.

TINEL 징후
TINEL'S SIGN

검사 자세(TEST POSITION)
환자는 앉은 자세를 취한다.

동작(ACTION)
임상가는 빗장뼈 위쪽으로 약 2cm 떨어져 있는 C6의 가로돌기(횡돌기) 앞쪽의 목뼈를 부드럽게 두드린다(그림 9–14).

양성 소견(POSITIVE FINDING)
양성 소견은 동측 상지에 통증 증가나 감각 변화가 나타난다. 이런 양성 검사는 팔신경얼기 병변을 의미한다.

특별한 고려사항(SPECIAL CONSIDERATIONS)
이 검사는 좌우 양쪽 모두에서 수행되어야 한다. 검사가 이루어지는 이 지점의 해부학적 부위는 "Erb point"로 알려져 있고, 팔신경얼기의 근위부가 가장 표층으로 지나가는 영역이다. Tinel 검사는 신경학적 기능장애를 평가하기 위해 상지와 하지에서도 수행될 수 있다. 여기에 대한 내용은 나중에 설명하겠다.

역사(HISTORICAL NOTES)
이 검사는 1915년에 손상 이후의 신경재생 과정을 설명한 Jules Tinel의 이름에서 유래되었고, 신경 압박 검사이다. 그러나 실제로는, 1915년에 Paul Hoffmann이 수근관증후군을 대상으로 정중신경을 평가하는 두드림 검사(tapping test)를 처음 소개했다.

다른 이름(ALTERNATE NAMES)
이 검사는 *Hoffmann-Tinel 징후, Tinel-Hoffmann 징후, Tinel 징후*로 알려져 있다.

특이도(SPECIFICITY)
0.83

민감도(SENSITIVITY)
0.69

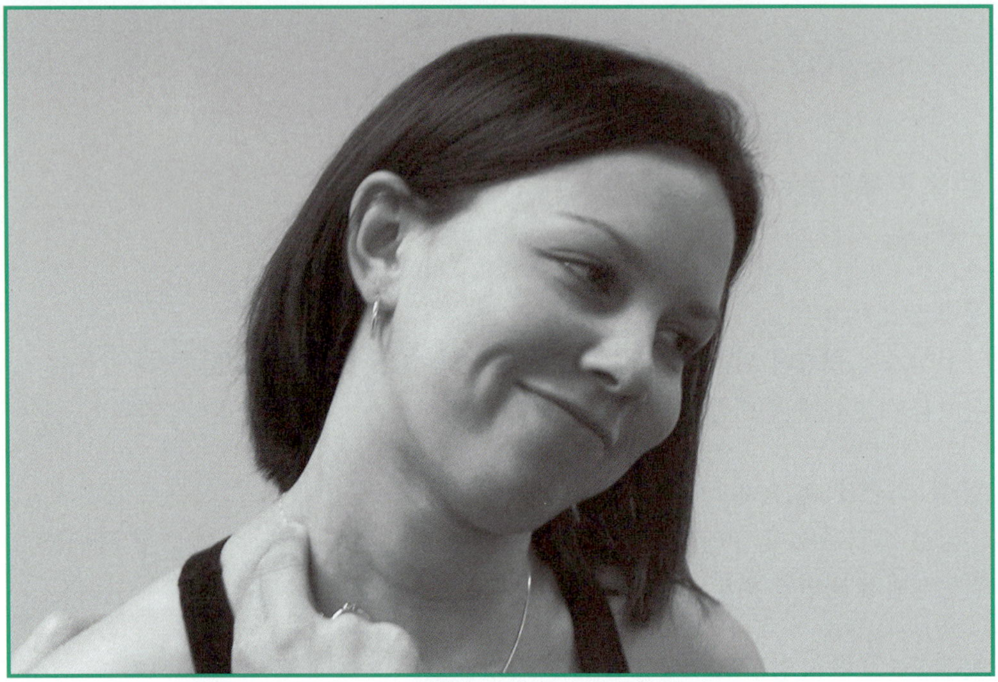

그림 9 - 14

양성 우도비(Positive Likelihood Ratio)

4.06

음성 우도비(Negative Likelihood Ratio)

0.37

참고문헌(References)

Konin JG, Wiksten DL, Isear JA, Brader, H. *Special Tests for Orthopedic Examination*. 3rd ed. Thorofare, NJ: SLACK Incorporated; 2006.

Magee DJ. *Orthopedic Physical Assessment*. 4th ed. Philadelphia, PA: W.B. Saunders; 2002.

Starkey C, Ryan JL. *Evaluation of Orthopedic and Athletic Injuries*. 2nd ed. Philadelphia, PA: F.A. Davis; 2002.

Uchihara T, Furukawa T, Tsukagoshi H. compression of brachial plexus as a diagnostic test of cervical cord lesion. *Spine*. 1994;19:2170-2173.

VALSAVA 현상
VALSALVA'S MANEUVER

검사 자세(TEST POSITION)

환자는 앉은 자세를 취한다.

동작(ACTION)

임상가는 환자에게 심호흡을 하도록 지시한다. 그런 다음, 주먹을 입 앞에 갖다 대고 이를 강하게 불어보도록 지시한다(그림 9-15). 또다른 방법으로는, 마치 들어마신 공기가 창자(내장)를 움직일 수 있을 만큼 환자에게 심호흡하도록 한 후, 그대로 멈추도록 지시한다.

양성 소견(POSITIVE FINDING)

양성 소견은 목뼈의 통증 증가나 혹은 말초신경 증상(통증, 둔감, 저림)의 증가가 일어나는 경우로, 이 소견은 척추뼈사이원반 탈출, 종양 혹은 골극형성 등과 같은 공간점유성 병변이 있음을 의미한다.

특별한 고려사항(SPECIAL CONSIDERATIONS)

양성 Valsava 현상은 수막공간압(intrathecal pressure)을 증가시키고, 이는 다시 어지러움이나 의식상실을 일으킨다. 그러므로 임상가들은 검사를 수행할 때, 필요한 중재를 준비할 수 있도록 항상 환자 곁에 있어야 한다.

역사(HISTORICAL NOTES)

이 절차는 17세기 때 이 검사를 처음 설명한 Antonio Maria Valsava의 이름에서 유래되었다. 처음에는 이 검사가 귀인두관의 개방성을 평가하기 위해 사용되었다.

다른 이름(ALTERNATE NAMES)

이 검사의 다른 이름은 *Valsava test*이다.

특이도(SPECIFICITY)

이용할 데이터가 없다.

민감도(SENSITIVITY)

이용할 데이터가 없다.

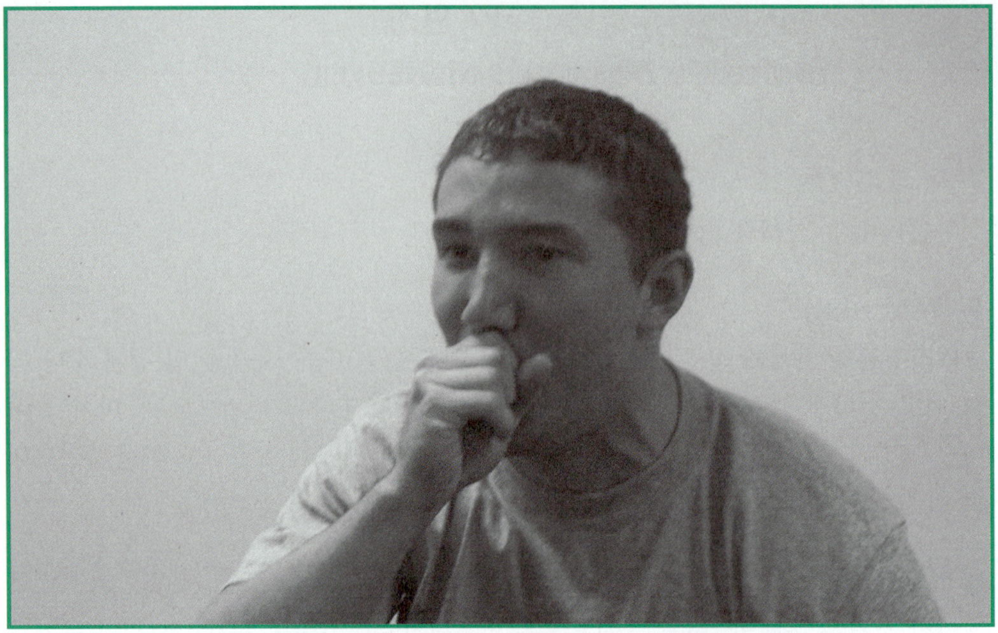

그림 9 - 15

참고문헌(REFERENCES)

Konin JG, Wiksten DL, Isear JA, Brader, H. *Special Tests for Orthopedic Examination*. 3rd ed. Thorofare, NJ: SLACK Incorporated; 2006.

Rubinstein SM, Pool JJ, van Tulder MW, Riphagen II, de Vet HC. A systematic review of the diagnostic accuracy of provocative tests of the neck for diagnosing cervical radiculopathy. *European Spine Journal*. 2007;16(3):307-319.

Starkey C, Ryan JL. *Evaluation of Orthopedic and Athletic Injuries*. 2nd ed. Philadelphia, PA: F.A. Davis; 2002.

단원

3

등뼈
Thoracic Spine

제 10 장

피절 검사
Dermatome Testing

다음 도표는 척수등의 피절에 대한 검사 위치를 간략하게 설명하고 있다(표 10-1). 보편적으로 피절검사는 원하는 부위에 가벼운 접촉 감각을 검사함으로써 이루어진다. 검사는 항상 양측으로 이루어져 좌우를 비교한다. 다른 감각검사로는, 날카롭고 무딘 감각, 2점 식별감각 및 온도감각이 있다. 이들 검사절차는 6장에서 자세히 다루어졌다.

피절검사에서 나타나는 가장 보편적인 양성 소견은 감각의 소실이나 감소인데, 이것은 척수신경뿌리의 손상을 의미한다. 그러나 감각과민과 같은, 감각의 증가도 양성 소견이 될 수 있다. 감각과민은 여러 형태로 나타날 수 있다. 통증에 이를 만큼 극심한 감각과민은 통각과민(hyperpathia)이라 부른다. 그리고 피절이나 말초신경 분포영역 전반에 걸쳐 나타나는 "전기충격과 같은 감각"을 신경통(neuralgia)이라 부르고, 한편 외부 자극이 없는데도, 피절이나 말초신경 분포영역에서 나타나는 "화끈거리는 느낌", "둔한 느낌", 그리고 "저리는 듯 한 느낌" 등을 감각이상(paresthesis)이라 한다.

참고문헌(REFERENCES)

Hoppenfeld S. *Orthopaedic Neurology*. Baltimore, MD: Lippincott-Raven; 1997.

Hoppenfeld S. *Physical Examination of the Spine and Extremities*. East Norwalk, CT: Appleton-Century-Crofts; 1976.

Magee DJ. *Orthopedic Physical Assessment*. 4th ed. Philadelphia, PA: W. B. Saunders; 2002.

Meadows JTS. *Orthopedic Differential Diagnosis in Physical Therapy*. New York: McGraw-Hill; 1999.

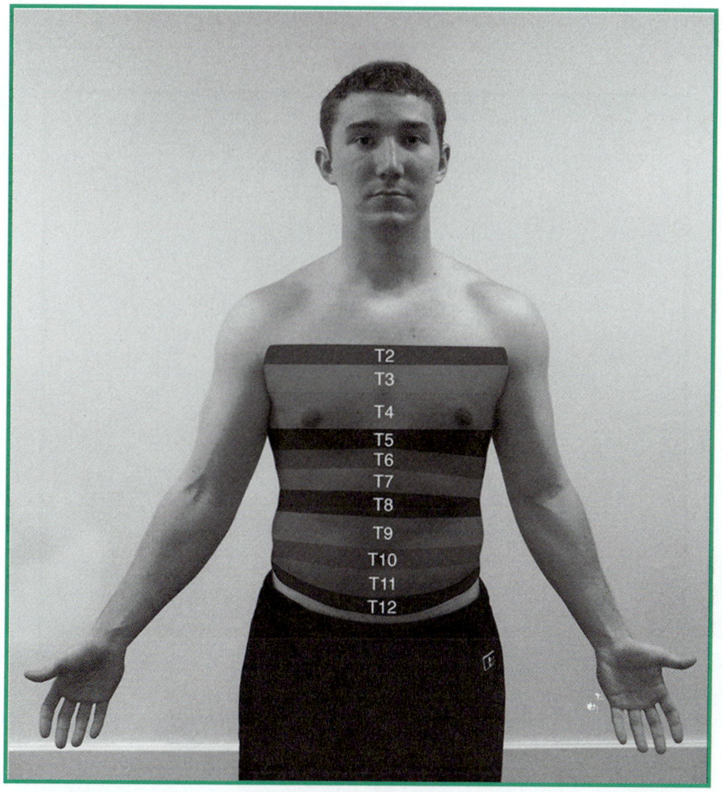

그림 10 - 1

표 10-1

척수등(흉수) 피절

신경뿌리(nerve root)	*피절*
T1	위팔의 안쪽에서 겨드랑이 까지
T2	겨드랑이
T4	젖꼭지 선
T7	칼돌기, 갈비뼈 가장자리
T10	배꼽
T12	위앞엉덩뼈가시(ASIS)

피절 위치들(그림 10−2에서 그림 10−6까지).

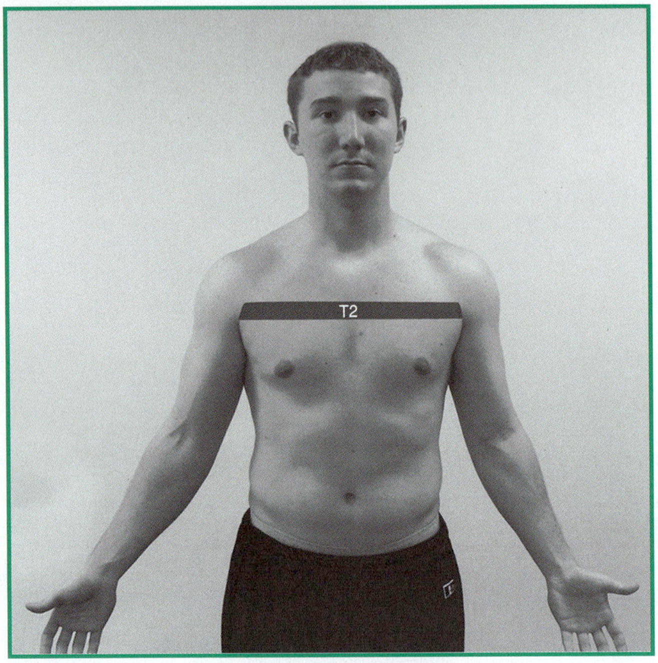

그림 10 - 2

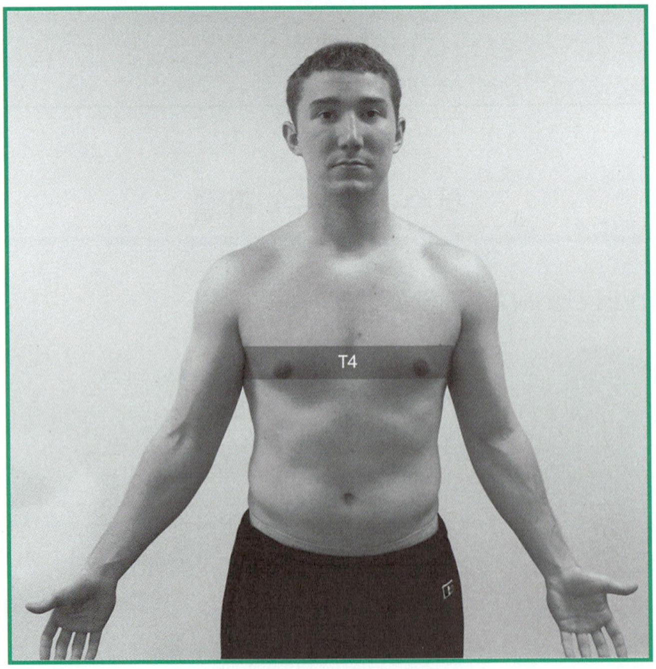

그림 10 - 3

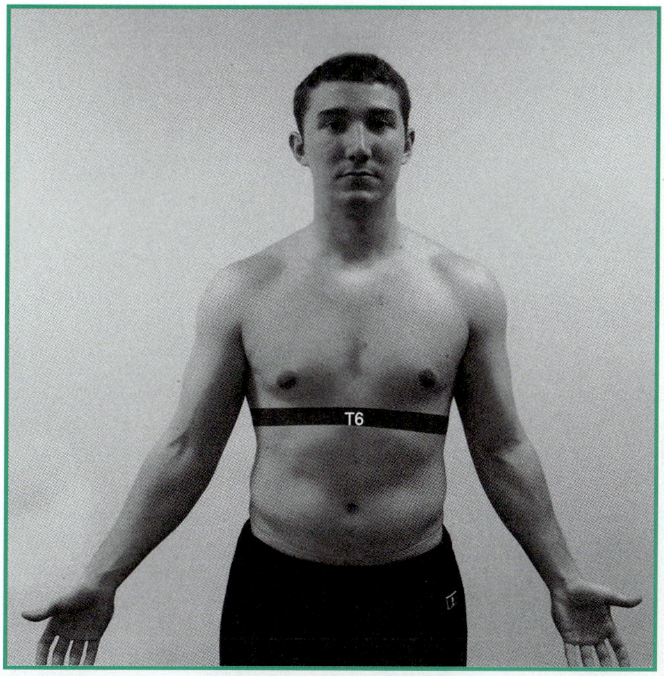

그림 10 - 4

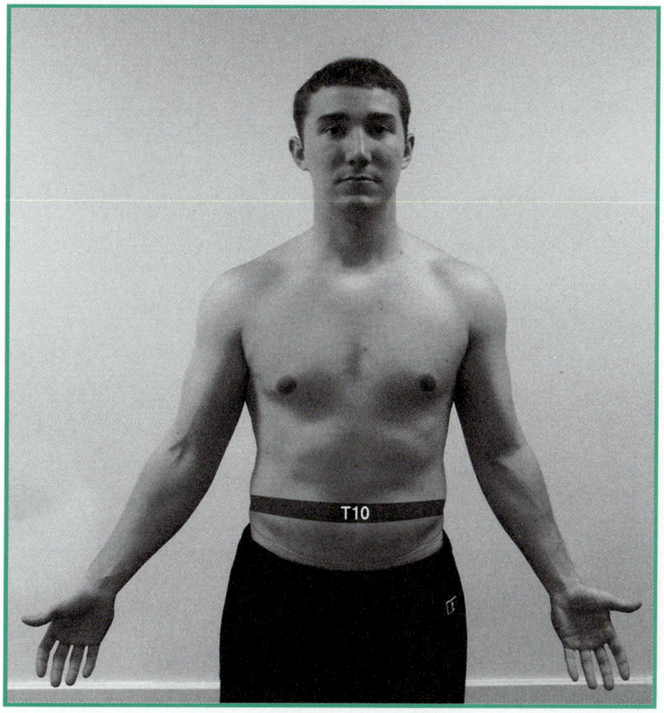

그림 10 - 5

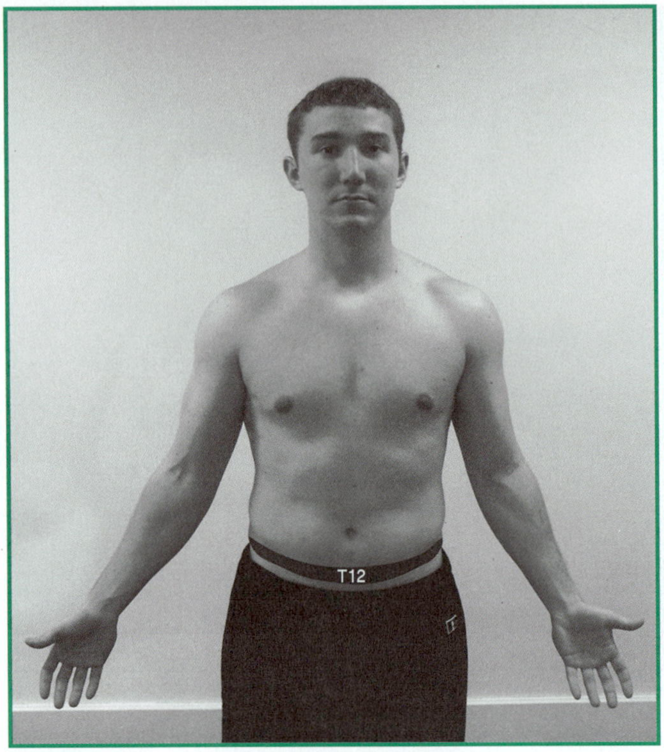

그림 10 - 6

제 11 장

근절 검사
Myotome Testing

다음 도표는 신경뿌리 T2-T12의 근절에 대해 간략하게 설명하고 있다. 근절검사는 등뼈 근력을 평가하는 "기능 검사"이다. 등뼈 근절의 기능에 대한 검사를 수행할 때, 임상가는 여러 척추레벨을 동시에 평가한다. 근절검사는 도수근력검사를 통해 이루어지지만, 개별 근육의 약증을 진단할 목적으로는 이루어지는 것이니라, 관절운동을 일으키는 해당 근육군의 약증을 확인하는데 이용된다.

표 11-1

척수등(흉수)의 근절

동작	*근육(신경뿌리)*
몸통 굽힘 (등뼈 굽힘)	배곧은근(복직근, T5-T12)
	배바깥빗근(외복사근, T7-T12)
	배안쪽빗근(내복사근, T7-T12)
몸통 폄 (등뼈 폄)	등가시근(흉추 극근, T1-T12)
	등엉덩갈비근(흉추 장늑근, T1-T12)
	등가장긴근(흉추 최장근, T1-T12)
	등반가시근(흉추 반극근, T1-T12)
	뭇갈래근(다열근, T1-T12)
	돌림근(내복사근, T7-T12)
몸통 옆굽힘과 돌림 (같은 방향)	등엉덩갈비근(흉추 장늑근, T1-T12)
	등가장긴근(흉추 최장근, T1-T12)
	배안쪽빗근(내복사근, T1-T12)
몸통 옆굽힘과 돌림 (반대 방향)	등반가시근(흉추 반극근, T1-T12)
	배바깥빗근(외복사근, T7-T12)
	뭇갈래근(다열근, T1-T12)
	돌림근(회전근, T1-T12)
복부 압박	배가로근(복횡근, T7-T12)

표 11.2

척수등 근절검사

근육(신경뿌리)	*검사 절차*
배곧은근(T5-T12)	누운 자세에서 몸통 굽힘(sit-up)(그림 11-1)
배안쪽빗근(T8-T12) 배바깥빗근(T7-T12)	몸통 돌림(sit-up with rotation)(그림 11-2)
배가로근(T7-T12)	몸통 굽힘 동안 전방 복벽의 부풀림 평가(그림 11-3)
등가시근(T1-T12) 등엉덩갈비근(T1-T12) 등가장긴근(T1-T12) 등반가시근(T1-T12) 뭇갈래근(T1-T12) 돌림근(T1-T12)	엎드린 자세에서 몸통 폄(그림 11-4)

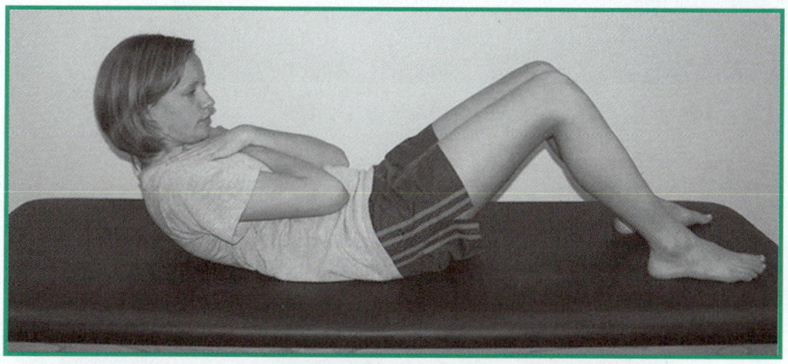

그림 11 - 1

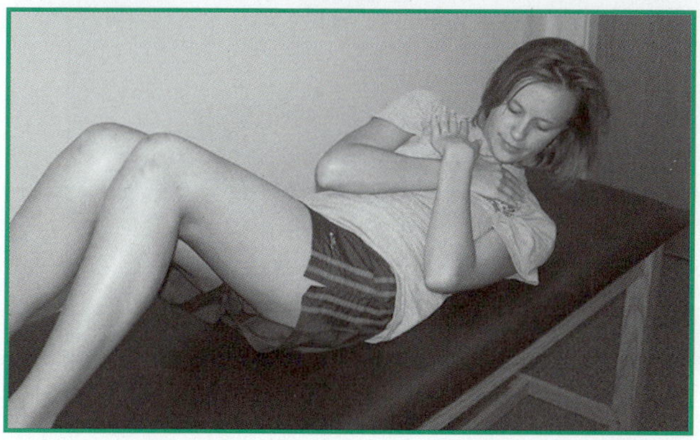

그림 11 - 2

참고문헌(REFERENCES)

Hislop H, Montgomery J. *Daniels & Worthingham's Muscle Testing*. 8th ed. Philadelphia, PA: W.B. Saunders.

Kendall FP, Rodgers MM, McCreary EK, Provance PG, Romani WA. Muscles: *Testing and Function with Posture and Pain*. 5th ed. Baltimore, MD: Lippincott, Williams & Wikins; 2006.

Magee DJ. *Orthopedic Physical Assessment*. 4th ed. Philadelphia, PA: W.B. Saunders; 2002.

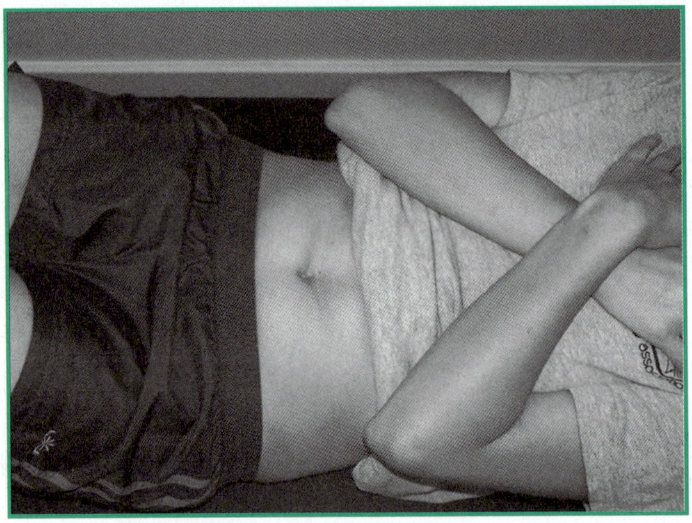

그림 11 - 3

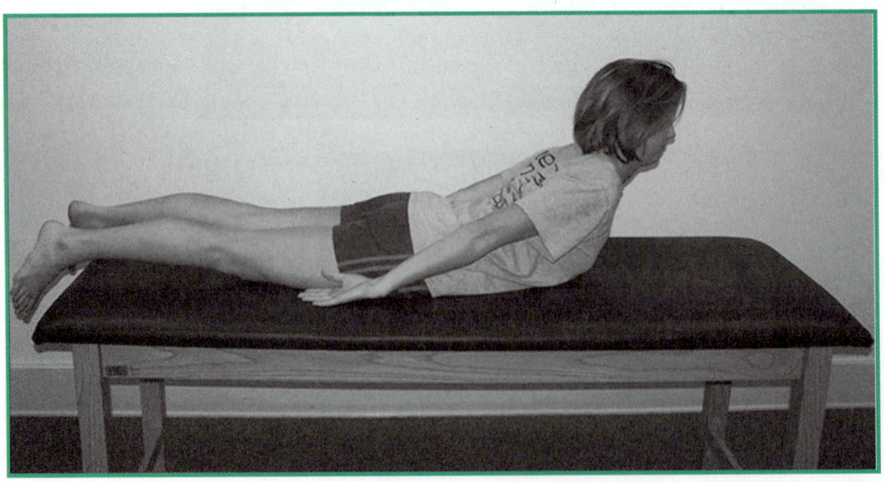

그림 11 - 4

단원

4

허리뼈
Lumbar Spine

제 12 장

피절 검사

Dermatome Testing

다음 도표는 L1–S2의 피절에 대한 검사 위치를 간략하게 설명하고 있다(그림 12–1과 그림 12–2). 보편적으로 피절검사는 원하는 부위에 가벼운 접촉 감각을 검사함으로써 이루어진다. 검사는 항상 양측으로 이루어져 좌우를 비교한다. 다른 감각검사로는, 날카롭고 무딘 감각, 2점 식별감각 및 온도감각이 있다. 이들 검사절차는 6장에서 자세히 다루어졌다.

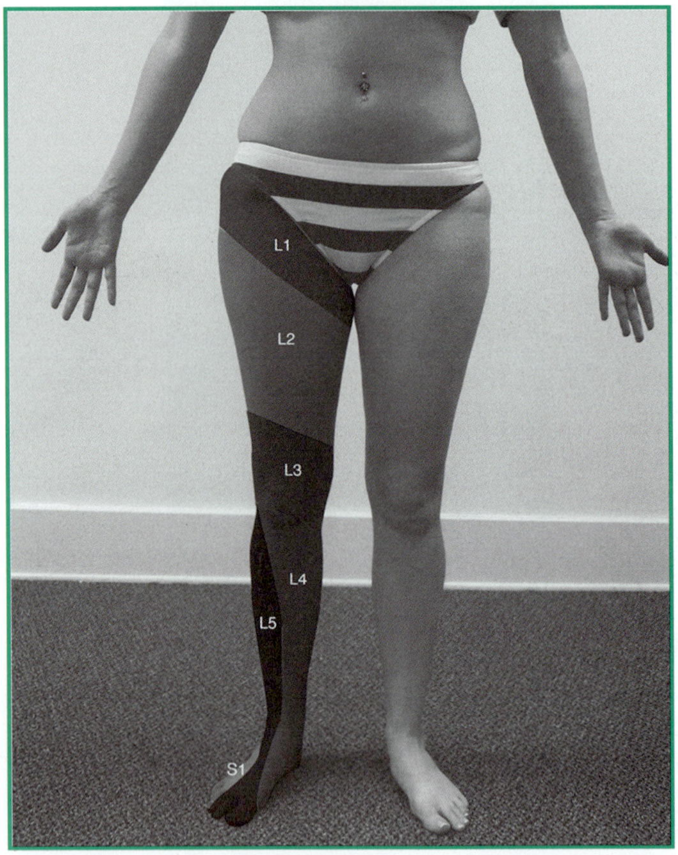

그림 12 - 1

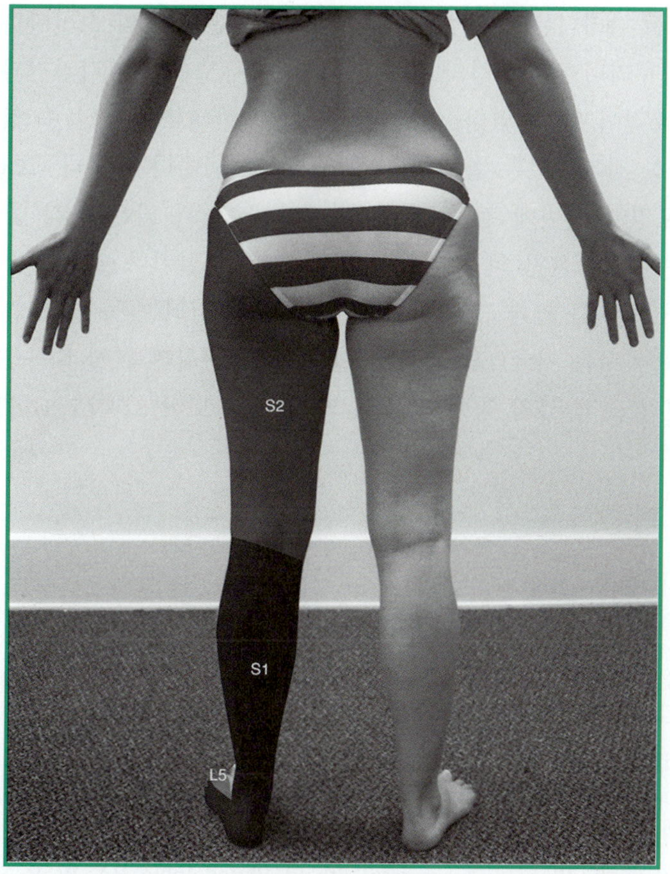

그림 12 - 2

표 12-1

척수허리(요수) 피절

신경뿌리(nerve root)	*피절*
L1	엉덩관절의 위가쪽과 샅고랑(서혜부)
L2	허벅지 앞쪽
L3	무릎뼈 부위
L4	무릎 아래쪽, 아래다리의 안쪽, 안쪽 고리(medial arch)
L5	발등과 아래다리의 가쪽
S1	발의 가쪽과 아래다리의 뒤쪽
S2	오금부위와 허벅지 뒤쪽

피절검사에서 나타나는 가장 보편적인 양성 소견은 감각의 소실이나 감소인데, 이것은 척수신경뿌리나 말초신경의 손상을 의미한다. 그러나 감각과민과 같은, 감각의 증가도 양성 소견이 될 수 있다. 감각과민은 여러 형태로 나타날 수 있다. 통증에 이를 만큼 극심한 감각과민은 통각과민(hyperpathia)이라 부른다. 그리고 피절이나 말초신경 분포영역 전반에 걸쳐 나타나는 "전기충격과 같은 감각"을 신경통(neuralgia)이라 부르고, 한편 외부 자극이 없는데도, 피절이나 말초신경 분포영역에서 나타나는 "화끈거리는 느낌", "둔한 느낌", 그리고 "저리는 듯 한 느낌" 등을 감각이상이라 한다. "찌르는 자극(pin-prick)"을 이용한 허리뼈 피절 L3-S1의 감각검사는 0.50의 민감도, 0.62의 특이도, 1.32의 양성 우도비, 그리고 0.81의 음성 우도비를 나타냈다.

참고문헌(References)

Hoppenfeld S. *Orthopaedic Neurology*. Baltimore, MD: Lippincott-Raven; 1997.

Hoppenfeld S. *Physical Examination of the Spine and Extremities*. East Norwalk, CT: Appleton-Century-Crofts; 1976.

Lauder TD, Dillingham TR, Andary M. Effect of history and exam in predicting electrodiagnostic outcome among patients with suspected lumbosacral radicukopaathy. *Am J Phys Med Rehab*. 2000;79:60-68.

Magee DJ. *Orthopedic Physical Assessment*. 4th ed. Philadelphia, PA: W. B. Saunders; 2002.

Meadows JTS. *Orthopedic Differential Diagnosis in Physical Therapy*. New York: McGraw-Hill; 1999.

개별 피절 위치(그림 12−3에서 그림 12−9까지):

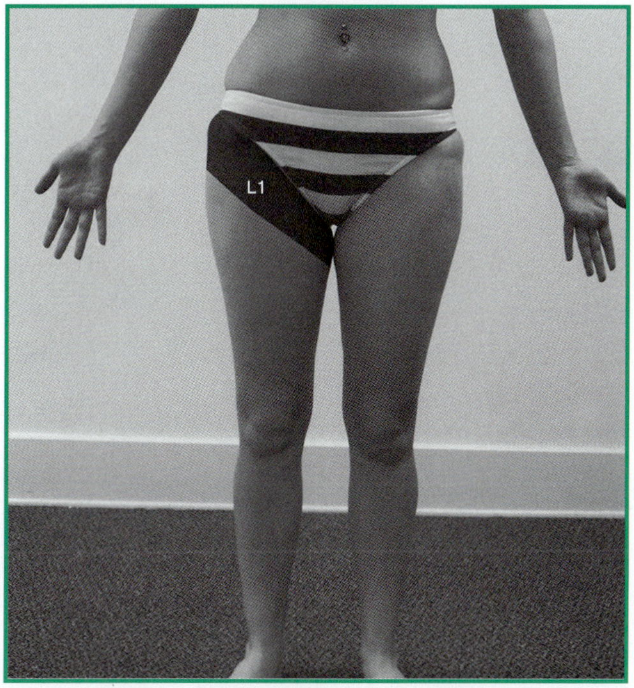

그림 12 - 3

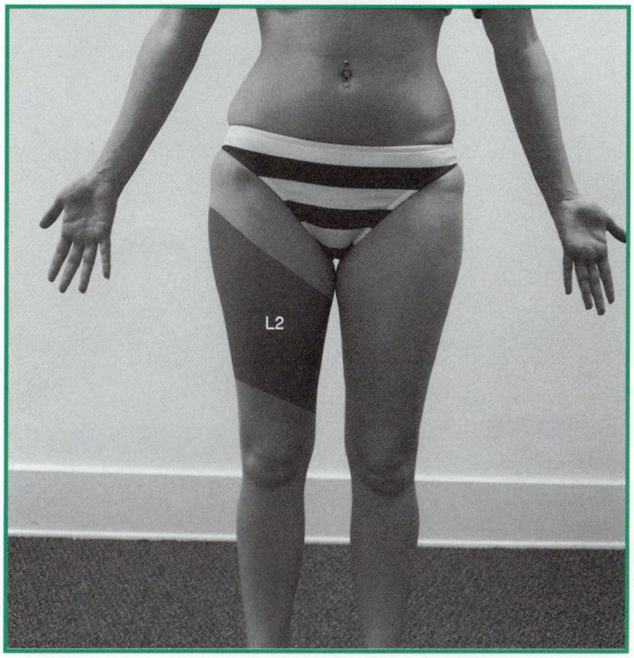

그림 12 - 4

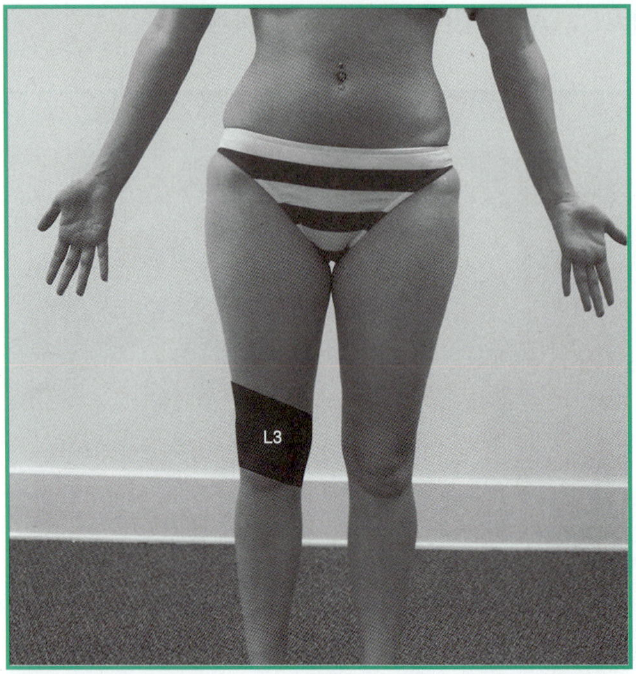

그림 12 - 5

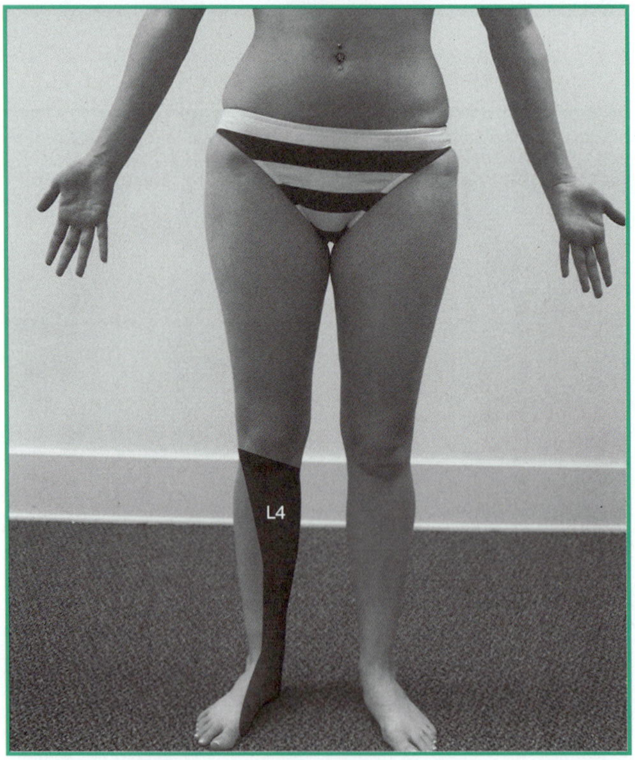

그림 12 - 6

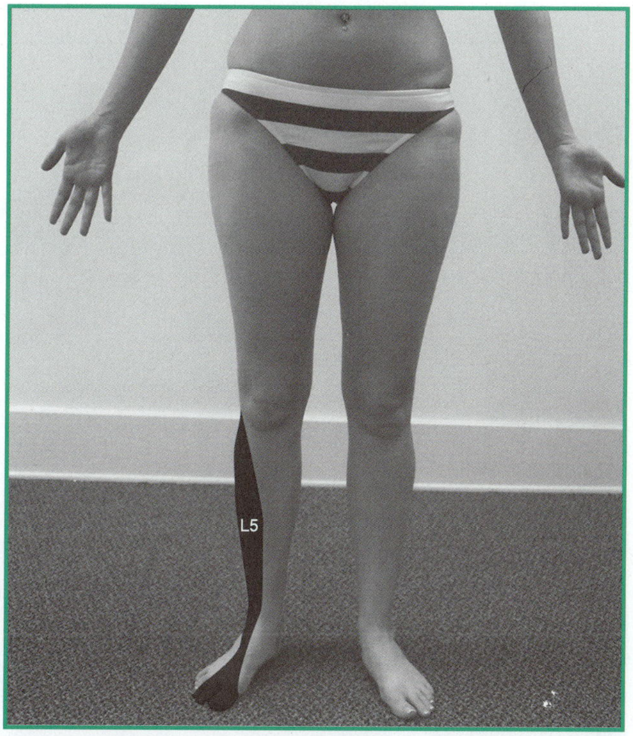

그림 12 - 7

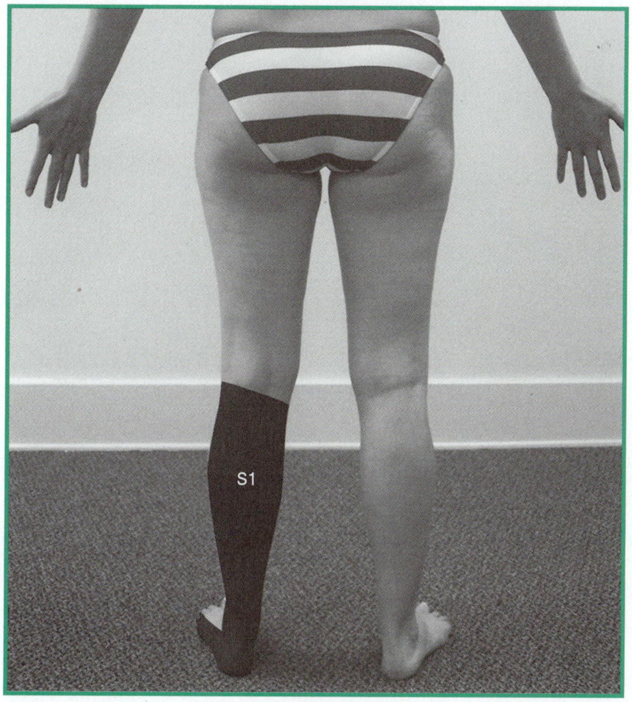

그림 12 - 8

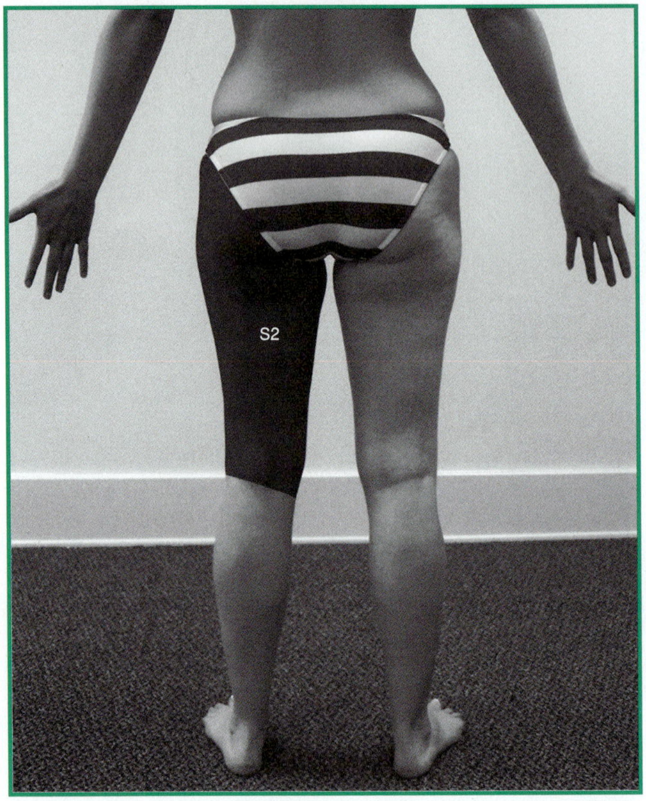

그림 12 - 9

제 13 장

근절 검사
Myotome Testing

다음 도표는 신경뿌리 L1-S2의 근절에 대해 간략하게 설명하고 있다. 근절검사는 근력검사를 평가하기 위해 "break test"를 수행한다. 근절검사는 도수근력검사를 통해 이루어지지만, 개별 근육의 약증을 진단할 목적으로는 이루어지는 것이니라, 관절 운동을 일으키는 해당 근육군의 약증을 확인하는데 이용된다. 그러므로 근육 약증의 패턴은 단일 척수신경뿌리와 관련될 수 있다. 개개 근절에 대한 근절검사는 본장에서 6장에서 다루어졌다.

표 13-1

척수허리(요수)의 근절

신경뿌리(nerve root)	*근절*
L1	엉덩관절 굽힘
L2	엉덩관절 굽힘
L3	무릎관절 폄
L4	발목 뒤굽힘 발목 안쪽번짐
L5	엄지발가락 폄
S1	발목 발바닥굽힘 발목 가쪽번짐
S2	무릎관절 굽힘

참고문헌(REFERENCES)

Hoppenfeld S. *Orthopaedic Neurology*. Baltimore, MD: Lippincott-Raven; 1997.

Hoppenfeld S. *Physical Examination of the Spine and Extremities*. East Norwalk, CT: Appleton-Century-Crofts; 1976.

Magee DJ. *Orthopedic Physical Assessment*. 4th ed. Philadelphia, PA: W. B. Saunders; 2002.

Meadows JTS. *Orthopedic Differential Diagnosis in Physical Therapy*. New York: McGraw-Hill; 1999.

L1과 L2 근절검사
L4 MYOTOME TEST: ANKLE INVERSION

검사 자세(TEST POSITION)

환자는 엉덩이와 무릎을 90° 로 굽힘하고 앉는다.

동작(ACTION)

임상가는 환자에게 엉덩관절을 굽힘하도록 지시하고, 저항을 가할 때, 그 자세를 그대로 유지하도록 환자에게 지시한다. 이때 임상가의 고정손은 엉덩관절 앞쪽면에 놓고, 저항손은 무릎 바로 위인 허벅지 앞쪽면에 놓는다. 임상가는 엉덩관절이 폄되는 방향으로 힘을 적용하는 한편, 환자에게는 그 자세를 그대로 유지하도록 지시한다(그림 13−1).

양성 소견(POSITIVE FINDING)

양성 소견은 약증이다. 즉, 환자는 임상가의 적용 힘을 이겨낼 수 없는데, 이것은 L1이나 L2의 신경뿌리에 문제가 있음을 의미한다. 양측 근력 소실은 중추신경계 병변으로 올 수 있고, 혹은 엉덩근(장골근), 큰허리근(대요근), 넙다리곧은근의 약증으로 나타날 수 있다.

특별한 고려사항(SPECIAL CONSIDERATIONS)

또다른 검사법으로, 임상가는 환자에게 누운 자세에서 무릎을 편 채로 다리를 올리도록 주문한다. 이때 임상가는 고정손을 엉덩관절 앞쪽면에 놓고, 저항손을 무릎 근처에 놓은 후, 엉덩관절을 폄시키는 방향으로 저항을 가한다. 임상가는 좌우 양측의 근력을 비교하기 위해 양측 모두를 검사한다. 임상가는 저항을 느리고 일정한 속도로 적용하고 환자가 이겨낼 수 있는 한도까지 점진적으로 증가한다. 통증이나 혹은 통증-약증의 소견이 나타나면, 수축성 조직(근육, 힘줄이나, 힘줄의 뼈 부분)의 문제로 간주할 수 있고, 척수신경뿌리의 문제는 아니다.

특이도(SPECIFICITY)

0.84

민감도(SENSITIVITY)

0.7

양성 우도비(Positive Likelihood Ratio)

4.38

음성 우도비(Negative Likelihood Ratio)

0.36

참고문헌(References)

Hoppenfeld S. *Orthopaedic Neurology*. Baltimore, MD: Lippincott-Raven; 1997.

Hoppenfeld S. *Physical Examination of the Spine and Extremities*. East Norwalk, CT: Appleton-Century-Crofts; 1976.

Lauder TD, Dillingham TR, Andary M. Effect of history and exam in predicting electrodiagnostic outcome among patients with suspected lumbosacral radicukopaathy. *Am J Phys Med Rehab*. 2000;79:60-68.

Magee DJ. *Orthopedic Physical Assessment*. 4th ed. Philadelphia, PA: W. B. Saunders; 2002.

Meadows JTS. *Orthopedic Differential Diagnosis in Physical Therapy*. New York: McGraw-Hill; 1999.

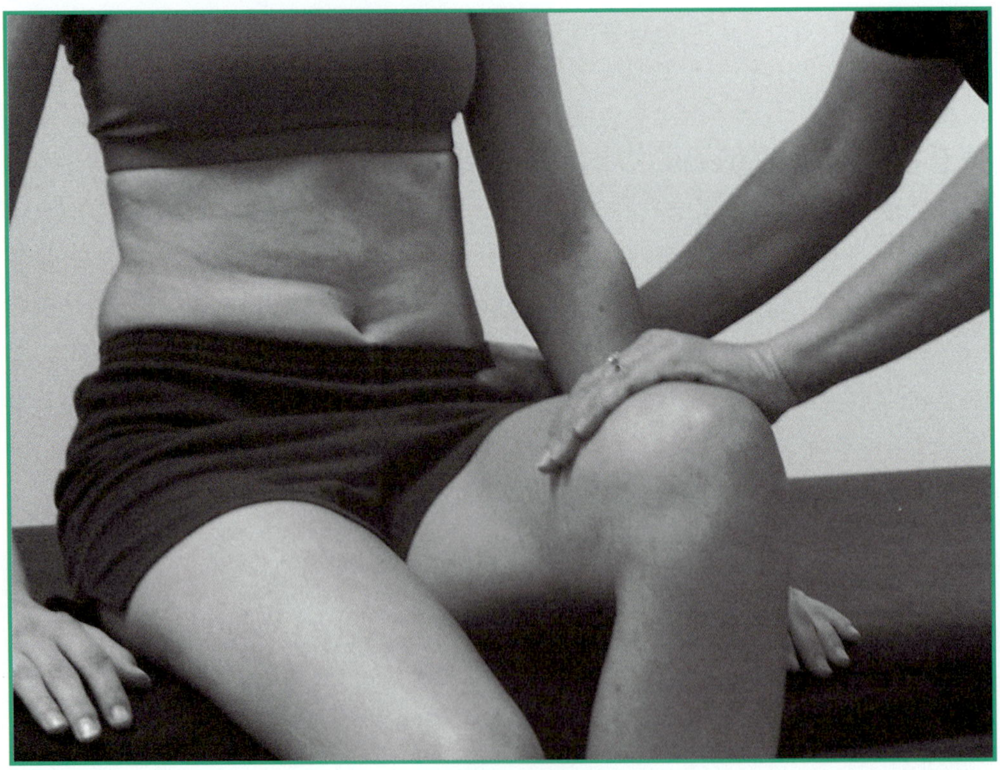

그림 13 - 1

L3 근절검사
L3 MYOTOME TEST

검사 자세(TEST POSITION)

환자는 엉덩이와 무릎을 90°로 굽힘하고 앉는다.

동작(ACTION)

임상가는 환자에게 무릎을 완전 폄자세에서 30~45° 정도 굽힘하도록 지시하고, 저항을 가할 때, 그 자세를 그대로 유지하도록 환자에게 지시한다. 이때 임상가의 고정손은 무릎 위의 허벅지 앞쪽면에 놓고, 저항손은 발목 근처의 종아리 앞쪽면에 놓는다. 임상가는 무릎이 굽힘되는 방향으로 힘을 적용하는 한편, 환자에게는 그 자세를 그대로 유지하도록 지시한다(그림 13-2).

양성 소견(POSITIVE FINDING)

양성 소견은 약증이다. 즉, 환자는 임상가의 적용 힘을 이겨낼 수 없는데, 이것은 L3의 신경뿌리에 문제가 있음을 의미한다. 양측 근력 소실은 중추신경계 병변으로 올 수 있고, 혹은 넙다리네갈래근의 약증으로 나타날 수 있다.

특별한 고려사항(SPECIAL CONSIDERATIONS)

임상가는 좌우 양측의 근력을 비교하기 위해 양측 모두를 검사한다. 임상가는 저항을 느리고 일정한 속도로 적용하고 환자가 이겨낼 수 있는 한도까지 점진적으로 증가한다. 통증이나 혹은 통증-약증의 소견이 나타나면, 수축성 조직(근육, 힘줄이나, 힘줄의 뼈 부분)의 문제로 간주할 수 있고, 척수신경뿌리의 문제는 아니다. 환자에게 불편감을 줄 수 있는 무릎넙다리(슬개대퇴)관절 압박의 위험이 있기 때문에, 이 검사를 수행할 때는 무릎을 완전하게 편 채로 실시하지 않는다.

특이도(SPECIFICITY)

0.89

민감도(SENSITIVITY)

0.40

양성 우도비(POSITIVE LIKELIHOOD RATIO)

3.64

음성 우도비(NEGATIVE LIKELIHOOD RATIO)

0.67

참고문헌(REFERENCES)

Hoppenfeld S. *Orthopaedic Neurology*. Baltimore, MD: Lippincott-Raven; 1997.

Hoppenfeld S. *Physical Examination of the Spine and Extremities*. East Norwalk, CT: Appleton-Century-Crofts; 1976.

Lauder TD, Dillingham TR, Andary M. Effect of history and exam in predicting electrodiagnostic outcome among patients with suspected lumbosacral radicukopaathy. *Am J Phys Med Rehab*. 2000;79:60-68.

Magee DJ. *Orthopedic Physical Assessment*. 4th ed. Philadelphia, PA: W. B. Saunders; 2002.

Meadows JTS. *Orthopedic Differential Diagnosis in Physical Therapy*. New York: McGraw-Hill; 1999.

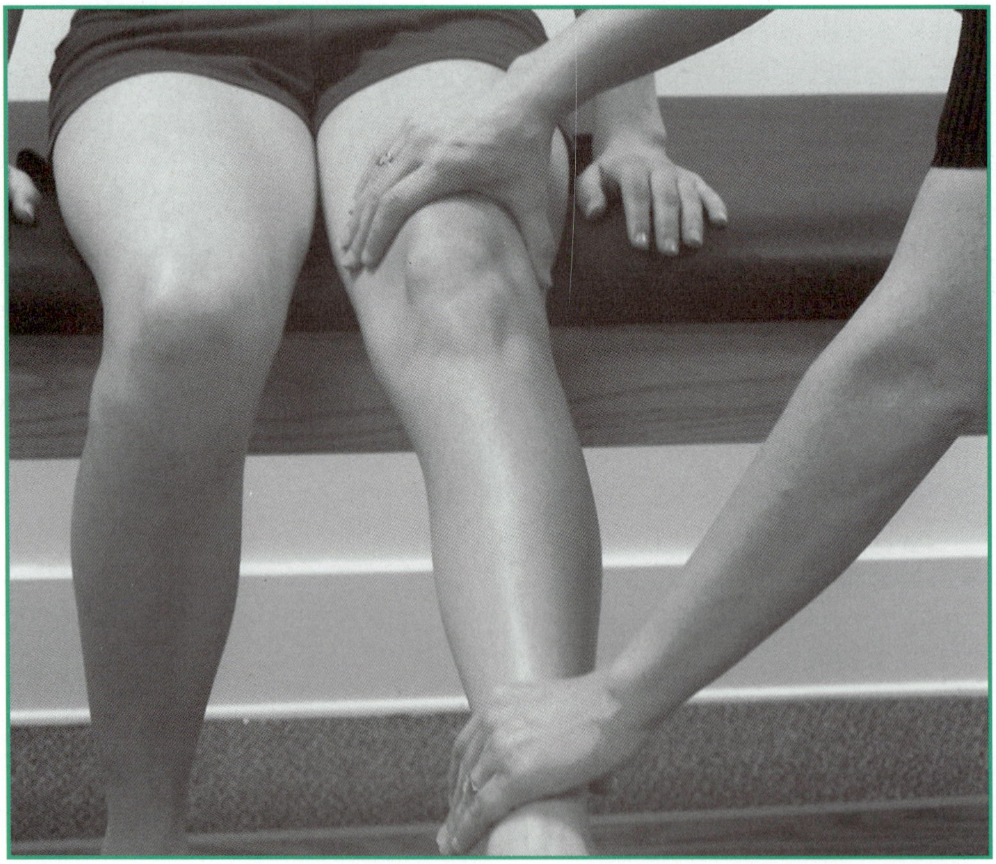

그림 13 - 2

L4 근절검사: 발목 뒤굽힘
L4 MYOTOME TEST: ANKLE DORSIFLEXION

검사 자세(TEST POSITION)

환자는 엉덩이와 무릎을 90°로 굽힘하고 앉거나, 무릎을 쭉 펴고 앉는다. 이때 발목을 테이블 바깥쪽으로 빠져 나오게 한다.

동작(ACTION)

임상가는 환자에게 발목을 뒤굽힘 끝범위까지 움직이도록 지시하고, 임상가가 저항을 가할 때, 그 자세를 그대로 유지하도록 환자에게 지시한다. 이때 임상가의 고정손은 발목 근처의 종아리 앞쪽면에 놓고, 저항손은 MTP 관절 근처인 발등 위에 놓는다. 임상가는 발목이 발바닥굽힘되도록 힘을 적용하는 한편, 환자에게는 그 자세를 그대로 유지하도록 지시한다(그림 13-3).

양성 소견(POSITIVE FINDING)

양성 소견은 약증이다. 즉, 환자는 임상가의 적용 힘을 이겨낼 수 없는데, 이것은 L4의 신경뿌리에 문제가 있음을 의미한다. 발목 안쪽번짐이 나타나는 보상적인 약증 소견은 L4 신경뿌리 문제의 가능성을 증가시킨다. 양측 근력 소실은 중추신경계 병변으로 올 수 있고, 혹은 앞정강근(전경골근), 3 종아리근(3 비골근)의 약증으로 나타날 수 있다.

특별한 고려사항(SPECIAL CONSIDERATIONS)

임상가는 좌우 양측의 근력을 비교하기 위해 양측 모두를 검사한다. 임상가는 저항을 느리고 일정한 속도로 적용하고 환자가 이겨낼 수 있는 한도까지 점진적으로 증가한다. 통증이나 혹은 통증-약증의 소견이 나타나면, 수축성 조직(근육, 힘줄이나, 힘줄의 뼈 부분)의 문제로 간주할 수 있고, 척수신경뿌리의 문제는 아니다. 그리고 L4 근절을 평가하고자 할 때, 임상가는 환자에게 뒤굽힘과 안쪽번짐을 함께 하도록 지시할 수 있는데, 이때는 동시에 양쪽 동작에 저항을 준다.

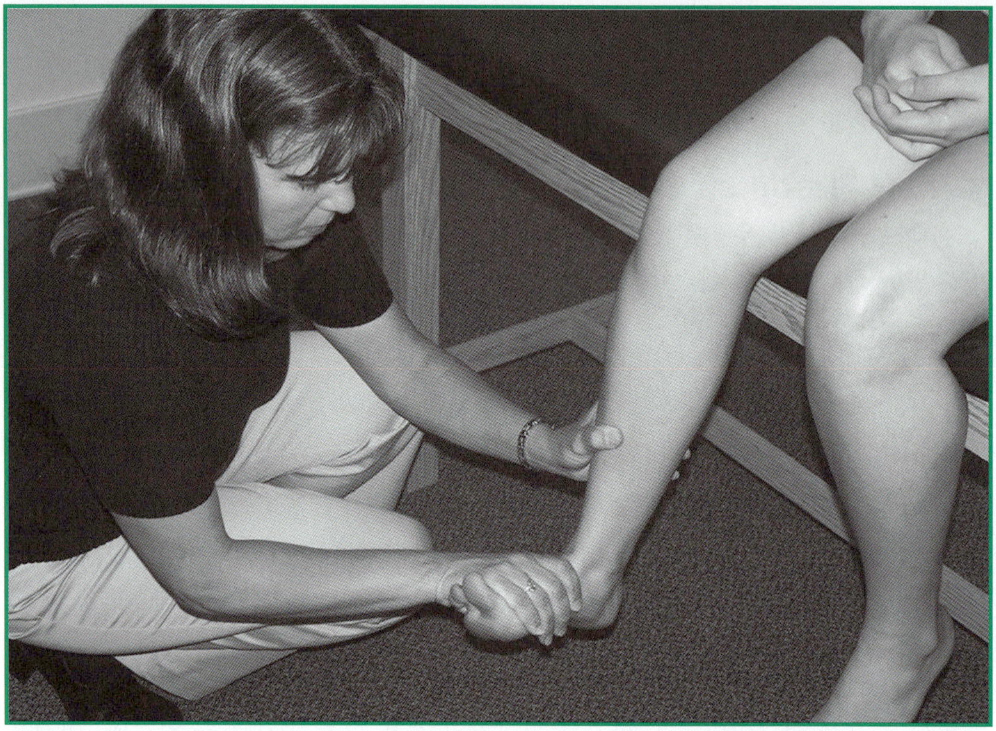

그림 13 - 3

참고문헌(REFERENCES)

Hoppenfeld S. *Orthopaedic Neurology*. Baltimore, MD: Lippincott-Raven; 1997.

Hoppenfeld S. *Physical Examination of the Spine and Extremities*. East Norwalk, CT: Appleton-Century-Crofts; 1976.

Magee DJ. *Orthopedic Physical Assessment*. 4th ed. Philadelphia, PA: W. B. Saunders; 2002.

Meadows JTS. *Orthopedic Differential Diagnosis in Physical Therapy*. New York: McGraw-Hill; 1999.

L4 근절검사: 발목 안쪽번짐
L4 MYOTOME TEST: ANKLE INVERSION

검사 자세(TEST POSITION)

환자는 엉덩이와 무릎을 90° 로 굽힘하고 앉거나, 무릎을 쭉 펴고 앉는다. 이때 발목을 테이블 바깥쪽으로 빠져 나오게 한다.

동작(ACTION)

임상가는 환자에게 발목을 안쪽번짐 끝범위까지 움직이도록 지시하고, 임상가가 저항을 가할 때, 그 자세를 그대로 유지하도록 환자에게 지시한다. 이때 임상가의 고정손은 발목 근처의 종아리 앞쪽면에 놓고, 저항손은 MTP 관절 근처인 발의 안쪽에 놓는다. 임상가는 발목이 가쪽번짐되도록 힘을 적용하는 한편, 환자에게는 그 자세를 그대로 유지하도록 지시한다(그림 13−4).

양성 소견(POSITIVE FINDING)

양성 소견은 약증이다. 즉, 환자는 임상가의 적용 힘을 이겨낼 수 없는데, 이것은 L4의 신경뿌리에 문제가 있음을 의미한다. 양측 근력 소실은 중추신경계 병변으로 올 수 있고, 혹은 앞정강근과 뒤정강근의 약증으로 나타날 수 있다.

특별한 고려사항(SPECIAL CONSIDERATIONS)

임상가는 좌우 양측의 근력을 비교하기 위해 양측 모두를 검사한다. 임상가는 저항을 느리고 일정한 속도로 적용하고 환자가 이겨낼 수 있는 한도까지 점진적으로 증가한다. 통증이나 혹은 통증-약증의 소견이 나타나면, 수축성 조직(근육, 힘줄이나, 힘줄의 뼈 부분)의 문제로 간주할 수 있고, 척수신경뿌리의 문제는 아니다. 그리고 L4 근절을 평가하고자 할 때, 임상가는 환자에게 뒤굽힘과 안쪽번짐을 함께 하도록 지시할 수도 있는데, 이때는 동시에 양쪽 동작에 저항을 준다.

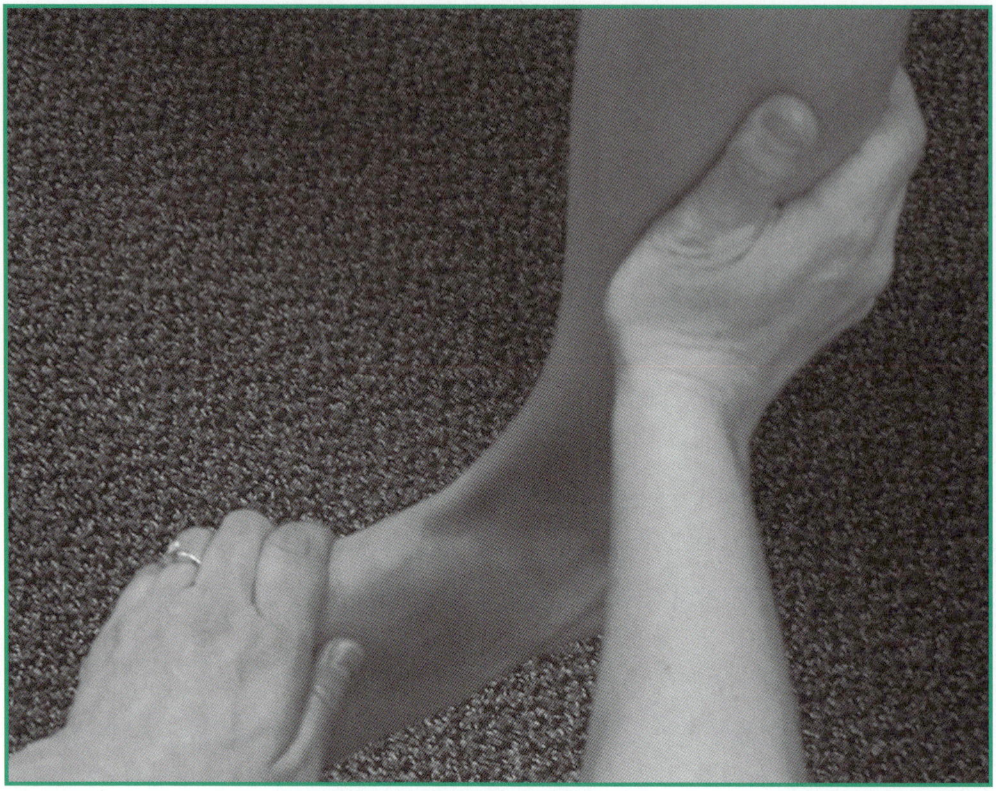

그림 13 - 4

참고문헌(REFERENCES)

Hoppenfeld S. *Orthopaedic Neurology*. Baltimore, MD: Lippincott-Raven; 1997.

Hoppenfeld S. *Physical Examination of the Spine and Extremities*. East Norwalk, CT: Appleton-Century-Crofts; 1976.

Magee DJ. *Orthopedic Physical Assessment*. 4th ed. Philadelphia, PA: W. B. Saunders; 2002.

Meadows JTS. *Orthopedic Differential Diagnosis in Physical Therapy*. New York: McGraw-Hill; 1999.

L5 근절검사
L5 MYOTOME TEST

검사 자세(TEST POSITION)

환자는 엉덩이와 무릎을 90°로 굽힘하고 앉거나, 무릎을 쭉 펴고 앉는다. 이때 발목을 테이블 바깥쪽으로 빠져 나오게 한다.

동작(ACTION)

임상가는 환자에게 엄지발가락을 끝범위까지 폄하도록 지시하고, 저항을 가할 때, 그 자세를 그대로 유지하도록 환자에게 지시한다. 이때 임상가의 고정손은 첫 번째 MTP 관절 근처인 발등에 놓고, 저항손은 엄지발가락의 몸쪽 마디뼈에 적용한다. 임상가는 엄지발가락이 굽힘되는 방향으로 힘을 적용하고, 환자에게는 그 자세를 그대로 유지하도록 지시한다(그림 13-5).

양성 소견(POSITIVE FINDING)

양성 소견은 약증이다. 즉, 환자는 임상가의 적용 힘을 이겨낼 수 없는데, 이것은 L5의 신경뿌리에 문제가 있음을 의미한다. 양측 근력 소실은 중추신경계 병변으로 올 수 있고, 혹은 엄지발가락폄근의 약증으로 나타날 수 있다.

특별한 고려사항(SPECIAL CONSIDERATIONS)

임상가는 좌우 양측의 근력을 비교하기 위해 양측 모두를 검사한다. 임상가는 저항을 느리고 일정한 속도로 적용하고 환자가 이겨낼 수 있는 한도까지 점진적으로 증가한다. 통증이나 혹은 통증-약증의 소견이 나타나면, 수축성 조직(근육, 힘줄이나, 힘줄의 뼈 부분)의 문제나 첫 번째 MTP 관절 병리로 간주할 수 있고, 척수신경뿌리의 문제는 아니다.

특이도(SPECIFICITY)

0.55

민감도(SENSITIVITY)

0.61

양성 우도비(POSITIVE LIKELIHOOD RATIO)

1.36

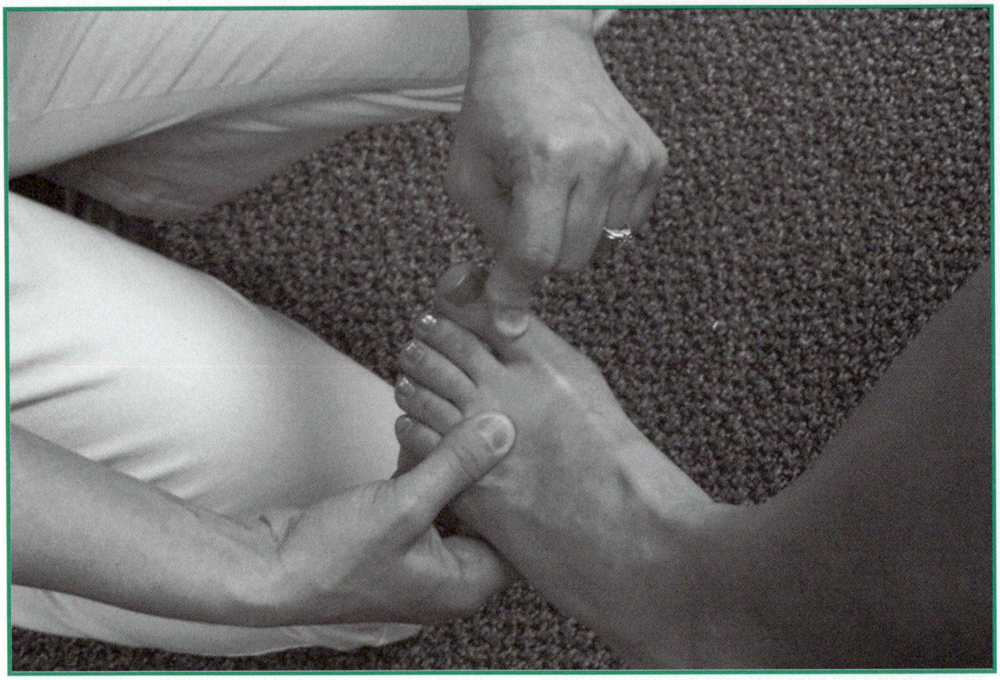

그림 13 - 5

음성 우도비(Negative Likelihood Ratio)

0.71

참고문헌(References)

Hoppenfeld S. *Orthopaedic Neurology*. Baltimore, MD: Lippincott-Raven; 1997.

Hoppenfeld S. *Physical Examination of the Spine and Extremities*. East Norwalk, CT: Appleton-Century-Crofts; 1976.

Lauder TD, Dillingham TR, Andary M. Effect of history and exam in predicting electrodiagnostic outcome among patients with suspected lumbosacral radicukopaathy. *Am J Phys Med Rehab*. 2000;79:60-68.

Magee DJ. *Orthopedic Physical Assessment*. 4th ed. Philadelphia, PA: W. B. Saunders; 2002.

Meadows JTS. *Orthopedic Differential Diagnosis in Physical Therapy*. New York: McGraw-Hill; 1999.

S1 근절검사: 발목 발바닥굽힘
S1 MYOTOME TEST: ANKLE PLANTARFLEXION

검사 자세(TEST POSITION)

환자는 엉덩이와 무릎을 90°로 굽힘하고 앉거나, 무릎을 쭉 펴고 앉는다. 이때 발목을 테이블 바깥쪽으로 빠져 나오게 한다.

동작(ACTION)

임상가는 환자에게 발목을 끝범위까지 발바닥굽힘하도록 지시하고, 저항을 가할 때, 그 자세를 그대로 유지하도록 환자에게 지시한다. 이때 임상가의 고정손은 발목 부근의 종아리 앞쪽면에 놓고, 저항손은 MTP 관절 근처인 발바닥쪽에 놓는다. 임상가는 발목이 뒤굽힘되는 방향으로 힘을 적용하고, 환자에게는 그 자세를 그대로 유지하도록 지시한다(그림 13-6).

양성 소견(POSITIVE FINDING)

양성 소견은 약증이다. 즉, 환자는 임상가의 적용 힘을 이겨낼 수 없는데, 이것은 S1의 신경뿌리에 문제가 있음을 의미한다. 발목 가쪽번짐이 나타나는 보상적인 약증 소견은 S1 신경뿌리 문제의 가능성을 증가시킨다. 양측 근력 소실은 중추신경계 병변으로 올 수 있고, 또는 단지 장딴지근(비복근)과 가자미근의 약증으로 나타날 수 있다.

특별한 고려사항(SPECIAL CONSIDERATIONS)

임상가는 좌우 양측의 근력을 비교하기 위해 양측 모두를 검사한다. 임상가는 저항을 느리고 일정한 속도로 적용하고 환자가 이겨낼 수 있는 한도까지 점진적으로 증가한다. 통증이나 혹은 통증-약증의 소견이 나타나면, 수축성 조직(근육, 힘줄이나, 힘줄의 뼈 부분)의 문제로 간주할 수 있고, 척수신경뿌리의 문제는 아니다. 그리고 S1 근절을 평가하고자 할 때, 임상가는 환자에게 발바닥굽힘과 가쪽번짐을 함께 하도록 지시할 수도 있는데, 이때는 동시에 양쪽 동작에 저항을 준다.

특이도(SPECIFICITY)

0.76

민감도(SENSITIVITY)

0.47

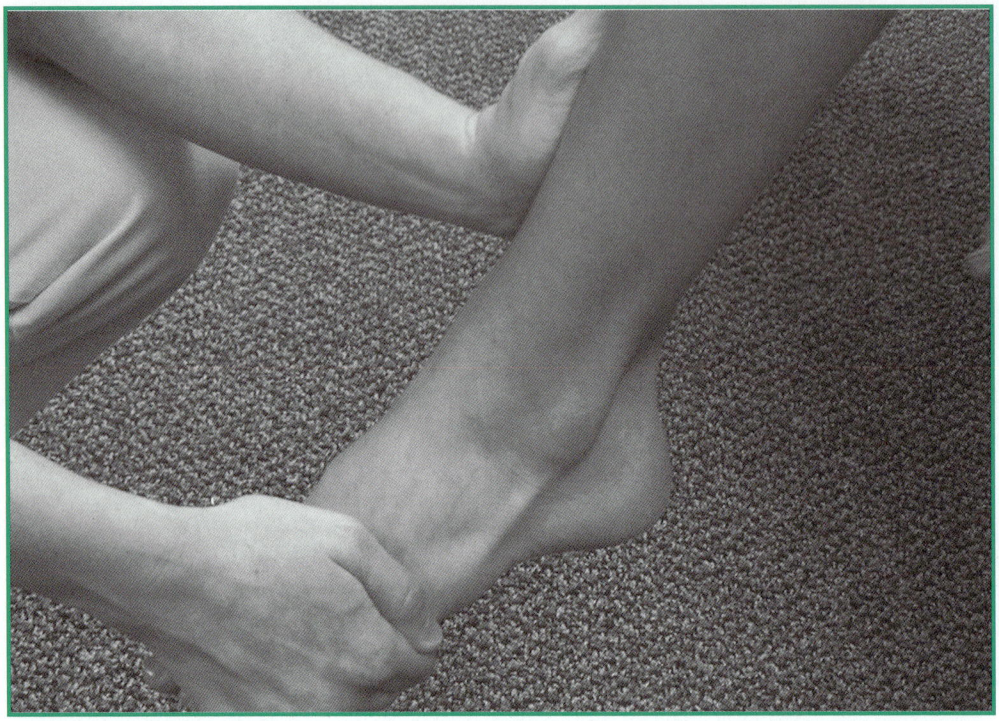

그림 13 - 6

양성 우도비(Positive Likelihood Ratio)

1.96

음성 우도비(Negative Likelihood Ratio)

0.70

참고문헌(References)

Hoppenfeld S. *Orthopaedic Neurology*. Baltimore, MD: Lippincott-Raven; 1997.

Hoppenfeld S. *Physical Examination of the Spine and Extremities*. East Norwalk, CT: Appleton-Century-Crofts; 1976.

Lauder TD, Dillingham TR, Andary M. Effect of history and exam in predicting electrodiagnostic outcome among patients with suspected lumbosacral radicukopaathy. *Am J Phys Med Rehab*. 2000;79:60-68.

Magee DJ. *Orthopedic Physical Assessment*. 4th ed. Philadelphia, PA: W. B. Saunders; 2002.

Meadows JTS. *Orthopedic Differential Diagnosis in Physical Therapy*. New York: McGraw-Hill; 1999.

S1 근절검사: 발목 가쪽번짐
S1 MYOTOME TEST: ANKLE EVERSION

검사 자세(TEST POSITION)

환자는 엉덩이와 무릎을 90°로 굽힘하고 앉거나, 무릎을 쭉 펴고 앉는다. 이때 발목을 테이블 바깥쪽으로 빠져 나오게 한다.

동작(ACTION)

임상가는 환자에게 발목을 끝범위까지 가쪽번짐하도록 지시하고, 저항을 가할 때, 그 자세를 그대로 유지하도록 환자에게 지시한다. 이때 임상가의 고정손은 발목 부근의 종아리 앞쪽면에 놓고, 저항손은 MTP 관절 근처인 발의 가쪽에 놓는다. 임상가는 발목이 안쪽번짐되는 방향으로 힘을 적용하고, 환자에게는 그 자세를 그대로 유지하도록 지시한다(그림 13-7).

양성 소견(POSITIVE FINDING)

양성 소견은 약증이다. 즉, 환자는 임상가의 적용 힘을 이겨낼 수 없는데, 이것은 S1의 신경뿌리에 문제가 있음을 의미한다. 발목 발바닥굽힘이 나타나는 보상적인 약증 소견은 S1 신경뿌리 문제의 가능성을 증가시킨다. 양측 근력 소실은 중추신경계 병변으로 올 수 있고, 또는 단지 종아리근들(3 종아리근, 짧은종아리근, 긴종아리근)의 약증으로 나타날 수 있다.

특별한 고려사항(SPECIAL CONSIDERATIONS)

임상가는 좌우 양측의 근력을 비교하기 위해 양측 모두를 검사한다. 임상가는 저항을 느리고 일정한 속도로 적용하고 환자가 이겨낼 수 있는 한도까지 점진적으로 증가한다. 통증이나 혹은 통증-약증의 소견이 나타나면, 수축성 조직(근육, 힘줄이나, 힘줄의 뼈 부분)의 문제로 간주할 수 있고, 척수신경뿌리의 문제는 아니다. 그리고 S1 근절을 평가하고자 할 때, 임상가는 환자에게 발바닥굽힘과 가쪽번짐을 함께 하도록 지시할 수도 있는데, 이때는 동시에 양쪽 동작에 저항을 준다.

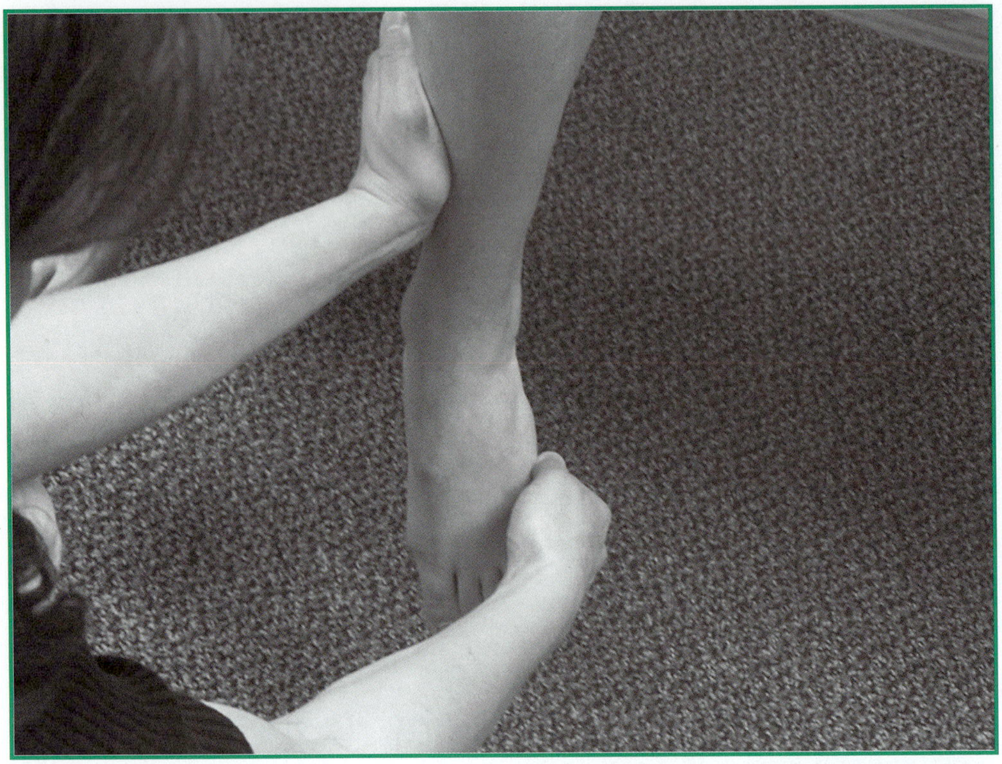

그림 13 - 7

참고문헌(REFERENCES)

Hoppenfeld S. *Orthopaedic Neurology*. Baltimore, MD: Lippincott-Raven; 1997.

Hoppenfeld S. *Physical Examination of the Spine and Extremities*. East Norwalk, CT: Appleton-Century-Crofts; 1976.

Magee DJ. *Orthopedic Physical Assessment*. 4th ed. Philadelphia, PA: W. B. Saunders; 2002.

Meadows JTS. *Orthopedic Differential Diagnosis in Physical Therapy*. New York: McGraw-Hill; 1999.

S2 근절검사
S2 MYOTOME TEST

검사 자세(TEST POSITION)

환자는 엉덩관절을 중립위로 하고 엎드려 눕는다.

동작(ACTION)

임상가는 환자에게 무릎을 90°까지 굽힘하도록 지시하고, 저항을 가할 때, 그 자세를 그대로 유지하도록 환자에게 지시한다. 이때 임상가의 고정손은 엉덩이 주름선 바로 아래의 허벅직 뒤쪽면에 대고, 저항손은 발목 근처인 종아리의 뒤쪽면에 놓는다. 임상가는 발목이 뒤굽힘되는 방향으로 힘을 적용하고, 환자에게는 그 자세를 그대로 유지하도록 지시한다(그림 13-8). 이 검사는 환자를 앉힌 자세에서 임상가가 먼쪽 허벅지를 고정하는 방법으로도 수행될 수 있다(그림 13-9).

양성 소견(POSITIVE FINDING)

양성 소견은 약증이다. 즉, 환자는 임상가의 적용 힘을 이겨낼 수 없는데, 이것은 S2의 신경뿌리에 문제가 있음을 의미한다. 양측 근력 소실은 중추신경계 병변으로 올 수 있고, 또는 단지 뒤넙다리근(슬괵근)의 약증으로 나타날 수 있다.

특별한 고려사항(SPECIAL CONSIDERATIONS)

임상가는 좌우 양측의 근력을 비교하기 위해 양측 모두를 검사한다. 임상가는 저항을 느리고 일정한 속도로 적용하고 환자가 이겨낼 수 있는 한도까지 점진적으로 증가한다. 통증이나 혹은 통증-약증의 소견이 나타나면, 수축성 조직(근육, 힘줄이나, 힘줄의 뼈 부분)의 문제로 간주할 수 있고, 척수신경뿌리의 문제는 아니다.

참고문헌(REFERENCES)

Hoppenfeld S. *Orthopaedic Neurology*. Baltimore, MD: Lippincott-Raven; 1997.

Hoppenfeld S. *Physical Examination of the Spine and Extremities*. East Norwalk, CT: Appleton-Century-Crofts; 1976.

Magee DJ. *Orthopedic Physical Assessment*. 4th ed. Philadelphia, PA: W. B. Saunders; 2002.

Meadows JTS. *Orthopedic Differential Diagnosis in Physical Therapy*. New York: McGraw-Hill; 1999.

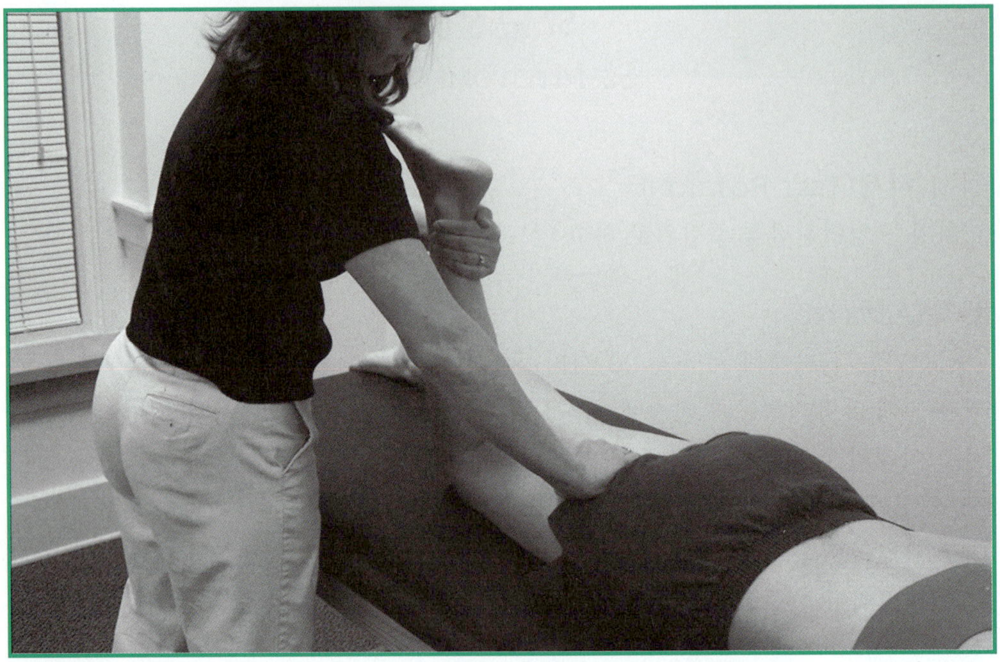

그림 13 - 8

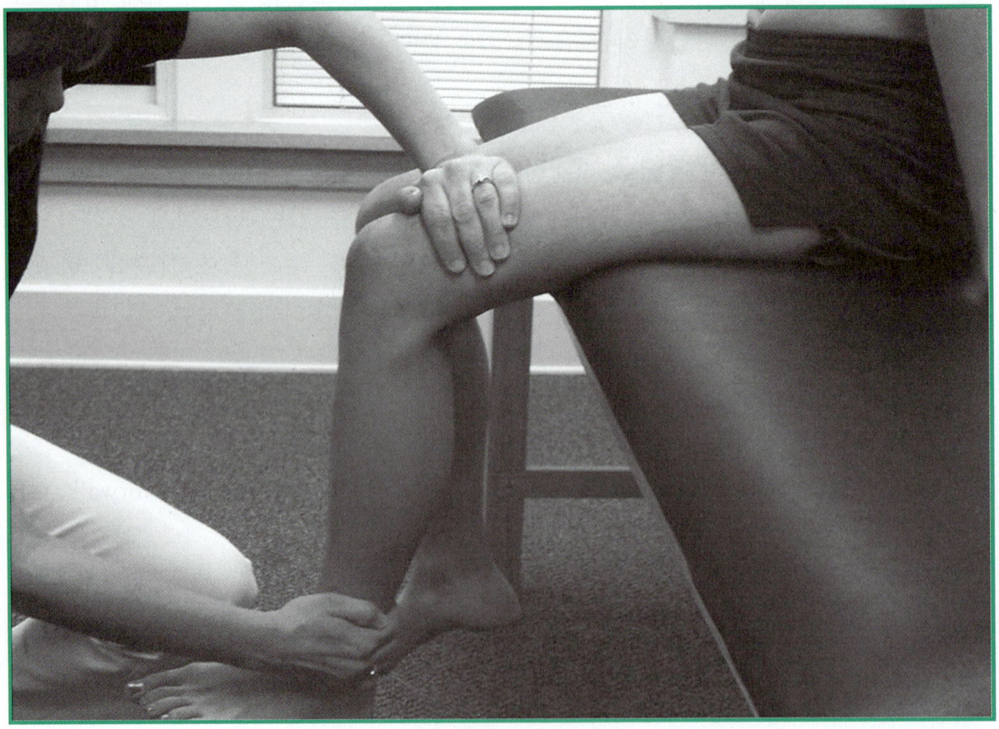

그림 13 - 9

제 14 장

반사 검사
Reflex Testing

무릎 힘줄반사
PATELLAR TENDON REFLEX(L4 NERVE ROOT) TESTING

검사 자세(TEST POSITION)

환자는 무릎을 90°로 굽힘하고 테이블 끝에 걸터 앉는다.

동작(ACTION)

임상가는 반사를 이끌어내기 위해, 무릎힘줄을 때린다(그림 14−1)

양성 소견(POSITIVE FINDING)

이 검사의 정상 반응은 무릎 폄이다. 힘줄의 반응을 통해 반사의 등급을 매긴다(표 8−1과 표 8−2 참조).

특별한 고려사항(SPECIAL CONSIDERATIONS)

어떤 학자들은 이 반사를 L2, L3, L4 척수분절 검사로 간주하고 있다.

특이도(SPECIFICITY)

0.93

민감도(SENSITIVITY)

0.50

양성 우도비(POSITIVE LIKELIHOOD RATIO)

7.14

음성 우도비(NEGATIVE LIKELIHOOD RATIO)

0.54

참고문헌(REFERENCES)

Lauder TD, Dillingham TR, Andary M. Effect of history and exam in predicting electrodiagnostic outcome among patients with suspected lumbosacral radiculopathy. *Am J Phys Med Rehab*. 2000;79:60-68.

Reese NB. *Muscle and Sensory Testing*. 2nd ed. Philadelphia, PA: W.B. Saunders; 2005.

Starkey C, Ryan JL. *Evaluation of Orthopedic and Athletic Injuries*. 2nd ed. Philadelphia, PA: F.A. Davis; 2002.

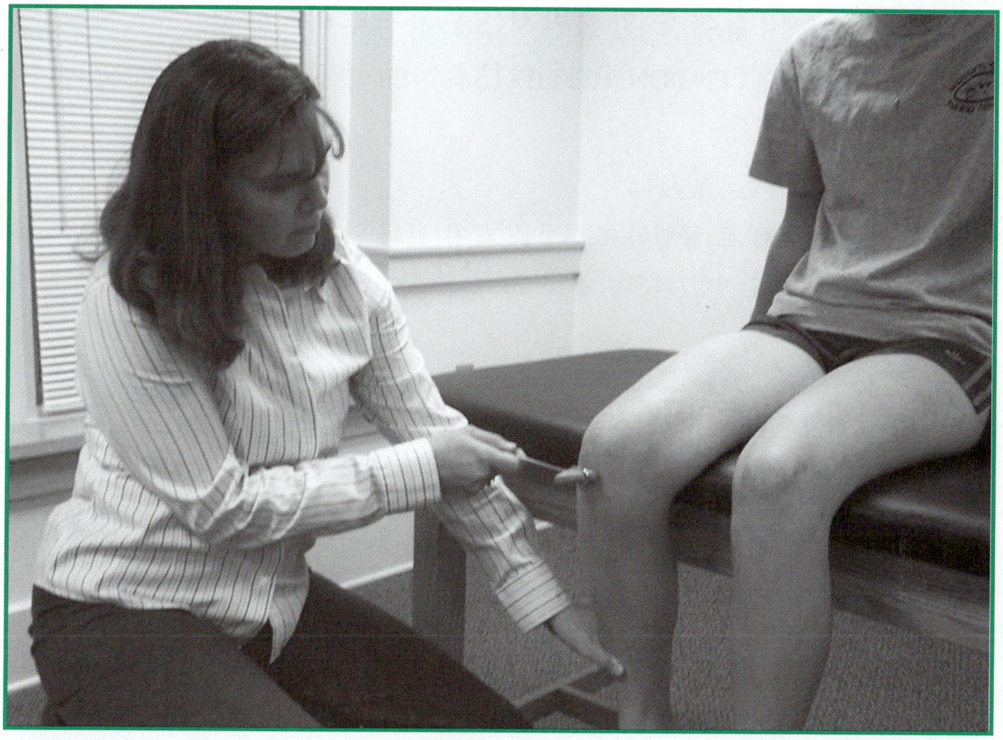

그림 14 - 1

아킬레스 힘줄반사(S1 신경뿌리) 검사
ACHILLES TENDON REFLEX(S1 NERVE ROOT) TESTING

검사 자세(TEST POSITION)

환자는 무릎을 90°로 굽힘하고 테이블 끝에 걸터 앉는다. 그리고 환자의 발목을 수동으로 약간 뒤굽힘시킨다(그림 14-2).

동작(ACTION)

임상가는 반사를 이끌어내기 위해 아킬레스 힘줄을 때린다.

양성 소견(POSITIVE FINDING)

이 검사의 정상 반응은 발목의 발바닥굽힘이다. 힘줄의 반응을 통해 반사의 등급을 매긴다(표 8-1과 표 8-2 참조).

특별한 고려사항(SPECIAL CONSIDERATIONS)

다른 검사 자세로써, 환자는 무릎을 펴고 발이 테이블 밖으로 나오도록 쭉 빼고 엎드린다. 이때도 발목을 약간 뒤굽힘시키거나(그림 14-3), 혹은 발목을 테이블 밖으로 빼놓고, 무릎 꿇은 자세를 취한다(그림 14-4). 어떤 학자들은 이 반사를 S1과 S2 분절 검사로 간주하고 있다.

특이도(SPECIFICITY)

0.90

민감도(SENSITIVITY)

0.47

양성 우도비(POSITIVE LIKELIHOOD RATIO)

4.7

음성 우도비(NEGATIVE LIKELIHOOD RATIO)

0.59

참고문헌(REFERENCES)

Lauder TD, Dillingham TR, Andary M. Effect of history and exam in predicting electrodiagnostic outcome among patients with suspected lumbosacral radiculopathy. *Am J Phys Med Rehab*. 2000;79:60-68.

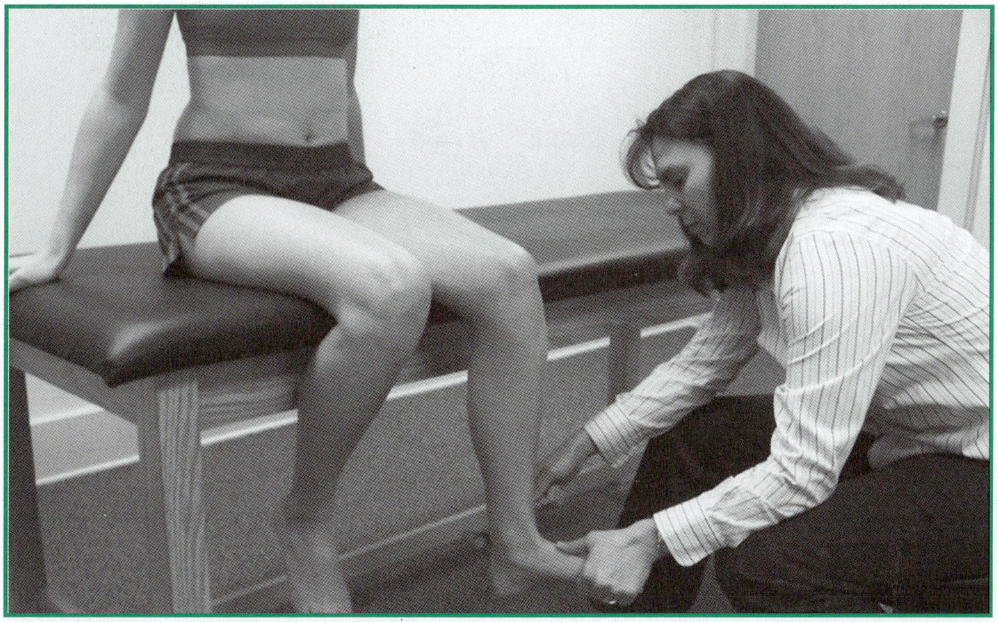

그림 14 - 2

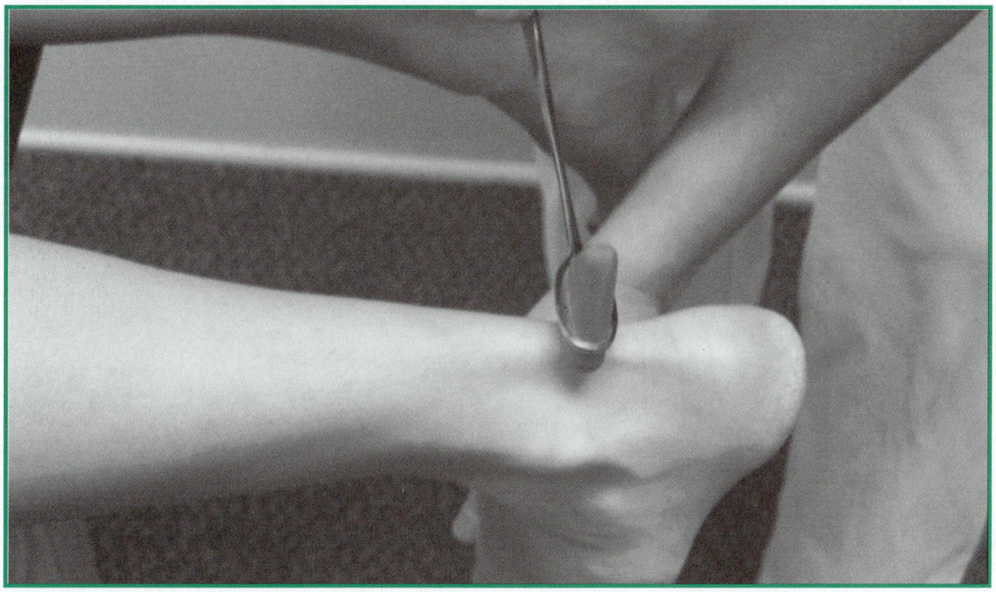

그림 14 - 3

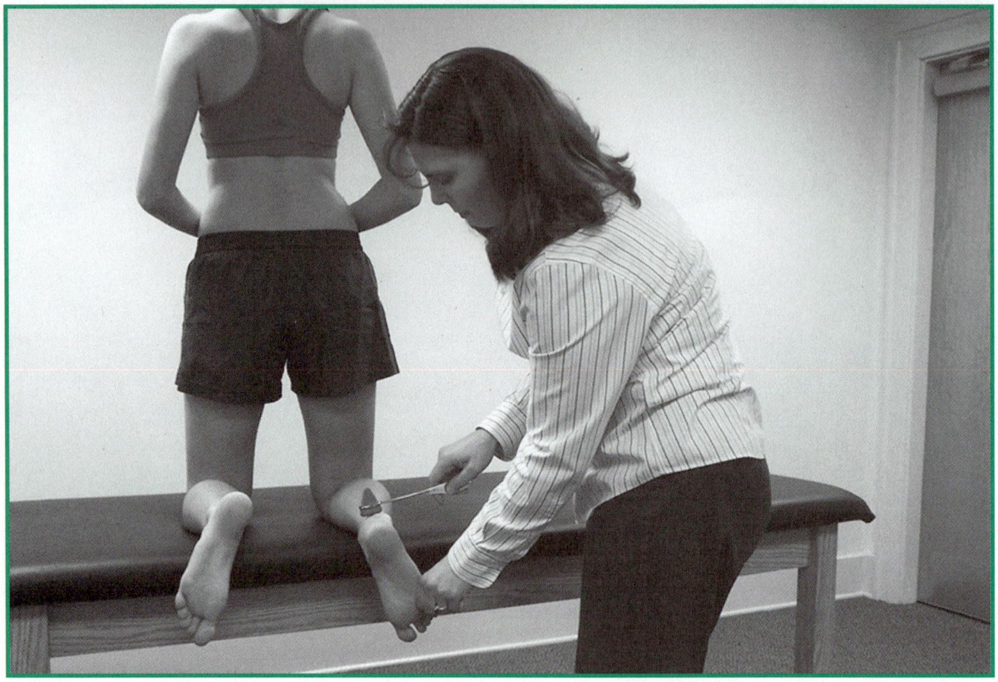

그림 14 - 4

Reese NB. *Muscle and Sensory Testing*. 2nd ed. Philadelphia, PA: W.B. Saunders; 2005.

Starkey C, Ryan JL. *Evaluation of Orthopedic and Athletic Injuries*. 2nd ed. Philadelphia, PA: F.A. Davis; 2002.

제 15 장

등뼈와 허리뼈를 위한 특수검사

Special Tests for the Thoracic and Lumbar Spine

BEEVOR 징후
BEEVOR'S SIGN

검사 자세(TEST POSITION)

환자는 무릎을 세우고 누운 자세를 취한다.

동작(ACTION)

임상가는 환자에게 윗몸일으키기 하듯이 약간 일어나 앉도록 주문하고, 이때 환자의 배꼽을 관찰한다(그림 15−1).

양성 소견(POSITIVE FINDING)

양성 소견은 환자가 일어나 앉으려고 시도할 때, 배꼽이 위쪽, 아래쪽, 바깥쪽으로 배꼽이 움직인다. 양성 소견은 T5-T12 신경뿌리의 문제 때문에 배곧은근(복직근)이 작용하지 않음을 의미한다.

특별한 고려사항(SPECIAL CONSIDERATIONS)

병리 상태에 놓여 있을 때, 배꼽은 항상 강하게 작용하는 근육쪽으로 움직일 것이다.

역사(HISTORICAL NOTES)

이 검사는 신경학자인 Charles Edward Beevor의 이름에서 유래되었다.

특이도(SPECIFICITY)

이용할 데이터가 없다.

민감도(SENSITIVITY)

이용할 데이터가 없다.

참고문헌(REFERENCES)

Awerbuch GI, Nigro MA, Wishnow R. Beevor's sign and facioscapulohumeral dystrophy. *Arch Neurol*. 1990;47(11):1208-9.

Pearce JM. Beevor's sign. *Eur Neurol*. 2005;53(4):208-9.

Starkey C, Ryan JL. *Evaluation of Orthopedic and Athletic Injuries*. 2nd ed. Philadelphia, PA: F.A. Davis; 2002.

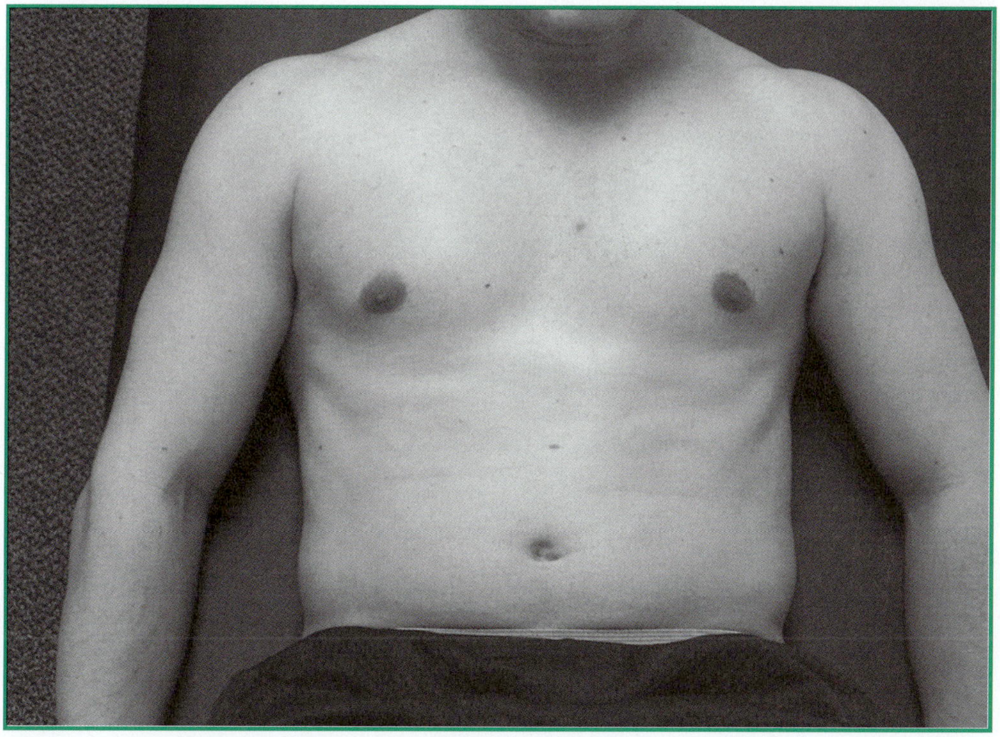

그림 15 - 1

MILGRAM 검사
MILGRAM'S TEST

검사 자세(TEST POSITION)

환자는 바로 누운 자세를 취한다.

동작(ACTION)

임상가는 환자에게 테이블로부터 약 2-6인치 정도 양쪽 다리를 들어올리도록 주문하고, 또 이 자세를 약 30초간 유지하도록 주문한다(그림 15−2).

양성 소견(POSITIVE FINDING)

양성 소견은 환자가 위의 자세를 30초간 유지하지 못하거나, 양쪽 다리를 들어올리지 못하거나, 이 자세를 수행하는 동안 다리쪽에 증상이 나타나는 것이다. 양성 검사는 추간판 탈출증이나, 종양, 골극 등과 같은 공간점유 병변이 있음을 의미한다.

특별한 고려사항(SPECIAL CONSIDERATIONS)

이 검사는 정맥 순환에 변화를 주는 수막공간의 압력을 증가시키고, 또 어지러움 혹은 의식상실을 초래할 수 있다. 위의 경우에도, 이 검사를 30초 동안 수행할 수 없게 되고, 수많은 가짜 양성 소견을 초래할 수 있다.

역사(HISTORICAL NOTES)

이 검사는 1950년대 후반에 이 검사를 발견한 정형외과의사인 Joseph Elias Milgram의 이름에서 유래되었다.

특이도(SPECIFICITY)

이용할 데이터가 없다.

민감도(SENSITIVITY)

이용할 데이터가 없다.

참고문헌(REFERENCES)

Magee DJ. *Orthopedic Physical Assessment*. 4th ed. Philadelphia, PA: W. B. Saunders; 2002.

Starkey C, Ryan JL. *Evaluation of Orthopedic and Athletic Injuries*. 2nd ed. Philadelphia, PA: F.A. Davis; 2002.

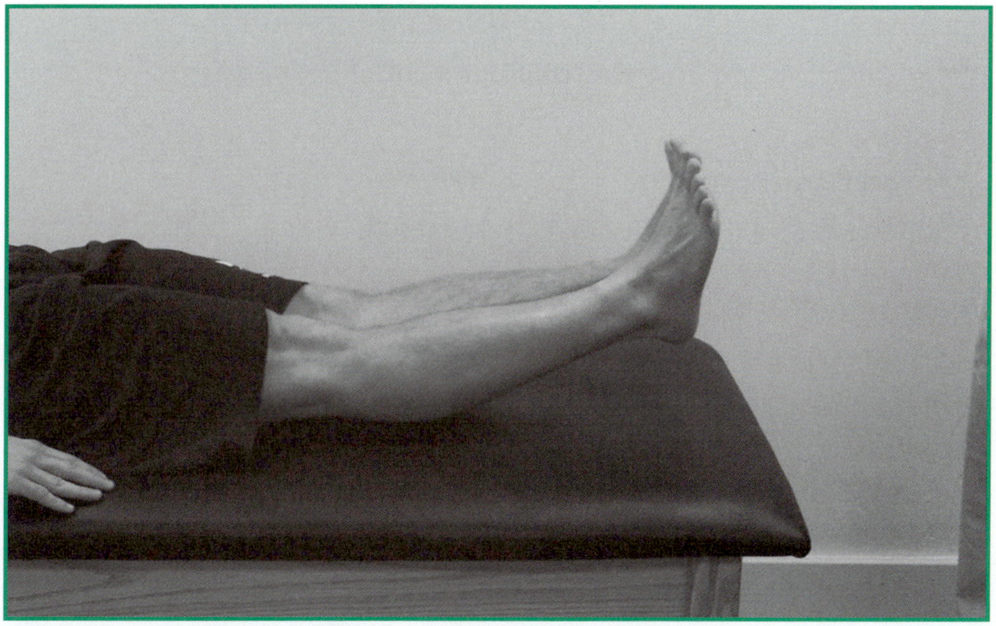

그림 15 - 2

BRUDZINSKI 징후
BRUDXINSKI'S SIGN

검사 자세(TEST POSITION)

환자는 양 손을 머리 뒤에 놓고 누운 자세를 취한다.

동작(ACTION)

임상가는 환자에게 머리 뒤에 놓인 양손을 이용해 수동으로 자신의 목뼈를 굽히도록 하고, 수동으로 머리를 테이블 위로 들어올리도록 주문한다. 그런 다음, 검사 다리를 끝지점까지 혹은 통증이 발생할 때까지 능동적으로 엉덩관절을 굽히도록 주문한다(무릎을 편 채). 그 다음, 무릎을 능동적으로 90° 까지 굽히도록 주문한다. 이때 검사쪽 엉덩관절은 굽힘 자세를 그대로 유지해야 한다. 반대측 다리는 검사하는 동안 테이블 위에 놓여 있어야 한다(그림 15−3과 그림 15−4).

양성 소견(POSITIVE FINDING)

양성 소견은 목과 엉덩관절의 굽힘을 증가시켰을 때, 척추 통증이나 하지 증상이 나타나다가, 무릎을 굽히면 증상이 완화된다. 양성 소견은 신경뿌리 충돌, 경막 자극 및 수막 자극이 있음을 의미한다.

특별한 고려사항(SPECIAL CONSIDERATIONS)

임상가가 세균성 혹은 바이러스성 수막염이 의심되면, Brudzinski 징후를 수행하도록 추천한다.

역사(HISTORICAL NOTES)

이 검사는 목뼈의 신경학적 구조물에 긴장을 증가시킬 수 있도록 Kernig 검사에다 목뼈 굽힘을 추가시킨 최초의 사람인 Joesf Brudzinski의 이름에서 유래되었다.

다른 이름(ALTERNATE NAMES)

이 검사는 *Brudzinski 검사*, *Brudzinski 증후*, *Brudzinski-Kernig 검사*, *Brudzinski-Kernig 징후* 및 *Kernig-Brudzinski 징후*의 이름으로도 불린다.

민감도(SENSITIVITY)

성인의 수막염 감지에 대한 민감도: 0.05

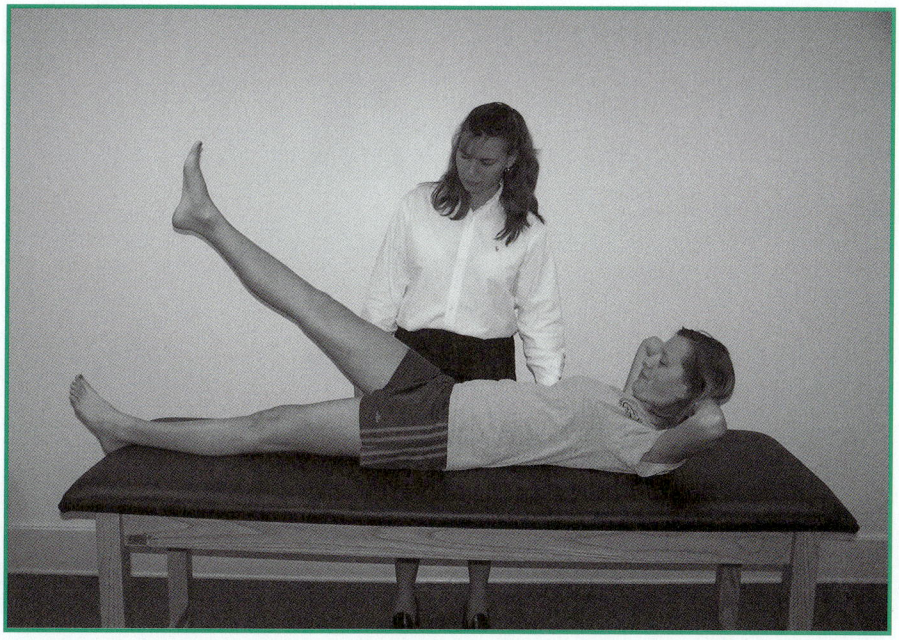

그림 15 - 3

양성 우도비(Positive Likelihood Ratio)

성인의 수막염 감지에 대한 양성 우도비: 0.97

참고문헌(References)

Konin JG, Wiksten DL, Isear JA, Brader H. *Special Tests for Orthopedic Examination*. 3rd ed. Thorofare, NJ: SLACK Incorporated; 2006.

Magee DJ. *Orthopedic Physical Assessment*. 4th ed. Philadelphia, PA: W. B. Saunders; 2002.

Starkey C, Ryan JL. *Evaluation of Orthopedic and Athletic Injuries*. 2nd ed. Philadelphia, PA: F.A. Davis; 2002.

Thomas KE, Hasbun R, Jekel J, Quagliarello VJ. The diagnostic accuracy of Kernig's sign, Brudzinski's sign and nuchal rigidity in adults with suspected meningitis. *Clinical Infection Discussion*. 2002;35(1):46-52.

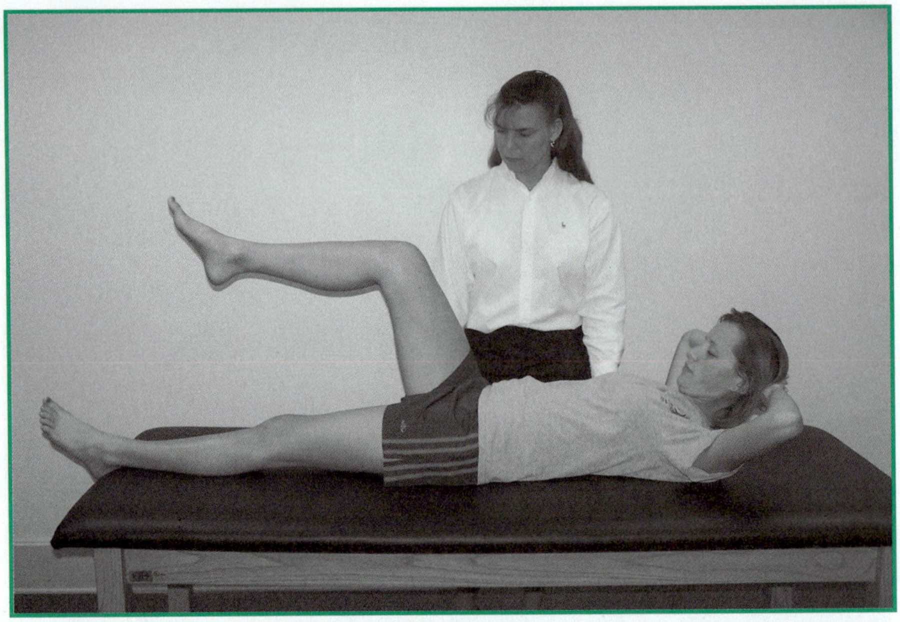

그림 15 - 4

KERNIG 검사
KERNIG'S TEST

검사 자세(TEST POSITION)

환자는 누운 자세를 취한다.

동작(ACTION)

임상가는 환자에게 검사쪽 다리를 끝지점 혹은 통증이 발생할 때까지 능동적으로 엉덩관절을 굽히도록 주문한다(무릎을 편 채). 그 다음, 무릎을 능동적으로 90° 까지 굽히도록 주문한다. 이때 검사쪽 엉덩관절은 굽힘 자세를 그대로 유지해야 한다. 반대측 다리는 검사하는 동안 테이블 위에 놓여 있어야 한다(그림 15-5과 그림 15-6).

양성 소견(POSITIVE FINDING)

양성 소견은 목과 엉덩관절의 굽힘을 증가시켰을 때 척추 통증이나 하지 증상이 나타나다가, 무릎을 굽히면 증상이 완화된다. 양성 소견은 신경뿌리 충돌, 경막 자극 및 수막 자극이 있음을 의미한다.

특별한 고려사항(SPECIAL CONSIDERATIONS)

임상가가 세균성 혹은 바이러스성 수막염이 의심되면, Kernig 징후를 수행하도록 추천한다.

역사(HISTORICAL NOTES)

이 검사는 수막염의 1차 검사로서 척추의 신경학적 구조물에 긴장을 증가시키는 것으로, 1882년에 최초로 제시한 Vladimir Mikhailovich Kernig의 이름에 유래되었다. 이 검사는 나중에 Brudzinski에 의해 목뼈 굽힘이 추가된다.

다른 이름(ALTERNATE NAMES)

이 검사는 *Kernig 징후, Kernig 현상, Kernig 증상, Brudzinski-Kernig 검사, Kernig-Brudzinski 검사, Brudzinski-Kernig 징후, Kernig-Brudzinski 징후*의 이름으로도 불린다.

민감도(SENSITIVITY)

성인의 수막염 감지에 대한 민감도: 0.05

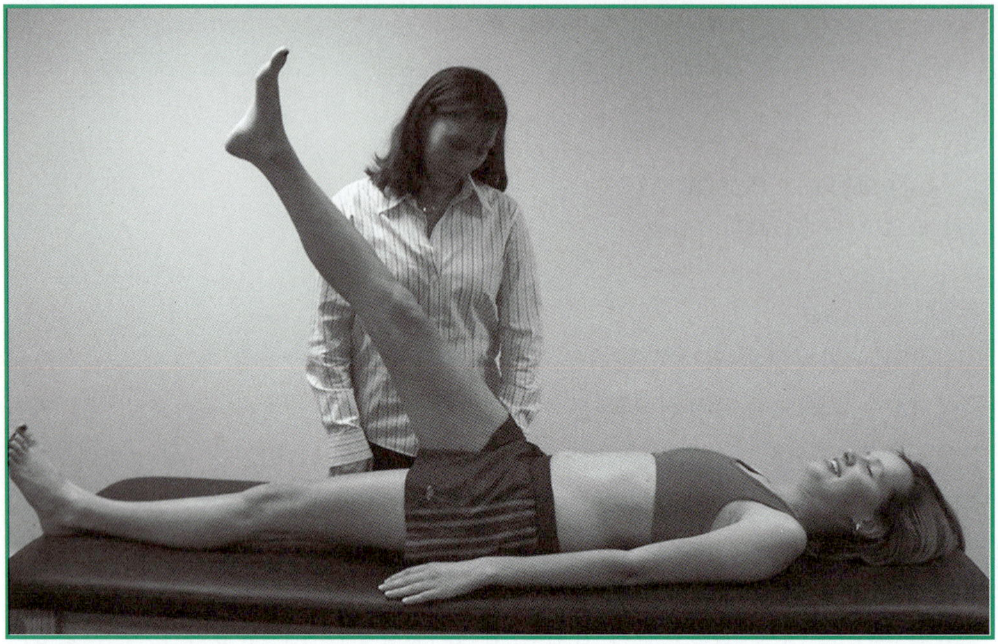

그림 15 - 5

양성 우도비(POSITIVE LIKELIHOOD RATIO)

성인의 수막염 감지에 대한 양성 우도비: 0.97

참고문헌(REFERENCES)

Konin JG, Wiksten DL, Isear JA, Brader H. *Special Tests for Orthopedic Examination*. 3rd ed. Thorofare, NJ: SLACK Incorporated; 2006.

Magee DJ. *Orthopedic Physical Assessment*. 4th ed. Philadelphia, PA: W. B. Saunders; 2002.

Starkey C, Ryan JL. *Evaluation of Orthopedic and Athletic Injuries*. 2nd ed. Philadelphia, PA: F.A. Davis; 2002.

Thomas KE, Hasbun R, Jekel J, Quagliarello VJ. The diagnostic accuracy of Kernig's sign, Brudzinski's sign and nuchal rigidity in adults with suspected meningitis. *Clinical Infection Discussion*. 2002;35(1):46-52.

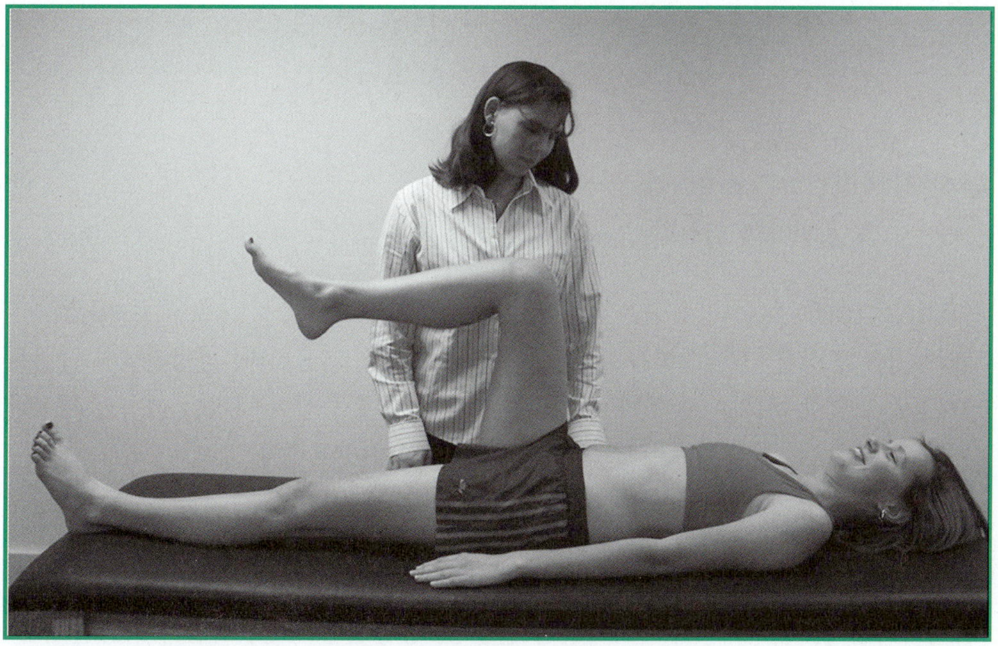

그림 15 - 6

무릎펴고 들어올리기(SLR) 검사
STRAIGHT LEG RAISE TEST

검사 자세(TEST POSITION)
환자는 누운 자세를 취한다.

동작(ACTION)
임상가는 증상이 있는 다리를 완전히 편 채 수동적으로 굽힌다. 엉덩관절의 굽힘은 끝지점에 도달할 때(70~90°)까지 혹은 척추나 하지에 증상이 나타날 때까지 계속한다. 반대측 다리는 검사하는 동안 테이블 위에 놓여 있어야 한다(그림 15−7).

양성 소견(POSITIVE FINDING)
양성 소견은 무릎을 편 채 엉덩관절을 완전 범위까지 굽히기도 전에 통증이나 증상이 나타나는 것으로써, 척추뼈사이원반 탈출증, 궁둥신경 증상, 뒤넙다리근(슬괵근)의 타이트함이 있음을 의미한다. 일반적으로, 척추 통증의 발생(하지 통증의 존재와 관계없이)은 척추뼈사이원반 탈출증이나 궁둥신경 문제가 있음을 의미하고, 반면 하지 통증만 단독적으로 있을 때는 뒤넙다리근의 타이트함이 있음을 의미한다.

특별한 고려사항(SPECIAL CONSIDERATIONS)
환자의 증상이 신경학적 문제인지 뒤넙다리근의 타이트함인지를 구분하기 위해, 임상가는 수정된 SLR 검사를 수행할 수 있다. 만약 환자가 끝지점까지 도달하기 전에 통증을 호소한다면, 증상이 사라지는 지점까지 엉덩관절을 내린다. 그런 다음, 임상가는 검사 다리의 발목을 수동적으로 뒤굽힘시키거나, 혹은 환자에게 능동적으로 목뼈를 굽히도록 주문한다. 경막 통증이 발생한다면, 환자는 다시 통증이나 불편을 호소할 것이다. 환자의 본래 불편함이 뒤넙다리근의 타이트함 때문이라면, 발목 뒤굽힘과 목뼈 굽힘으로 환자의 불편함이 악화되지 않을 것이다.

역사(HISTORICAL NOTES)
검사는 원래 1870년대 Ernest-Charles Lasegue에 의해 환자가 궁둥신경통이라고, 꾀병을 부리고 있는지를 파악하기 위해 개발된 것이다. 검사는 1880년까지 발표되지 않다가, Laza K. Lazarevic에 의해 발표되었다.

다른 이름(ALTERNATE NAMES)
이 검사는 *Lasegue 검사*와 *Lasegue 징후*로 불린다. SLR 검사에 목뼈 굽힘이 추

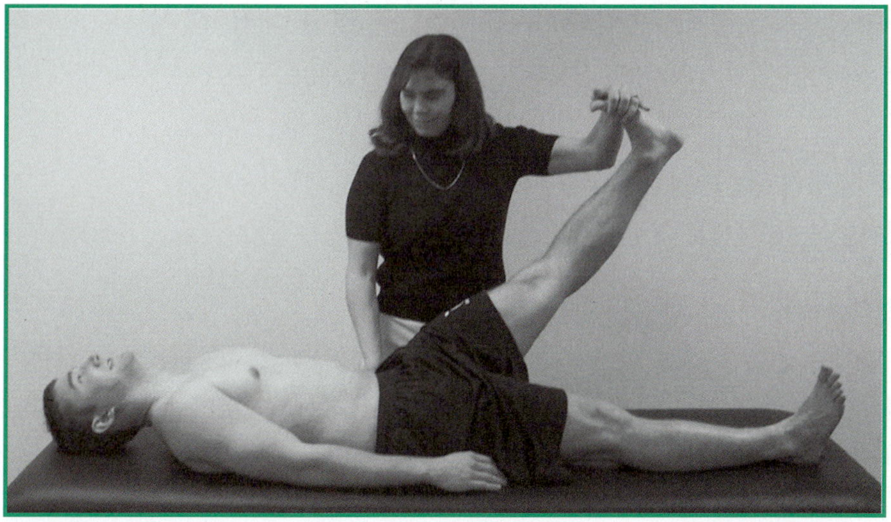

그림 15 - 7

가되면, *Hyndman 징후, Brudzinski 징후, Lidner 징후* 혹은 *Soto-Hall 검사*로 불린다. 발목 뒤굽힘이 첨가되면, *Bragard 검사*로 불린다.

특이도 (Specificity)

척추뼈사이원반 탈출증 감지에 대한 특이도: 0.10 - 0.57

민감도 (Sensitivity)

척추뼈사이원반 탈출증 감지에 대한 민감도: 0.78 - 0.97

양성 우도비 (Positive Likelihood Ratio)

척추뼈사이원반 탈출증 감지에 대한 양성 우도비: 1.0 - 1.98

음성 우도비 (Negative Likelihood Ratio)

척추뼈사이원반 탈출증 감지에 대한 음성 우도비: 0.05 - 3.5

참고문헌 (References)

Cleland J. Orthopaedic Clinical Examination: *An Evidence-Based Approach for Physical Therapists*. Carlstadt, NJ: Icon Learning Systems; 2005.

Magee DJ. *Orthopedic Physical Assessment*. 4th ed. Philadelphia, PA: W. B. Saunders; 2002.

Starkey C, Ryan JL. *Evaluation of Orthopedic and Athletic Injuries*. 2nd ed. Philadelphia, PA: F.A. Davis; 2002.

허리뼈 Lumbar Spine

건측 다리로 무릎펴고 들어올리기 검사
WELL STRAIGHT LEG RAISE TEST

검사 자세(TEST POSITION)

환자는 누운 자세를 취한다.

동작(ACTION)

임상가는 건측 다리를 완전히 편 채 수동적으로 굽힌다. 엉덩관절의 굽힘은 끝지점에 도달할 때(70~90°)까지 혹은 척추나 하지에 증상이 나타날 때까지 계속한다. 반대측 다리는 검사하는 동안 테이블 위에 놓여 있어야 한다(그림 15−8).

양성 소견(POSITIVE FINDING)

양성 소견은 건측 하지를 수동적으로 들어올리는 동안, 환측 하지에 통증이 발생하는 경우이다. 양성 소견은 중앙성 척추뼈사이원반 탈출증이나 종양과 같은, 큰 공간을 점유하는 병변이 있음을 의미한다.

특별한 고려사항(SPECIAL CONSIDERATIONS)

양성 건측 다리들기 검사는 일반적으로 수술적 중재없이는 예후가 나쁨을 의미한다.

역사(HISTORICAL NOTES)

검사는 Fajersztain에 의해 최초로 소개되었다.

다른 이름(ALTERNATE NAMES)

이 검사는 *Fajersztain의 Well Leg Rasing 검사, Lhermitt 검사, Prostrate Leg Rasing 검사, Cross-over 징후, Sciatic 현상*으로 불린다.

특이도(SPECIFICITY)

척추뼈사이원반 탈출증 감지에 대한 특이도: 0.88 - 1.0

민감도(SENSITIVITY)

척추뼈사이원반 탈출증 감지에 대한 민감도: 0.15 - 0.57

양성 우도비(POSITIVE LIKELIHOOD RATIO)

척추뼈사이원반 탈출증 감지에 대한 양성 우도비: 1.92 - 6.14

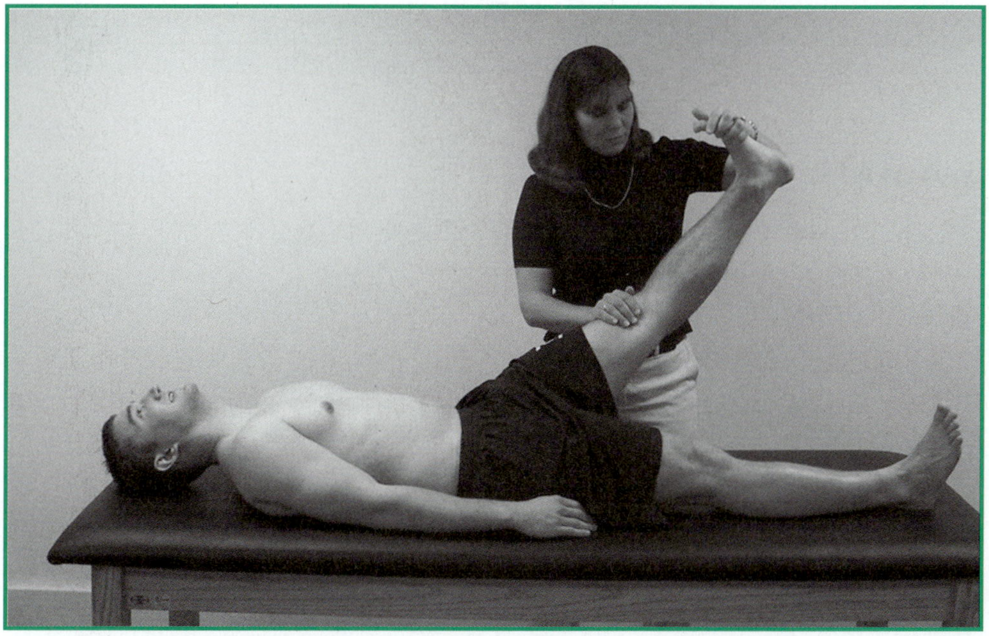

그림 15 - 8

음성 우도비(NEGATIVE LIKELIHOOD RATIO)

척추뼈사이원반 탈출증 감지에 대한 음성 우도비: 0.43 - 0.88

참고문헌(REFERENCES)

Cleland J. Orthopaedic Clinical Examination: *An Evidence-Based Approach for Physical Therapists*. Carlstadt, NJ: Icon Learning Systems; 2005.

Konin JG, Wiksten DL, Isear JA, Brader H. *Special Tests for Orthopedic Examination*. 3rd ed. Thorofare, NJ: SLACK Incorporated; 2006.

Magee DJ. *Orthopedic Physical Assessment*. 4th ed. Philadelphia, PA: W. B. Saunders; 2002.

Starkey C, Ryan JL. *Evaluation of Orthopedic and Athletic Injuries*. 2nd ed. Philadelphia, PA: F.A. Davis; 2002.

사분원 검사
QUADRANT TEST

검사 자세(TEST POSITION)

환자는 양 발을 어깨너비 만큼 벌려 서고, 양 손을 엉덩관절에 놓는다.

동작(ACTION)

임상가는 환자에게 척추를 펴도록 주문하고, 증상이 있는 쪽으로 옆굽힘과 돌림을 하도록 주문한다. 임상가는 양 손을 환자의 어깨 위에 놓고 과압박을 적용한다(그림 15-9).

양성 소견(POSITIVE FINDING)

양성 소견으로, 척추 통증은 파셋관절에 문제가 있음을 의미하고, 하지 증상의 재발은 척추뼈사이원반 탈출증, 신경뿌리 눌림, 혹은 다른 공간점유 병변이 있음을 의미한다.

특별한 고려사항(SPECIAL CONSIDERATIONS)

검사 동안, 엉치엉덩관절에 국한된 증상은 엉치엉덩관절(SI)의 기능장애를 의미한다.

특이도(SPECIFICITY)

이용할 데이터가 없다.

민감도(SENSITIVITY)

이용할 데이터가 없다.

참고문헌(REFERENCES)

Lyle MA, Manes S, McGuinness M, Ziaei S, Iversen MD. Relationship of physical examination findings and self-reported symptoms severity and physical function in patients with degenerative lumbar conditions. *Phys Ther*. 2005;85(2):120-133.

Magee DJ. *Orthopedic Physical Assessment*. 4th ed. Philadelphia, PA: W. B. Saunders; 2002.

Starkey C, Ryan JL. *Evaluation of Orthopedic and Athletic Injuries*. 2nd ed. Philadelphia, PA: F.A. Davis; 2002.

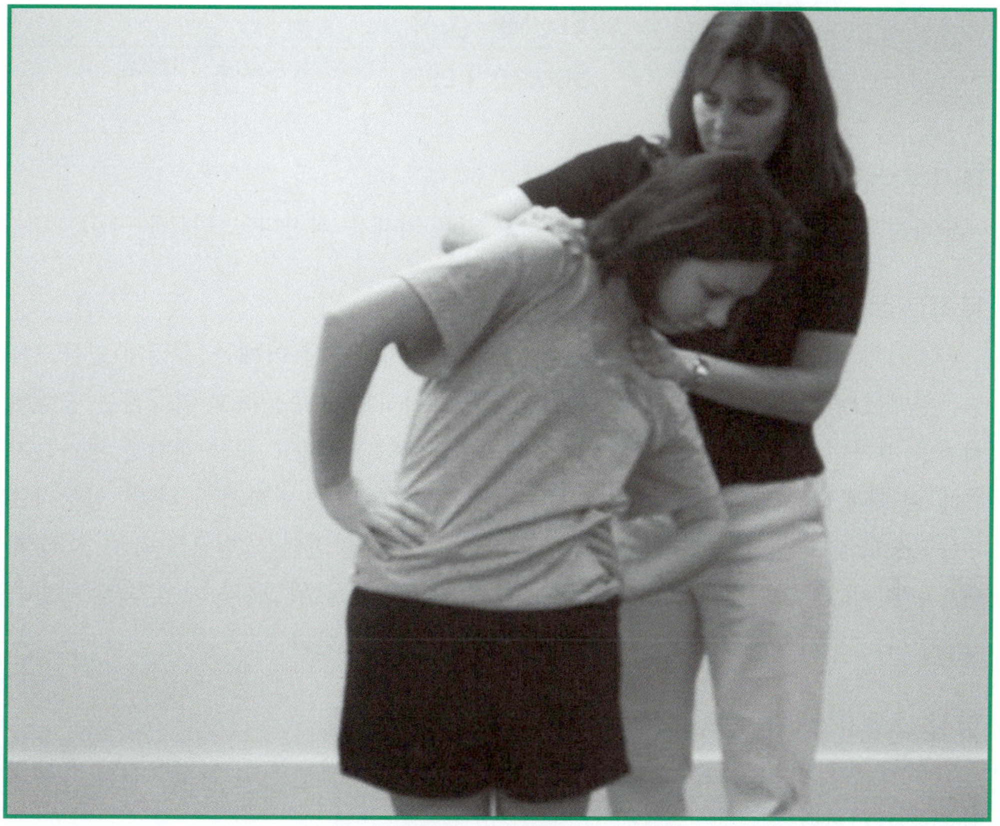

그림 15 - 9

SLUMP 검사
SLUMP TEST

검사 자세(TEST POSITION)

환자는 무릎과 엉덩관절을 90°로 굽히고 앉은 자세를 취한다(그림 15-10).

동작(ACTION)

환자에게 앞쪽으로 숙이고, 목뼈를 중립위로 유지하면서 어깨를 둥글게 만들도록 주문한다(그림 15-11). 환자에게 이 자세를 유지하도록 주문하고 임상가는 증상의 재발을 평가한다. 그런 다음, 임상가는 환자의 목뼈를 굽히고 증상 재발을 평가하기 위해 이 자세를 유지하도록 주문한다(그림 15-12). 만약 변화가 없다면, 임상가는 수동적으로 환자의 무릎을 편 후, 다시 증상 재발을 관찰한다(그림 15-13). 이렇게 해도 변화가 없다면, 임상가는 수동적으로 환자의 발목을 뒤굽힘시키고 증상 재발을 평가한다(그림 15-14). 그런 다음 반대측 다리를 검사한다.

양성 소견(POSITIVE FINDING)

양성 소견은 환자의 증상 재발이며, 이것은 경막, 척수, 혹은 신경뿌리에 문제가 있음을 의미한다.

특별한 고려사항(SPECIAL CONSIDERATIONS)

목뼈 굽힘, 무릎 폄, 발목의 뒤굽힘 등의 운동은 이 검사를 하는 동안 수동적으로나 능동적으로 수행될 수 있다. 환자가 증상 재발을 호소한다면, 더 이상의 증상 유발 검사가 필요하지 않고 검사를 중단해야 한다.

다른 이름(ALTERNATE NAMES)

이 검사는 *Slouch 검사*로 불린다.

특이도(SPECIFICITY)

이용할 데이터가 없다.

민감도(SENSITIVITY)

이용할 데이터가 없다.

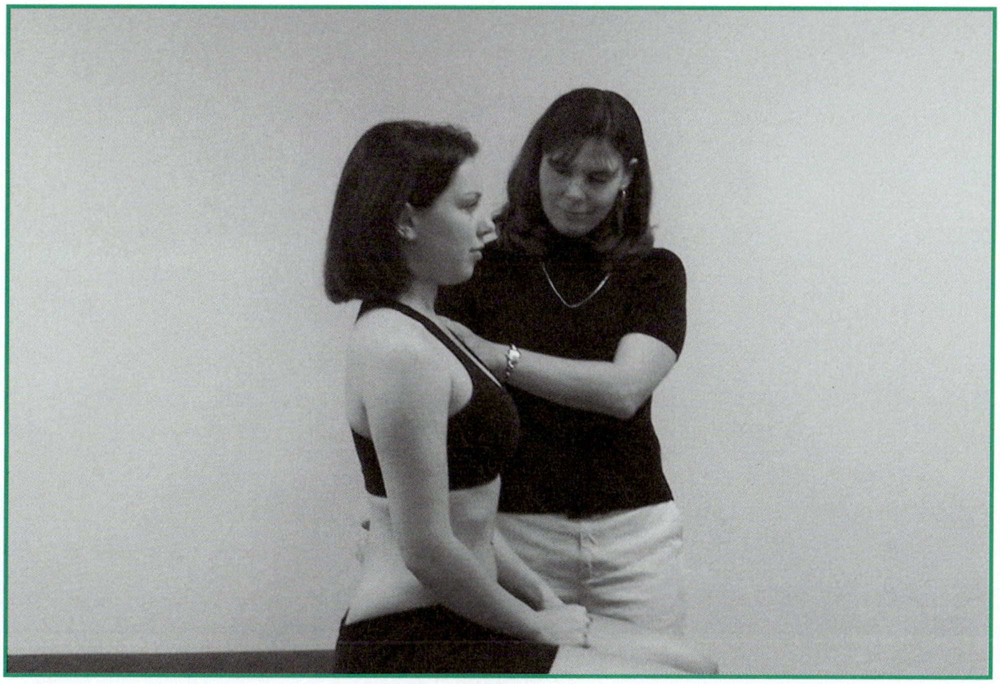

그림 15 - 10

참고문헌 (REFERENCES)

Cleland JA, Childs JD, Palmer JA, Eberhart S. Slump stretching in the management of non-radicular low back pain: a pilot clinical trial. *Manual Therapy*. 2006;11(4):279-286.

George SZ. Characteristics of patients with lower extremity symptoms treated with slump stretching: a case series. J Orthop sports Phys ther. 2002;32(8):391-398.

Johnson EK, chiarello CM. The Slump test: the effects of head and lower extremity position on knee extension. J Orthop sports Phys Ther. 1997;26(6):310-317.

Konin JG, Wiksten DL, Isear JA, Brader H. *Special Tests for Orthopedic Examination*. 3rd ed. Thorofare, NJ: SLACK Incorporated; 2006.

Magee DJ. *Orthopedic Physical Assessment*. 4th ed. Philadelphia, PA: W. B. Saunders; 2002.

Stankovic R, Johnell O, Maly P, Wilner S. Use of lumbar extension, slump test, physical and neurological examination in the evaluation of patients with suspected herniated nucleus pulposus: a prospective clinical study. *Manual Therapy*. 1999;4(1):25-32.

Starkey C, Ryan JL. *Evaluation of Orthopedic and Athletic Injuries*. 2nd ed. Philadelphia, PA: F.A. Davis; 2002.

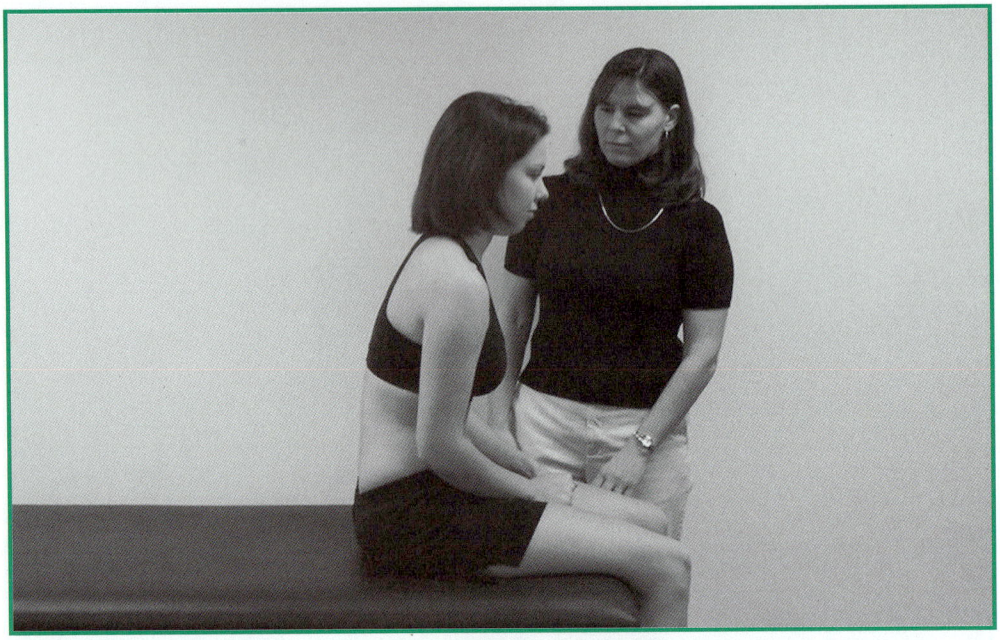

그림 15 - 11

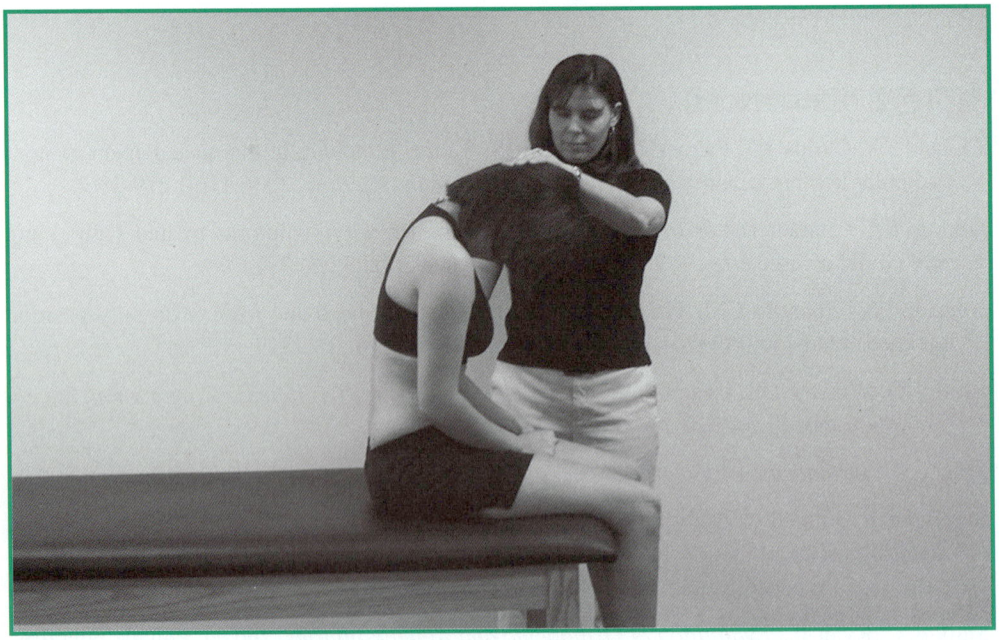

그림 15 - 12

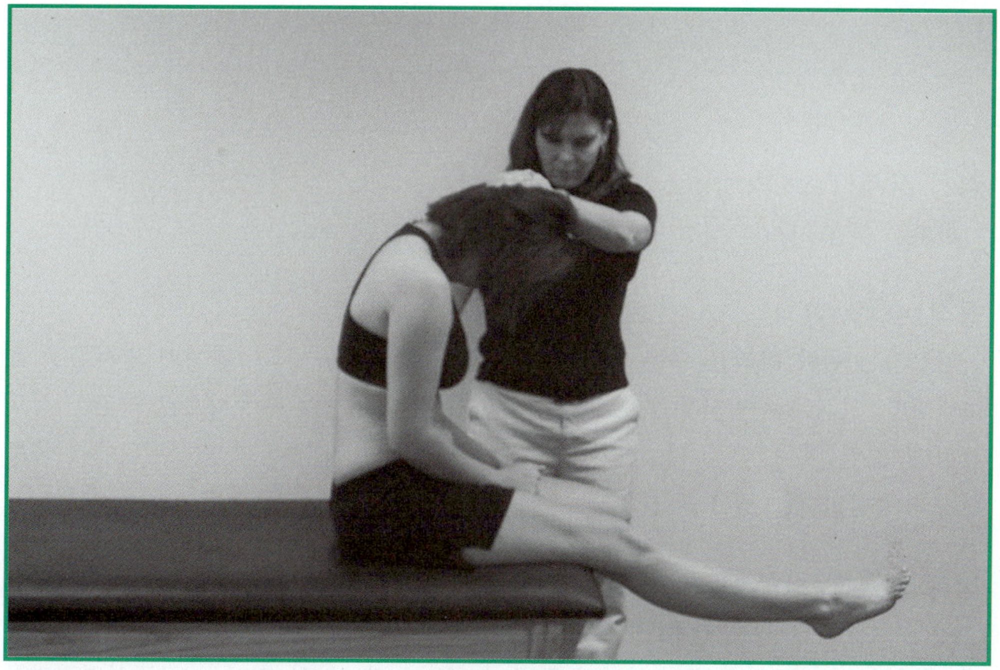

그림 15 - 13

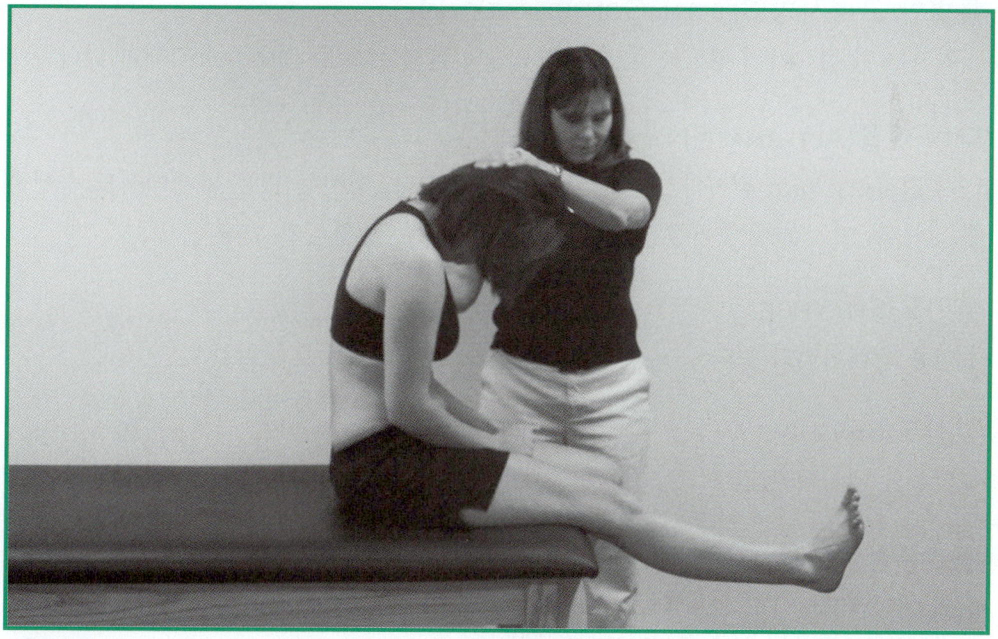

그림 15 - 14

활시위 검사
BOWSTRING TEST

검사 자세(TEST POSITION)

환자는 누운 자세를 취한다.

동작(ACTION)

임상가는 환측 다리를 수동 SLR로 검사한다(그림 15-15). 환자가 방사통을 호소한다면, 임상가는 방사통의 증상을 완화하기 위해 무릎을 수동적으로 약 20° 정도 굽힌다. 그런 다음, 임상가는 환자의 증상 유발을 일으키기 위해 오금부위에서 궁둥신경을 촉진한다(그림 15-16).

양성 소견(POSITIVE FINDING)

양성 소견은 SLR를 할 때 방사통이 일어나는 것이다. 그리고 무릎을 굽히면 통증이 사라지고, 오금부위를 촉진하면 통증이 증가한다. 양성 검사는 궁둥신경병리를 의미한다.

특별한 고려사항(SPECIAL CONSIDERATIONS)

환자는 이 검사가 수행되는 동안 엉덩관절의 굽힘 각도를 그대로 유지해야 한다.

다른 이름(ALTERNATE NAMES)

이 검사는 *Cram 검사*와 *오금압박 징후*로 불린다. 검사는 앉은 자세에서도 수행될 수 있는데, 이것을 *궁둥신경긴장검사* 혹은 *Deyerle 징후*라고 한다.

특이도(SPECIFICITY)

이용할 데이터가 없다.

민감도(SENSITIVITY)

이용할 데이터가 없다.

참고문헌(REFERENCES)

Konin JG, Wiksten DL, Isear JA, Brader H. *Special Tests for Orthopedic Examination*. 3rd ed. Thorofare, NJ: SLACK Incorporated; 2006.

Magee DJ. *Orthopedic Physical Assessment*. 4th ed. Philadelphia, PA: W. B. Saunders; 2002.

Starkey C, Ryan JL. *Evaluation of Orthopedic and Athletic Injuries*. 2nd ed. Philadelphia, PA: F.A. Davis; 2002.

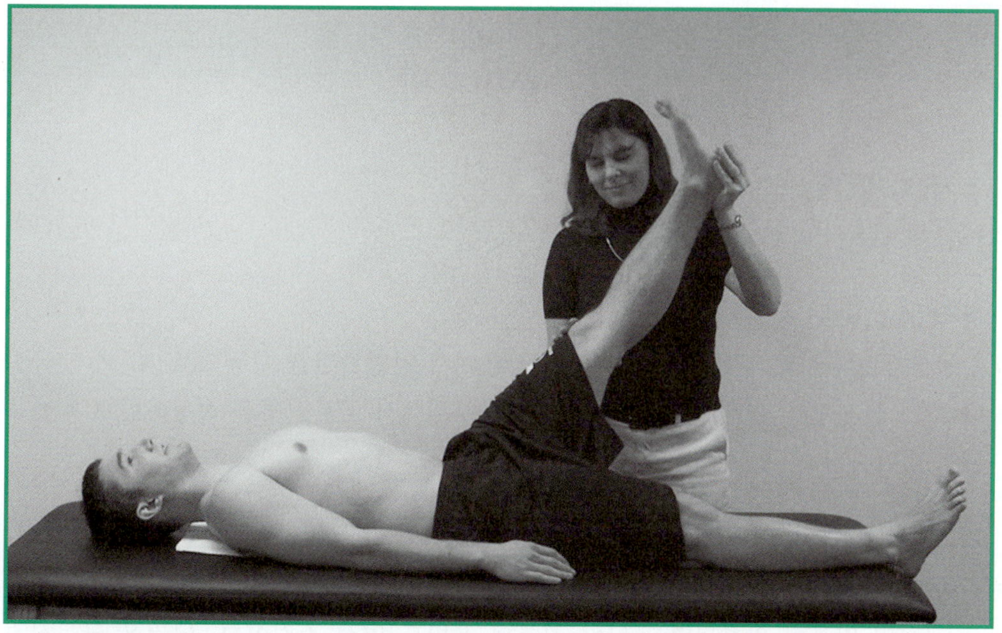

그림 15 - 15

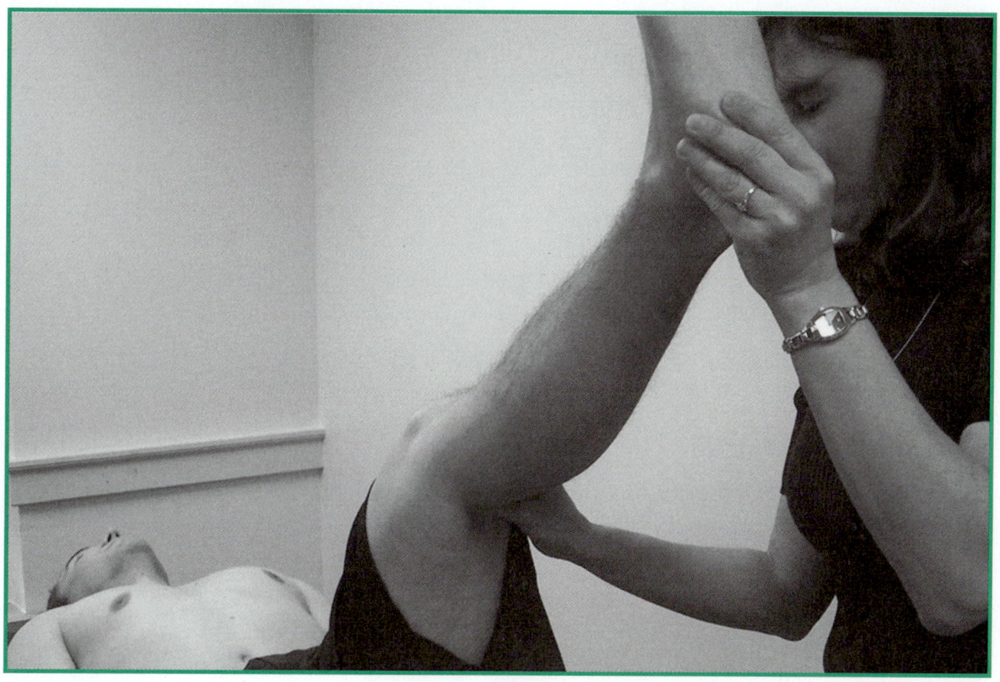

그림 15 - 16

긴장 징후
TENSION SIGN

검사 자세(TEST POSITION)

환자는 누운 자세를 취한다.

동작(ACTION)

임상가는 환자의 무릎을 90°로 굽힌 상태에서 엉덩관절을 수동으로 90°까지 굽힌다(그림 15-17). 그런 다음 임상가는 오금부위에서 궁둥신경을 촉진하면서 무릎을 완전 범위까지 편다(그림 15-18).

양성 소견(POSITIVE FINDING)

양성 소견은 무릎을 완전히 편 상태에서 오금부위에 압통이 있는 경우이고, 무릎을 굽히면 압통이 완화된다. 궁둥신경통의 유발도 양성 소견이고, 이것은 궁둥신경 병리가 있음을 의미한다.

특별한 고려사항(SPECIAL CONSIDERATIONS)

이 검사는 수정 활시위 검사이다.

다른 이름(ALTERNATE NAMES)

이 검사는 *긴장 검사*로도 불린다.

특이도(SPECIFICITY)

이용할 데이터가 없다.

민감도(SENSITIVITY)

이용할 데이터가 없다.

참고문헌(REFERENCES)

Magee DJ. *Orthopedic Physical Assessment*. 4th ed. Philadelphia, PA: W. B. Saunders; 2002.

Sugiura K, Yoshida T, Katoh S, Mimatsu M. a study of tension signs in lumbar disc hernia. *Int Orthop*. 1979;3(3):225-228.

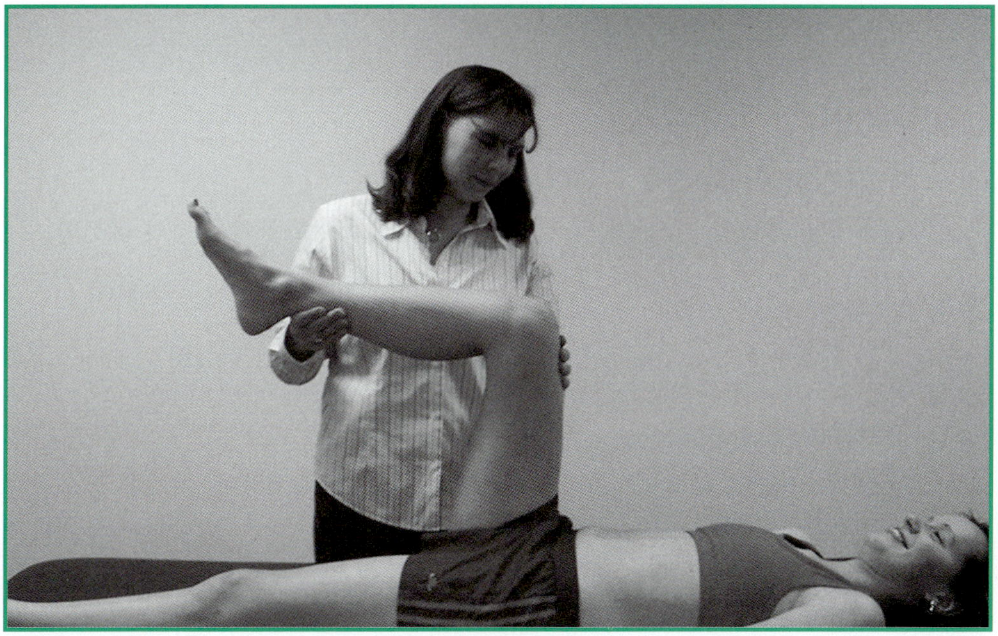

그림 15 - 17

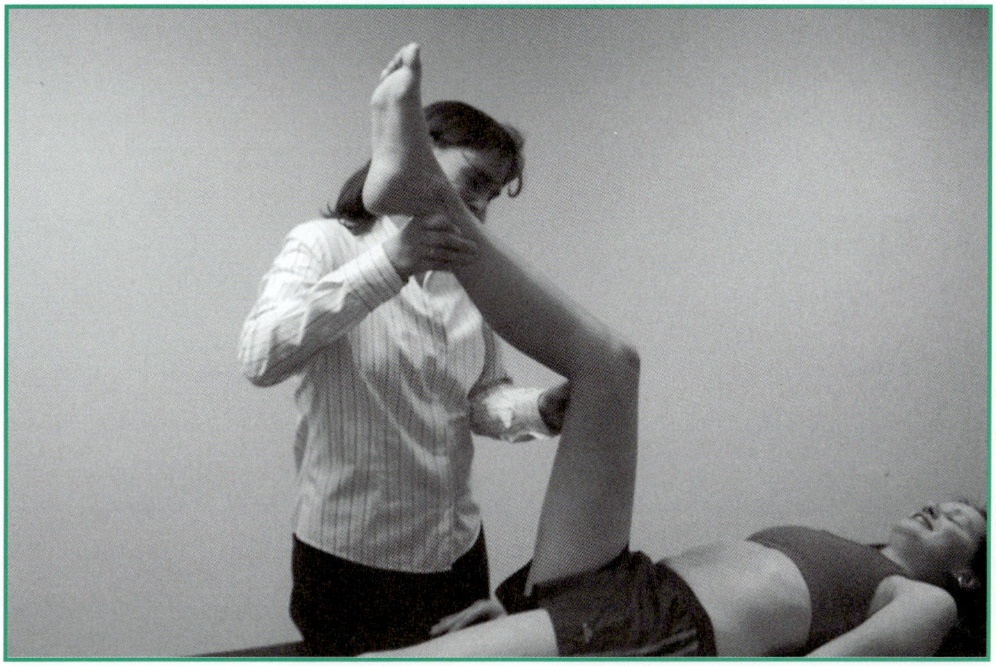

그림 15 - 18

SITTING ROOT 검사
SITTING ROOT TEST

검사 자세(TEST POSITION)

환자는 무릎과 엉덩관절을 90°로 굽히고 앉는다. 그리고 목뼈를 약간 굽힌다.

동작(ACTION)

임상가는 환자에게 능동으로 무릎을 펴도록 주문한다(그림 15-19).

양성 소견(POSITIVE FINDING)

양성 소견은 궁둥이, 허벅지 뒤쪽, 종아리 등에 통증을 호소하며, 이것은 궁둥신경에 문제가 있음을 의미한다. 임상가는 궁둥신경의 당김을 줄여주기 위해 환자가 몸을 뒤로 기울이거나 등을 굽히는 것을 관찰 수 있는데, 이런 소견은 양성 검사로 간주한다.

특별한 고려사항(SPECIAL CONSIDERATIONS)

임상가가 수동으로 무릎을 폄으로써도 이 검사를 수행할 수 있다.

다른 이름(ALTERNATE NAMES)

이 검사는 수정된 *Slump 검사*로 불린다.

특이도(SPECIFICITY)

이용할 데이터가 없다.

민감도(SENSITIVITY)

이용할 데이터가 없다.

참고문헌(REFERENCES)

Konin JG, Wiksten DL, Isear JA, Brader H. *Special Tests for Orthopedic Examination*. 3rd ed. Thorofare, NJ: SLACK Incorporated; 2006.

Magee DJ. *Orthopedic Physical Assessment*. 4th ed. Philadelphia, PA: W. B. Saunders; 2002.

Starkey C, Ryan JL. *Evaluation of Orthopedic and Athletic Injuries*. 2nd ed. Philadelphia, PA: F.A. Davis; 2002.

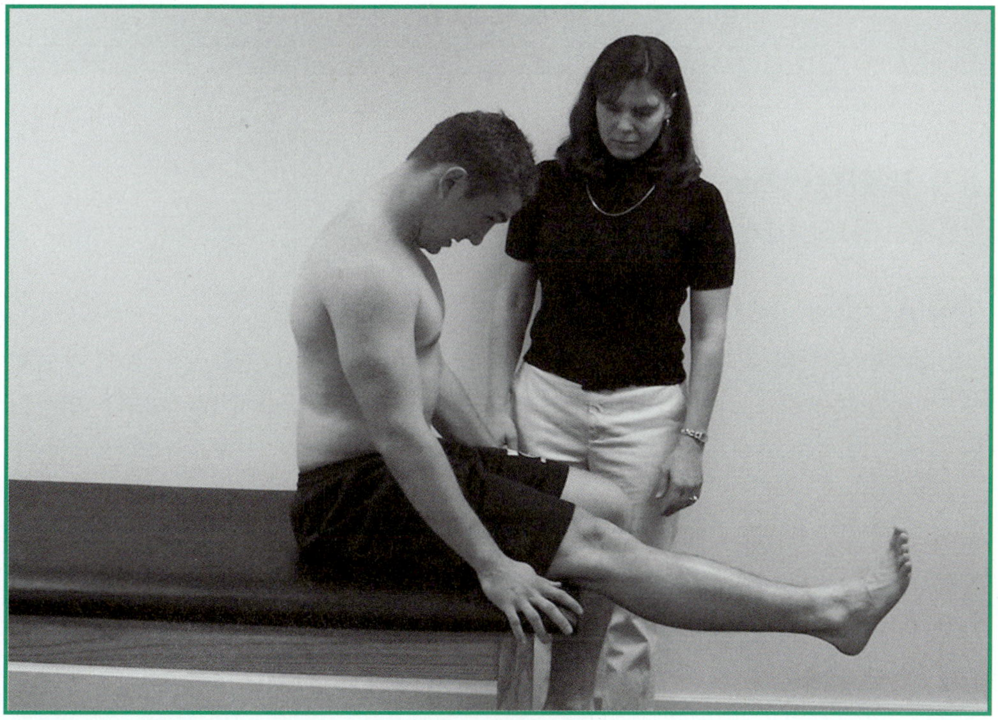

그림 15 - 19

엎드린 자세에서 무릎 굽힘 검사
PRONE KNEE BENDING TEST

검사 자세(TEST POSITION)

환자는 엎드린 자세를 취한다.

동작(ACTION)

임상가는 환자의 발뒤꿈치가 궁둥이에 다를 때까지 환자의 무릎을 수동으로 굽힌다. 무릎이 완전히 굽혀지지 않는다면(발뒤꿈치가 궁둥이에 닿지 않는다면), 임상가는 최대로 무릎을 굽힌 상태에서 수동으로 엉덩관절을 펼 수도 있다(그림 15−20).

양성 소견(POSITIVE FINDING)

양성 소견은 허리뼈, 궁둥이, 혹은 허벅지 뒤쪽에 편측성 신경학적 통증이 일어나는 것으로써, 이것은 L2-3 신경뿌리 병리를 의미한다. 이 검사는 넙다리신경(대퇴신경)의 당김 때문에, 허벅지 앞쪽에서도 통증이 일어날 수 있다.

특별한 고려사항(SPECIAL CONSIDERATIONS)

임상가는 이 검사를 수행하는 동안에 엉덩관절의 돌림을 일으켜서는 안된다. 특히 넙다리곧은근의 타이트함이 있을 때 더욱 그러하다.

다른 이름(ALTERNATE NAMES)

이 검사는 *Nachlas 검사*로도 불린다.

특이도(SPECIFICITY)

이용할 데이터가 없다.

민감도(SENSITIVITY)

이용할 데이터가 없다.

참고문헌(REFERENCES)

Magee DJ. *Orthopedic Physical Assessment*. 4th ed. Philadelphia, PA: W. B. Saunders; 2002.

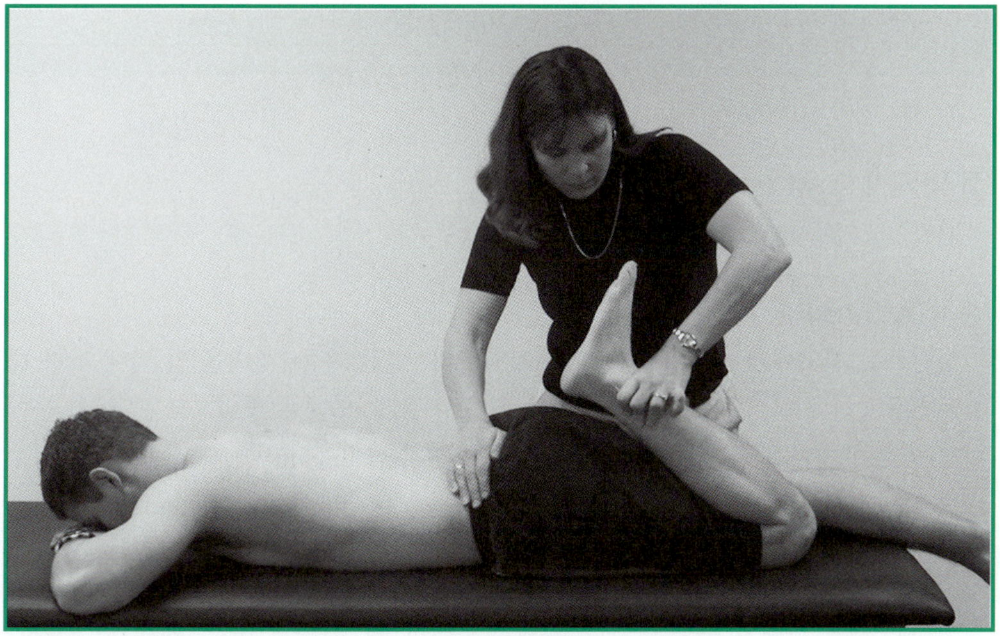

그림 15 - 20

VALSAVA 현상
VALSALVA'S MANEUVER

검사 자세(TEST POSITION)

환자는 앉은 자세를 취한다.

동작(ACTION)

임상가는 환자에게 심호흡을 하도록 지시한다. 그런 다음, 주먹을 입 앞에 갖다 대고, 이를 강하게 불어보도록 지시한다(그림 15-21). 또다른 방법으로는, 마치 들어마신 공기가 창자를 움직일 수 있을 만큼 환자에게 심호흡하도록 한 후, 그대로 멈추도록 지시한다.

양성 소견(POSITIVE FINDING)

양성 소견은 목뼈의 통증 증가나 혹은 말초신경 증상(통증, 둔감, 저림)의 증가가 일어나는 경우로, 이 소견은 척추뼈사이원반 탈출, 종양 혹은 골극형성 등과 같은 공간점유성 병변이 있음을 의미한다.

특별한 고려사항(SPECIAL CONSIDERATIONS)

양성 Valsava 현상은 수막공간압(intrathecal pressure)을 증가시키고, 이는 다시 어지러움이나 의식상실을 일으킨다. 그러므로 임상가들은 검사를 수행할 때 필요한 중재를 준비할 수 있도록 항상 환자 곁에 있어야 한다.

역사(HISTORICAL NOTES)

이 절차는 17세기 때 이 검사를 처음 설명한 Antonio Maria Valsava의 이름에서 유래되었다. 처음에는 이 검사가 귀인두관의 개방성을 평가하기 위해 사용되었다.

다른 이름(ALTERNATE NAMES)

이 검사의 다른 이름은 *Valsava 검사*이다.

특이도(SPECIFICITY)

이용할 데이터가 없다.

민감도(SENSITIVITY)

이용할 데이터가 없다.

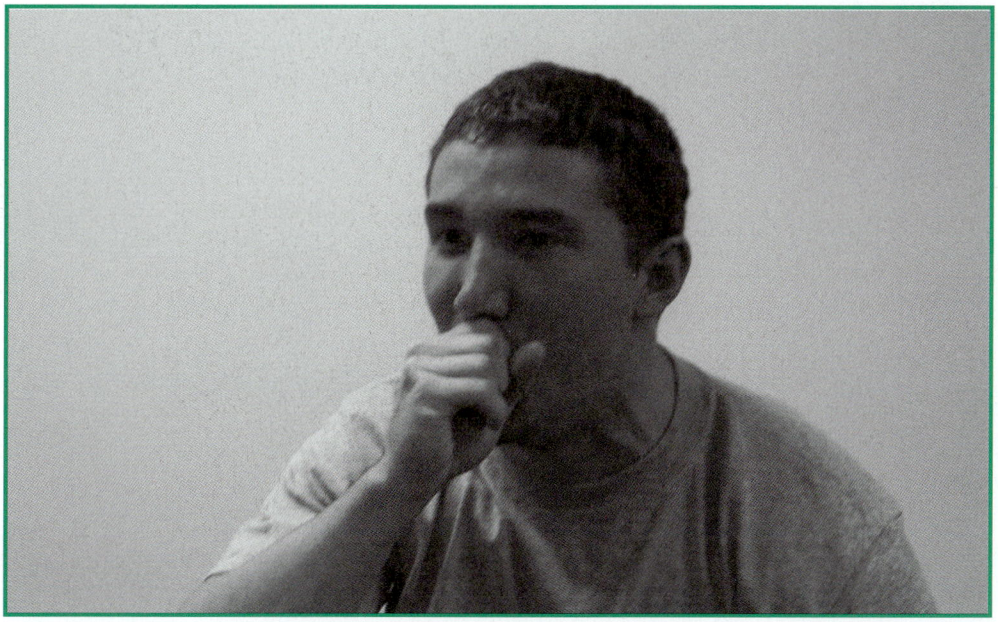

그림 15 - 21

참고문헌 (REFERENCES)

Konin JG, Wiksten DL, Isear JA, Brader H. *Special Tests for Orthopedic Examination*. 3rd ed. Thorofare, NJ: SLACK Incorporated; 2006.

Magee DJ. *Orthopedic Physical Assessment*. 4th ed. Philadelphia, PA: W. B. Saunders; 2002.

Starkey C, Ryan JL. *Evaluation of Orthopedic and Athletic Injuries*. 2nd ed. Philadelphia, PA: F.A. Davis; 2002.

단원

5

상지
Upper Extremity

제 16 장

상지의 말초신경병리

Peripheral Nerve Pathology of the Upper Extremity

겨드랑이신경(액와신경)
AXILLARY NERVE

기전(MECHANISM)

겨드랑이신경 압박은 특히, 앞관절오목위팔관절(ant. glenohumeral joint)의 탈구나 몸쪽 위팔뼈 골절과 같은 외상 때문에 일어난다. 흔하지 않지만, 겨드랑이신경 압박의 원인은 목발을 사용할 때, 목발 패드에 눌러서 오는 반복적인 외상 때문에 일어날 수도 있다.

임상적 소견(CLINICAL FINDINGS)

겨드랑이신경 압박으로 오는 일반적인 신경학적 소견은 가쪽 위팔(C5 피절)의 감각이 소실된다. 환자는 어깨세모근과 작은원근의 소실 때문에 어깨세모근(삼각근)의 평편함이나 위축을 보이고, 어깨 벌림과 가쪽 돌림의 약증을 보인다.

진단절차(DIAGNOSTIC PROCEDURES)

임상가는 겨드랑이신경 손상이 의심될 때는 주의깊게 C4와 C5의 피절을 평가해야 한다. 부가적으로, 임상가는 어깨세모근의 위축을 관찰하고, 능동가동범위를 평가하고 어깨 벌림근의 근력을 평가해야 한다.

참고문헌(PEFERENCES)

Gallaspy J, May JD. *Signs and Symptoms of Athletic Injuries*. Boston, MA: McGraw-Hill; 1996.

Magee DJ. *Orthopedic Physical Assessment*. 4th ed. Philadelphia, PA: W. B. Saunders; 2002.

Starkey C, Ryan JL. *Evaluation of Orthopedic and Athletic Injuries*. 2nd ed. Philadelphia, PA: F.A. Davis; 2002.

긴가슴신경(장흉신경) 손상
LONG THORACIC NERVE INJURY

기전(MECHANISM)

긴가슴신경은 어깨나 흉벽의 가쪽에 간접적인 외상 때문에 손상된다. 또 장기간의 견인이나 과사용으로도 손상될 수 있다. 긴가슴신경 손상은 일반적으로 수영선수, 던지기 선수, 역도선수 등에서 자주 관찰된다.

임상적 소견(CLINICAL FINDINGS)

긴가슴신경 손상이 있을 때, 가장 많이 나타나는 소견은 어깨뼈가 튀어나오는 것이다(wining scapula). 이런 현상은 앞톱니근(전거근)의 마비로 발생한다.

진단절차(DIAGNOSTIC PROCEDURES)

임상가는 환자에게 벽을 밀도록 주문한 후, 날개어깨뼈(익상견갑)을 관찰한다. 이것은 어깨위팔리듬의 변화를 일으키기 때문에 환자는 어깨의 굽힘과 벌림을 완전하게 할 수 없게 된다.

특별한 고려사항(SPECIAL CONSIDERATIONS)

긴가슴신경손상은 EMG 검사로 확진할 수 있다.

참고문헌(PEFERENCES)

Brukner P, Khan K. *Clinical Sports Medicine*. 3rd ed. Auckland, NZ: McGraw-Hill Book Co; 2006.

Magee DJ. *Orthopedic Physical Assessment*. 4th ed. Philadelphia, PA: W. B. Saunders; 2002.

Peterson L, Renstrom L. *Sports Injuries: Their Prevention and Treatment*. Champaign, IL: Human Kinetics; 2001.

Starkey C, Ryan JL. *Evaluation of Orthopedic and Athletic Injuries*. 2nd ed. Philadelphia, PA: F.A. Davis; 2002.

팔꿉터널증후군
CUBITAL TUNNEL SYNDROME

기전(MECHANISM)

팔꿉터널은 팔꿈치관절의 뒤안쪽에 있는 영역으로 정의되며, 안쪽위관절융기(안쪽상과)와 팔꿈치머리(주두) 사이에서 발견된다. 팔꿉터널증후군은 이 터널을 지나가는 자신경(척골신경)의 손상이며, 자신경 압박의 주된 원인은 직접적인 외상, 던지기 선수의 견인, 팔꿈치 안쪽의 부종에 의한 압박이다. 던지기 선수에서의 자신경 손상은 자쪽 곁인대(척측 측부인대) 손상을 동반한다.

임상적 소견(CLINICAL FINDINGS)

환자는 팔꿈치 안쪽에 통증을 호소하고, 또 자신경이 분포하는 부위(아래팔과 손의 안쪽)에 통증, 둔감, 저림 등을 호소한다. 자신경은 팔꿉터널을 촉진할 때 예민해진다.

진단절차(DIAGNOSTIC PROCEDURES)

임상가는 C8 피절의 감각 검사를 수행해야 한다. 또다른 검사로는 팔꿈치의 안쪽을 촉진하고, 또 신경학적 증상을 일으키는 Tinel 징후를 검사해야 한다.

특별한 고려사항(SPECIAL CONSIDERATIONS)

팔꿉터널증후군은 손 안쪽의 감각소실을 일으키는 다른 신경학적 상태와 구분되어야 한다: 즉, C8 신경뿌리손상, 팔신경얼기(상완신경총)손상, 가이온 터널증후군(핸들 마비로도 알려짐)와 구분되어야 한다. 자신경 압박은 자쪽손목굽힘근(척측수근굴근) 안으로 들어가기 때문에, 안쪽상과염으로 고생하는 환자에게도 관찰된다.

참고문헌(PEFERENCES)

Magee DJ. *Orthopedic Physical Assessment*. 4th ed. Philadelphia, PA: W. B. Saunders; 2002.

Peterson L, Renstrom L. *Sports Injuries: Their Prevention and Treatment*. Champaign, IL: Human Kinetics; 2001.

Starkey C, Ryan JL. *Evaluation of Orthopedic and Athletic Injuries*. 2nd ed. Philadelphia, PA: F.A. Davis; 2002.

팔꿉오목증후군
CUBITAL FOSSA SYNDROME

기전 (MECHANISM)

팔꿉오목(cubital fossa)는 팔꿈치의 앞면에서 원엎침근(pronator teres)과 위팔노근 사이에 위치하고, 그 안에는 두갈래근힘줄, 위팔동맥, 정중신경이 존재한다. 팔꿉오목증후군은 팔꿉오목을 지나가는 정중신경의 압박으로 나타난다. 정중신경압박의 일반적인 원인은 직접 외상, 팔꿈치의 반복적인 굽힘에 따른 과사용, 팔꿈치 앞면의 부종에 의한 압박이다.

임상적 소견 (CLINICAL FINDINGS)

환자는 팔꿉오목 통증과 정중신경이 지배하는 피절(손의 중앙과 2-4번째 손가락)의 둔감과 저림을 호소한다.

진단절차 (DIAGNOSTIC PROCEDURES)

임상가는 C7 피절의 감각 검사를 수행해야 한다. 또다른 검사로는 환자의 신경학적 증상을 유발하기 위해 팔꿉오목을 촉진하고, 팔꿈치 굽힘검사를 수행한다.

특별한 고려사항 (SPECIAL CONSIDERATIONS)

팔꿉오목증후군은 정중신경 분배에 관련된 다른 신경압박과 구분되어야 한다: 즉, C7 신경뿌리손상, 팔신경얼기(상완신경총)손상, 원엎침근 증후군, 수근관증후군과 구분되어야 한다.

참고문헌 (PEFERENCES)

Brukner P, Khan K. *Clinical Sports Medicine*. 3rd ed. Auckland, NZ: McGraw-Hill Book Co; 2006.

Magee DJ. *Orthopedic Physical Assessment*. 4th ed. Philadelphia, PA: W. B. Saunders; 2002.

Peterson L, Renstrom L. *Sports Injuries: Their Prevention and Treatment*. Champaign, IL: Human Kinetics; 2001.

Starkey C, Ryan JL. *Evaluation of Orthopedic and Athletic Injuries*. 2nd ed. Philadelphia, PA: F.A. Davis; 2002.

노뼈터널 증후군/손뒤침근(회외근) 증후군
RADIAL TUNNEL SYNDROME/SUPINATOR SYNDROME

기전(MECHANISM)

노뼈터널 증후군은 손뒤침근 증후군이라고 불리고, 손뒤침근 안의 "Arcade of Frohse"를 지나가는 노신경의 뒤뼈사이분지가 압박된 것을 의미한다.

임상적 소견(CLINICAL FINDINGS)

촉진은 손뒤침근의 힘살(근복), 가쪽 위관절융기의 먼쪽 및 공통폄근힘줄(common extensor tendon)위에 압통을 유발시킨다. 환자는 아래팔의 뒤침근을 저항검사할 때 통증이나 약증을 보이지만, 손목 폄에 저항을 줄 때는 약증만 보인다. 노신경의 뒤뼈사이분지는 운동분지만 있기 때문에, 환자는 노신경이 지배하는 부위에서 감각소실을 경험하지 못한다.

진단절차(DIAGNOSTIC PROCEDURES)

중요한 진단절차는 손뒤침근을 촉진하고, 또 아래팔의 뒤침과 손목 폄 동작에 저항을 가해 보는 것이다. 근전도와 신경전도속도검사도 노신경 포획을 확인하는데 도움을 줄 수 있다.

특별한 고려사항(SPECIAL CONSIDERATIONS)

노뼈터널 증후군의 증상들은 가쪽 위관절융기 증후군의 증상들과 비슷하지만, 구분할 수 있는 방법은 손목 폄 동작을 저항검사하는 것이다. 가쪽 위관절융기 증후군이라면, 임상가가 손목과 손가락들의 폄근들을 도수근력검사할 때 환자는 통증과 약증을 호소할 것이다. 노신경 포획으로 고생하는 환자들은 손목과 손가락의 폄근에서 약증만 보일 것이다. 국소압통의 위치도 임상가가 손뒤침근 증후군과 가쪽 위관절융기 증후군을 구분하는데 도움을 줄 것이다.

참고문헌(PEFERENCES)

Brukner P, Khan K. *Clinical Sports Medicine*. 3rd ed. Auckland, NZ: McGraw-Hill Book Co; 2006.

Magee DJ. *Orthopedic Physical Assessment*. 4th ed. Philadelphia, PA: W. B. Saunders; 2002.

Peterson L, Renstrom L. *Sports Injuries: Their Prevention and Treatment*. Champaign, IL: Human Kinetics; 2001.

원엎침근
PRONATOR TERES SYNDROME

기전 (MECHANISM)

원엎침근 증후군은 드문 경우이지만, 원엎침근을 지나가는 정중신경(앞뼈사이분지)이 압박되었을 때 나타난다.

임상적 소견 (CLINICAL FINDINGS)

환자는 정중신경이 지배하는 영역(C7)에서 감각 소실을 호소할 것이다. 국소압통이 팔꿈치의 앞면에서 나타날 것이다. 통증은 아래팔의 엎침과 팔꿈치 굽힘에 저항을 줄 때 악화된다. 환자는 손가락 굽힘에서 약증을 보일 것이다.

진단절차 (DIAGNOSTIC PROCEDURES)

임상가는 촉진과 도수근력검사를 통해 원엎침근을 평가해야 한다. 그리고 Pinch Grip 검사를 할 때 양성반응이 나타날 것이다.

특별한 고려사항 (SPECIAL CONSIDERATIONS)

원엎침근 증후군은 정중신경 분포에 관련된 다른 신경압박과 구분되어야 한다: 즉, C7 신경뿌리손상, 팔신경얼기(상완신경총)손상, 팔꿉오목 증후군, 수근관증후군과 구분되어야 한다. 정중신경의 앞뼈사이분지는 네모엎침근(방형회내근), 긴엄지굽힘근(장무지굴근), 깊은손가락굽힘근(심지굴근) 등의 운동지배를 담당한다.

참고문헌 (PEFERENCES)

Brukner P, Khan K. *Clinical Sports Medicine*. 3rd ed. Auckland, NZ: McGraw-Hill Book Co; 2006.

Magee DJ. *Orthopedic Physical Assessment*. 4th ed. Philadelphia, PA: W. B. Saunders; 2002.

Peterson L, Renstrom L. *Sports Injuries: Their Prevention and Treatment*. Champaign, IL: Human Kinetics; 2001.

수근관증후군
CARPAL TUNNEL SYNDROME

기전(MECHANISM)

수근관증후군은 손목의 배쪽(복측)에 있는 굽힘근지지띠(굴근지대)를 지나가는 정중신경이 압박되었을 때 나타난다. 이 증후군은 손목과 손가락의 굽힘근을 과도하게 사용했을 때 주로 나타나고, 이것에 의해 굽힘근 힘줄의 부종과 수근관 안의 정중신경을 압박한다.

임상적 소견(CLINICAL FINDINGS)

수근관증후군의 주된 증상은 2번째, 3번째, 4번째 손가락의 둔감과 저림현상이다. 환자는 수근관을 압박했을 때 국소압통을 호소할 수 있다. 만성 상태일 때는 섬세한 손놀림과 악력의 감소가 엄지두덩의 위축과 함께 나타날 수 있다.

진단절차(DIAGNOSTIC PROCEDURES)

환자의 신경학적 증상을 유발하기 위해서는 Phalen 검사와 역 Phalen 검사를 수행해야 한다. 손목 배쪽의 촉진도 수근관증후군을 진단하는데 매우 유익할 수 있다. 근전도와 신경전도속도검사도 수근관증후군을 확진하는데 도움을 준다.

특별한 고려사항(SPECIAL CONSIDERATIONS)

수근관증후군은 정중신경 분포에 관련된 다른 신경압박과 구분되어야 한다: 즉, C7 신경뿌리손상, 팔신경얼기(상완신경총)손상, 팔꿉오목 증후군, 원엎치미근 증후군과 구분되어야 한다.

상지 Upper Extremity

참고문헌(PEFERENCES)

Brukner P, Khan K. *Clinical Sports Medicine*. 3rd ed. Auckland, NZ: McGraw-Hill Book Co; 2006.

Gallaspy J, May JD. *Signs and Symptoms of Athletic Injuries*. Boston, MA: McGraw-Hill; 1996.

Magee DJ. *Orthopedic Physical Assessment*. 4th ed. Philadelphia, PA: W. B. Saunders; 2002.

Peterson L, Renstrom L. *Sports Injuries: Their Prevention and Treatment*. Champaign, IL: Human Kinetics; 2001.

Starkey C, Ryan JL. *Evaluation of Orthopedic and Athletic Injuries*. 2nd ed. Philadelphia, PA: F.A. Davis; 2002.

가이온 터널 증후군
TUNNEL OF GUYON SYNDROME

기전(MECHANISM)

가이온 터널 증후군은 콩알뼈와 갈고리뼈의 혹(hook) 사이를 지나가는 자신경의 압박으로 일어난다. 자신경은 사이클 스포츠에서 자주 손상되는 신경으로써, 반복적인 압박외상이 주된 원인이다. 이 증후군을 보통 핸들마비라고 부른다.

임상적 소견(CLINICAL FINDINGS)

먼쪽 자신경염의 증상(C8)은 4번째와 5번째 손가락은 물론 손의 안쪽 가장자리의 통증과 신경학적 증상이다. 저항검사를 했을 때 손가락 벌림 근력이 약화될 수도 있다.

진단절차(DIAGNOSTIC PROCEDURES)

가이온 터널의 촉진과 Tinel 검사가 이 증후군을 진단하는데 도움을 준다.

특별한 고려사항(SPECIAL CONSIDERATIONS)

가이온 터널 증후군은 *Guyon Canal Syndrome* 혹은 *핸들마비(Handle Palsy)*로 불린다.

참고문헌(PEFERENCES)

Brukner P, Khan K. *Clinical Sports Medicine*. 3rd ed. Auckland, NZ: McGraw-Hill Book Co; 2006.

Magee DJ. *Orthopedic Physical Assessment*. 4th ed. Philadelphia, PA: W. B. Saunders; 2002.

Peterson L, Renstrom L. *Sports Injuries: Their Prevention and Treatment*. Champaign, IL: Human Kinetics; 2001.

손목떨어짐 기형
DROP WRIST DEFORMITY

기전(MECHANISM)

손목떨어짐 기형은 노신경의 손상으로 인한 손목폄근들의 위축 때문에 발생한다.

임상적 소견(CLINICAL FINDINGS)

손목은 손목폄근들의 마비로 인해 굽힘 자세를 취하게 된다. 환자는 손가락을 능동적으로 완전하게 펼 수 없을 것이다(그림 16–1).

진단절차(DIAGNOSTIC PROCEDURES)

능동가동범위검사와 도수근력검사를 이용해, 노신경손상으로 인한 손목폄근들과 손가락폄근들의 약증을 확인할 수 있을 것이다.

특별한 고려사항(SPECIAL CONSIDERATIONS)

손목떨어짐 기형은 손뒤침근(회외근) 증후군 혹은 노뼈터널 증후군이 있을 때도 관찰될 수 있다.

참고문헌(PEFERENCES)

Magee DJ. *Orthopedic Physical Assessment*. 4th ed. Philadelphia, PA: W. B. Saunders; 2002.

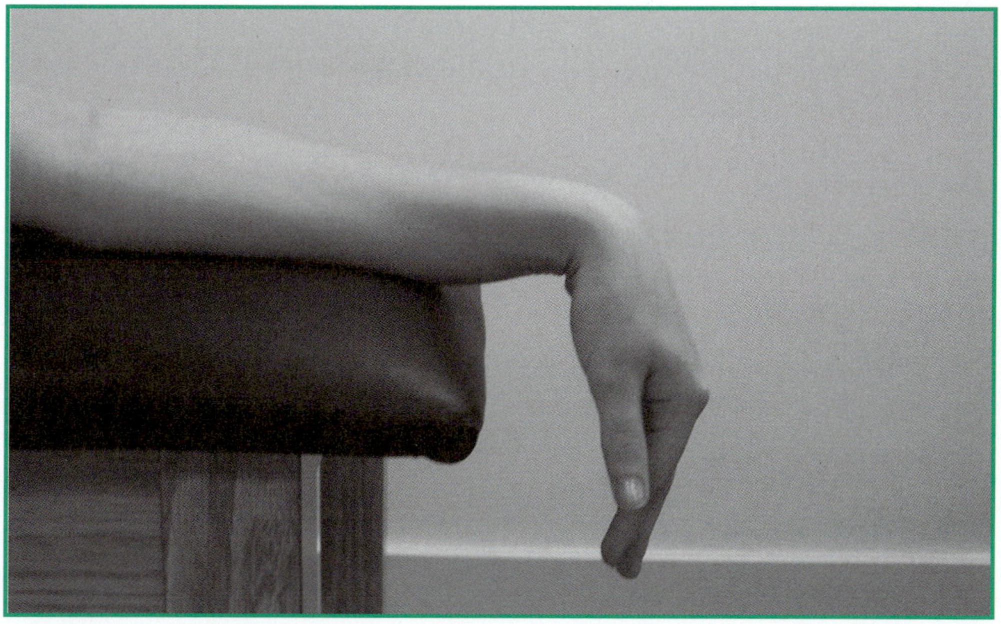

그림 16 - 1

원숭이손 기형
APE HAND DEFORMITY

기전(MECHANISM)

원숭이손 기형은 정중신경의 마비로 발생한다.

임상적 소견(CLINICAL FINDINGS)

원숭이손 기형의 징후는 엄지두덩의 위축이다. 엄지는 엄지폄근들의 당김 때문에 손가락과 같은 선상에 놓이게 된다. 환자는 엄지를 굽히거나 맞섬(대립)동작을 할 수 없게 된다(그림 16-2와 그림 16-3).

진단절차(DIAGNOSTIC PROCEDURES)

이 기형은 육안으로도 잘 진단된다.

참고문헌(PEFERENCES)

Magee DJ. *Orthopedic Physical Assessment*. 4th ed. Philadelphia, PA: W. B. Saunders; 2002.

Starkey C, Ryan JL. *Evaluation of Orthopedic and Athletic Injuries*. 2nd ed. Philadelphia, PA: F.A. Davis; 2002.

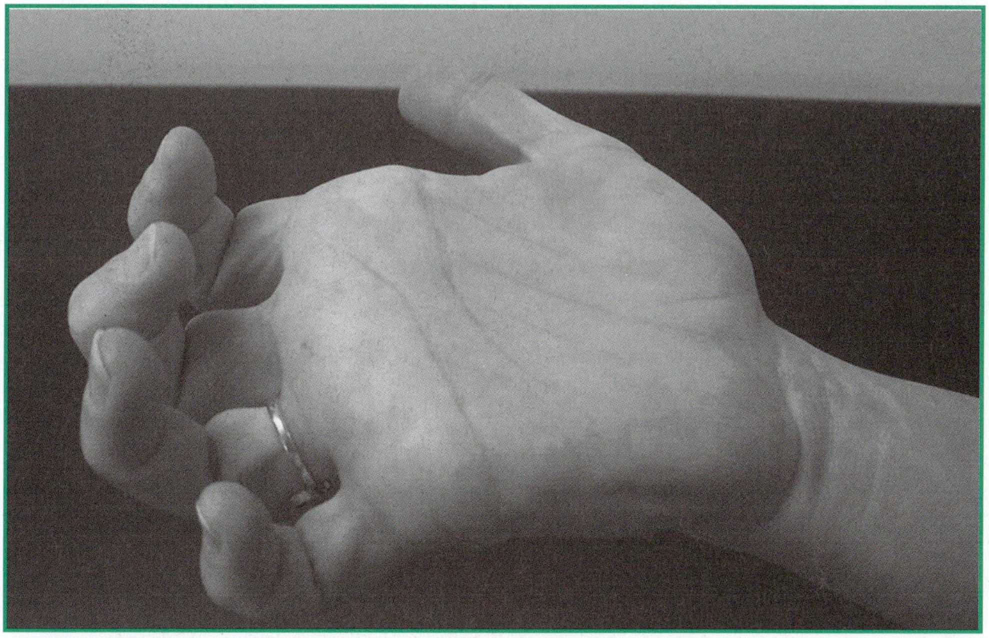

그림 16 - 2

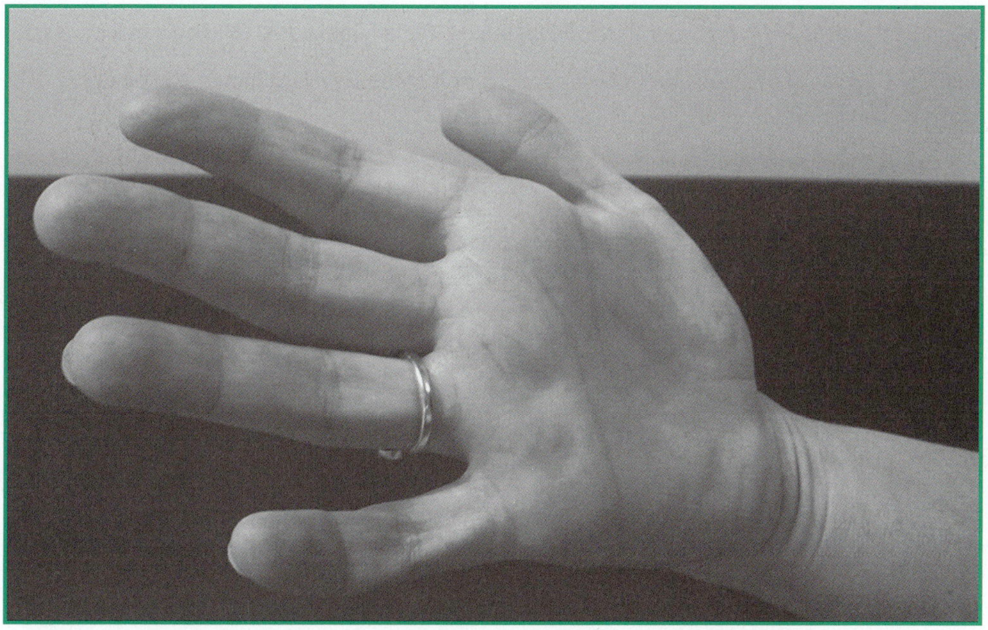

그림 16 - 3

비숍의 손 기형
BISHOP'S HAND DEFORMITY

기전(MECHANISM)

비숍 손 기형은 자신경으로 인한 새끼손가락두덩, 뼈사이근, 안쪽 충양근의 위축으로 발생한다.

임상적 소견(CLINICAL FINDINGS)

주로 네 번째와 다섯 번째 손가락의 PIP와 DIP 관절이 굽혀진다(그림 16-4). 새끼손가락두덩의 위축이 관찰된다.

진단절차(DIAGNOSTIC PROCEDURES)

이 기형은 육안으로도 잘 진단된다.

특별한 고려사항(SPECIAL CONSIDERATIONS)

이 기형은 *Benediction 손 기형*으로 알려져 있다.

참고문헌(PEFERENCES)

Magee DJ. *Orthopedic Physical Assessment*. 4th ed. Philadelphia, PA: W. B. Saunders; 2002.

Starkey C, Ryan JL. *Evaluation of Orthopedic and Athletic Injuries*. 2nd ed. Philadelphia, PA: F.A. Davis; 2002.

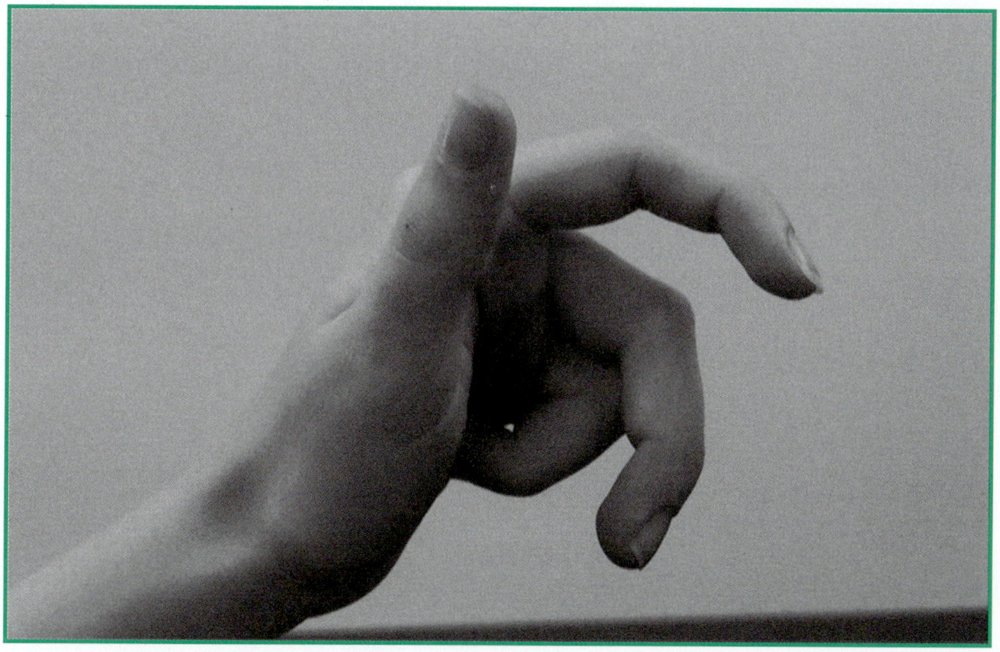

그림 16 - 4

갈퀴손 기형
CLAW HAND DEFORMITY

기전(MECHANISM)

갈퀴손 기형은 안근(내재근) 활동의 소실과 몸쪽 손가락마디뼈 폄근(신전근)들의 과도한 사용 때문에 발생한다.

임상적 소견(CLINICAL FINDINGS)

MCP 관절은 과도하게 펴지고, DIP와 PIP 관절은 모두 굽혀진다(그림 16-5).

진단절차(DIAGNOSTIC PROCEDURES)

이 기형은 육안으로도 잘 진단된다.

특별한 고려사항(SPECIAL CONSIDERATIONS)

내재근이 완전히 소실된 경우에는, 손바닥을 오목(cupping)하게 만들 수 없게 된다. 근위축 때문에 손의 종궁이나 횡궁이 사라지게 된다. 이 기형을 "Intrinsic Minus Hand"라고도 하고, 종종 정중신경병리와 자신경병리가 혼합되어 나타난다.

참고문헌(PEFERENCES)

Magee DJ. *Orthopedic Physical Assessment*. 4th ed. Philadelphia, PA: W. B. Saunders; 2002.

Starkey C, Ryan JL. *Evaluation of Orthopedic and Athletic Injuries*. 2nd ed. Philadelphia, PA: F.A. Davis; 2002.

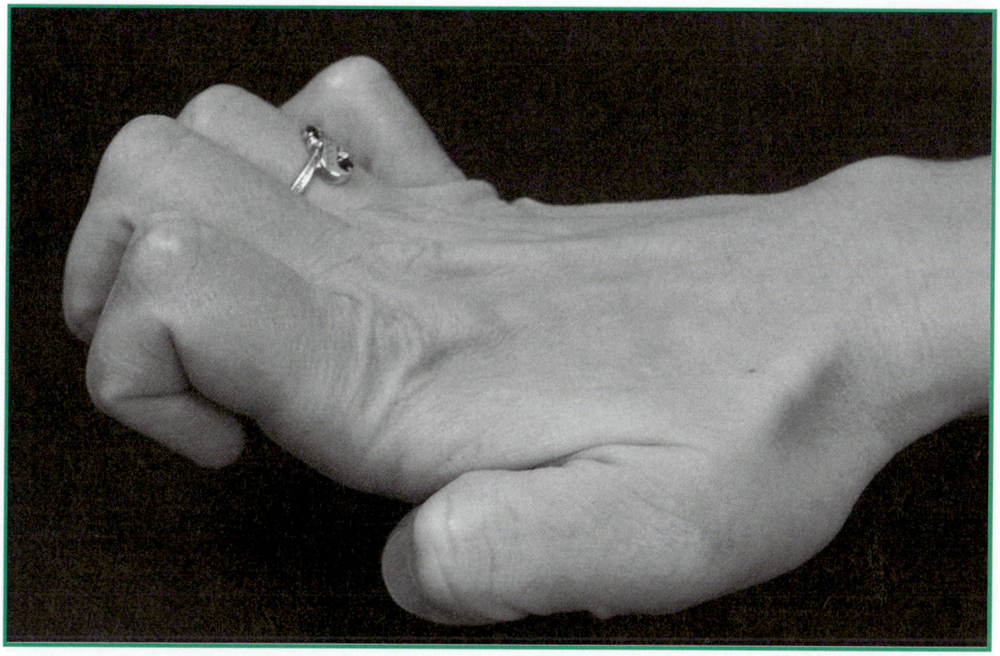

그림 16 - 5

제 17 장

상지를 위한 특수검사
Special Tests for the Upper Extremity

ADSON 검사
ADSON'S TEST

검사 자세(TEST POSITION)

환자는 앉은 자세나 선 자세를 취한다.

동작(ACTION)

임상가는 먼쪽 노동맥을 촉진하고, 검사를 수행하는 동안 노동맥 맥박을 계속 촉진한다. 임상가는 환자의 어깨를 가쪽돌림과 폄 자세로 만들어 준다. 그리고 환자에게 심호흡을 하면서, 검사하는 팔 쪽으로 목뼈를 폄과 돌림을 하도록 주문한다(그림 17-1). 이 검사는 검사 소견을 비교하기 위해 좌우 상지 모두에 적용되어야 한다.

양성 소견(POSITIVE FINDING)

양성 소견은 노동맥 맥박이 줄어들거나 사라지는 것으로써, 흉곽출구증후군(TOS)이 있음을 의미한다. 검사하는 동안 상지 증상이 나타나면, 흉곽출구증후군으로 진단할 수 있다.

특별한 고려사항(SPECIAL CONSIDERATIONS)

비록 TOS가 신경과 혈관의 구조물에 관련되어 있지만, 이 검사를 수행하는 동안 주로 목갈비근(scalenes)와 작은가슴근 사이에 있는 빗장밑동맥(쇄골하동맥)의 압박을 평가하기 위해 고안된 것이다. 이 검사는 가짜 양성의 50% 이상에서 나타나듯이, 매우 높은 유병률을 가지고 있다.

역사(HISTORICAL NOTES)

이 검사는 신경외과의사인 Alfred Washington Adson의 이름에서 유래되었다.

다른 이름(ALTERNATE NAMES)

이 검사는 *Adson's procedure*와 *Adson's maneuver*로 불린다.

특이도(SPECIFICITY)

이용할 데이터가 없다.

민감도(SENSITIVITY)

이용할 데이터가 없다.

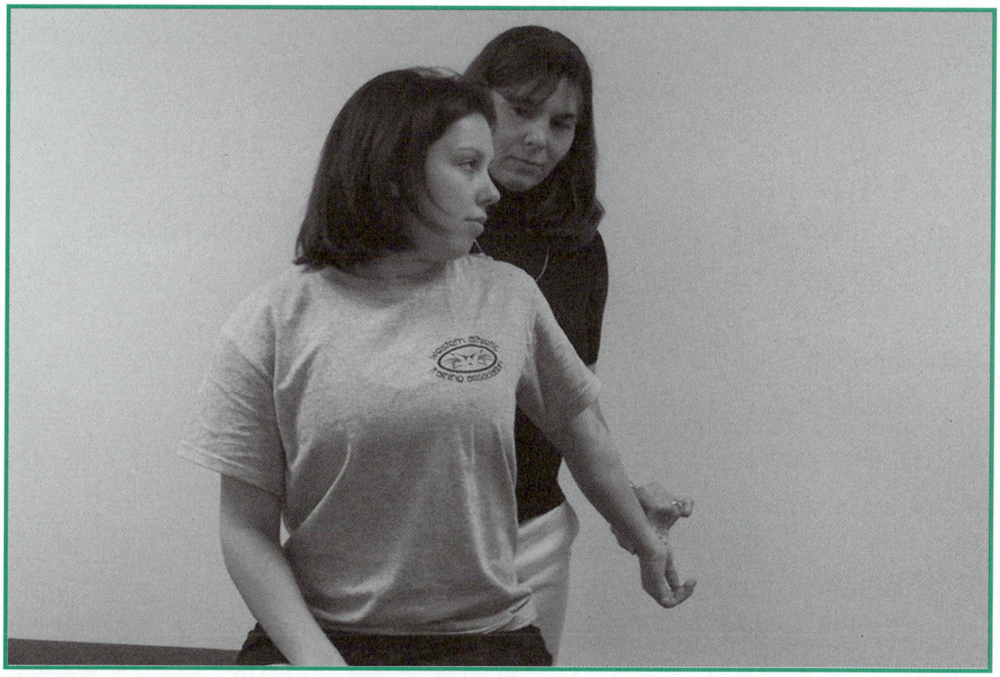

그림 17 - 1

참고문헌 (REFERENCES)

Baker CL, Liu SH. Neurovascular injuries to the shoulder. *J Ortho Sports Phys Ther*. 1993;18(1):360-364.

Konin JG, Wiksten DL, Isear JA, Brader H. *Special Tests for Orthopedic Examination*. 3rd ed. Thorofare, NJ: SLACK Incorporated; 2006.

Magee DJ. *Orthopedic Physical Assessment*. 4th ed. Philadelphia, PA: W. B. Saunders; 2002.

Malanga GA, Landes P, Nadler SF. Provocative tests in cervical spine examination: historical basis and scientific analyses. *Pain Physician*. 2003;6(2):199-205.

Piewa MC, Delinger M. The false-positive rate of thoracic outlet syndrome shoulder Maneuvers in healthy subjects. *Acad Emerg Med*. 1998;5(4):337-342.

Starkey C, Ryan JL. *Evaluation of Orthopedic and Athletic Injuries*. 2nd ed. Philadelphia, PA: F.A. Davis; 2002.

ALLEN 검사
ALLEN'S TEST

검사 자세(TEST POSITION)

환자는 어깨를 90°로 벌림과 가쪽돌림을 하고 앉은 자세나 선 자세를 취한다. 이때 팔꿈치관절도 90° 굽힌다.

동작(ACTION)

임상가는 먼쪽 노동맥을 촉진하고, 환자에게 목뼈를 검사쪽과 반대되는 방향으로 돌림하도록 주문한다(그림 17−2). 이 검사는 검사 소견을 비교하기 위해 좌우 상지 모두에 적용되어야 한다.

양성 소견(POSITIVE FINDING)

양성 소견은 노동맥 맥박이 줄어들거나 사라지는 것으로써, 흉곽출구증후군(TOS)이 있음을 의미한다. 검사하는 동안 상지 증상이 나타나면, 흉곽출구증후군으로 진단할 수 있다.

특별한 고려사항(SPECIAL CONSIDERATIONS)

이 검사는 타이트한 작은가슴근에 의해 신경혈관 구조물이 압박되었는지를 평가하기 위해 고안되었다. 이 검사는 가짜 양성의 50% 이상에서 나타나듯이, 매우 높은 유병률을 가지고 있다.

역사(HISTORICAL NOTES)

이 검사는 Mayo Clinic의 의대교수인 Edgar Van Nuys Allen의 이름에서 유래되었다. 그는 말초혈관질병에 대한 많은 연구를 해 왔다.

다른 이름(ALTERNATE NAMES)

이 검사는 *Allen's maneuver*로 불린다.

특이도(SPECIFICITY)

이용할 데이터가 없다.

민감도(SENSITIVITY)

이용할 데이터가 없다.

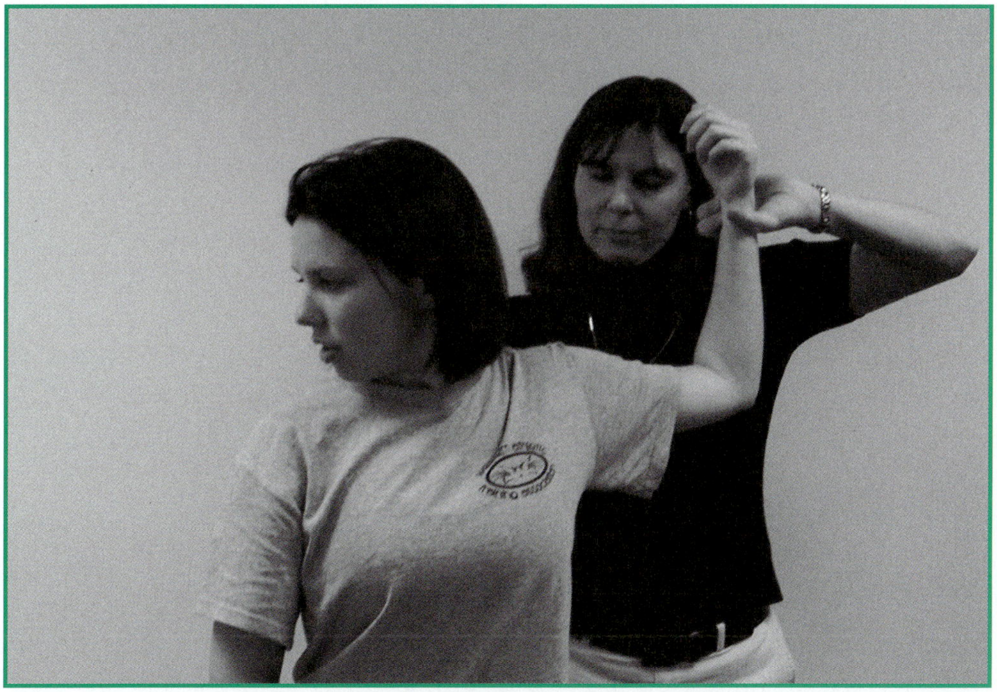

그림 17 - 2

참고문헌 (REFERENCES)

Konin JG, Wiksten DL, Isear JA, Brader H. *Special Tests for Orthopedic Examination*. 3rd ed. Thorofare, NJ: SLACK Incorporated; 2006.

Magee DJ. *Orthopedic Physical Assessment*. 4th ed. Philadelphia, PA: W. B. Saunders; 2002.

Starkey C, Ryan JL. *Evaluation of Orthopedic and Athletic Injuries*. 2nd ed. Philadelphia, PA: F.A. Davis; 2002.

군인자세
MILITARY BRACE POSITION

검사 자세(TEST POSITION)

환자는 해부학적 자세로 선 자세를 취한다.

동작(ACTION)

임상가는 먼쪽 노동맥을 촉진하고, 검사를 수행하는 동안 노동맥 맥박을 계속 촉진한다. 임상가는 침범된 환자의 팔을 수동적으로 폄과 벌림(30°) 자세로 만들어 주고, 동시에 환자에게 목뼈를 끝범위까지 폄(신전)하도록 주문한다(그림 17−3). 이 검사는 검사 소견을 비교하기 위해 좌우 상지 모두에 적용되어야 한다.

양성 소견(POSITIVE FINDING)

양성 소견은 노동맥 맥박이 줄어들거나 사라지는 것으로써, 흉곽출구증후군(TOS)이 있음을 의미한다. 검사하는 동안 상지 증상이 나타나면, 흉곽출구증후군으로 진단할 수 있다.

특별한 고려사항(SPECIAL CONSIDERATIONS)

TOS가 신경과 혈관의 구조물에 관련되어 있지만, 빗장밑동맥이 빗장뼈와 갈비뼈 사이를 지나가기 때문에 이 검사는 주로 빗장밑동맥의 압박을 평가하기 위해 고안된 것이다.

역사(HISTORICAL NOTES)

이 검사는 군인이 자주 취하게 되는 차려 자세를 변형시킨 것이다.

다른 이름(ALTERNATE NAMES)

이 검사는 *갈비빗장 증후군 검사*, *어깨뼈 뒤내림(posterior depression)검사*, 그리고 *Costoclavicular Maneuver*로 불린다.

특이도(SPECIFICITY)

이용할 데이터가 없다.

민감도(SENSITIVITY)

이용할 데이터가 없다.

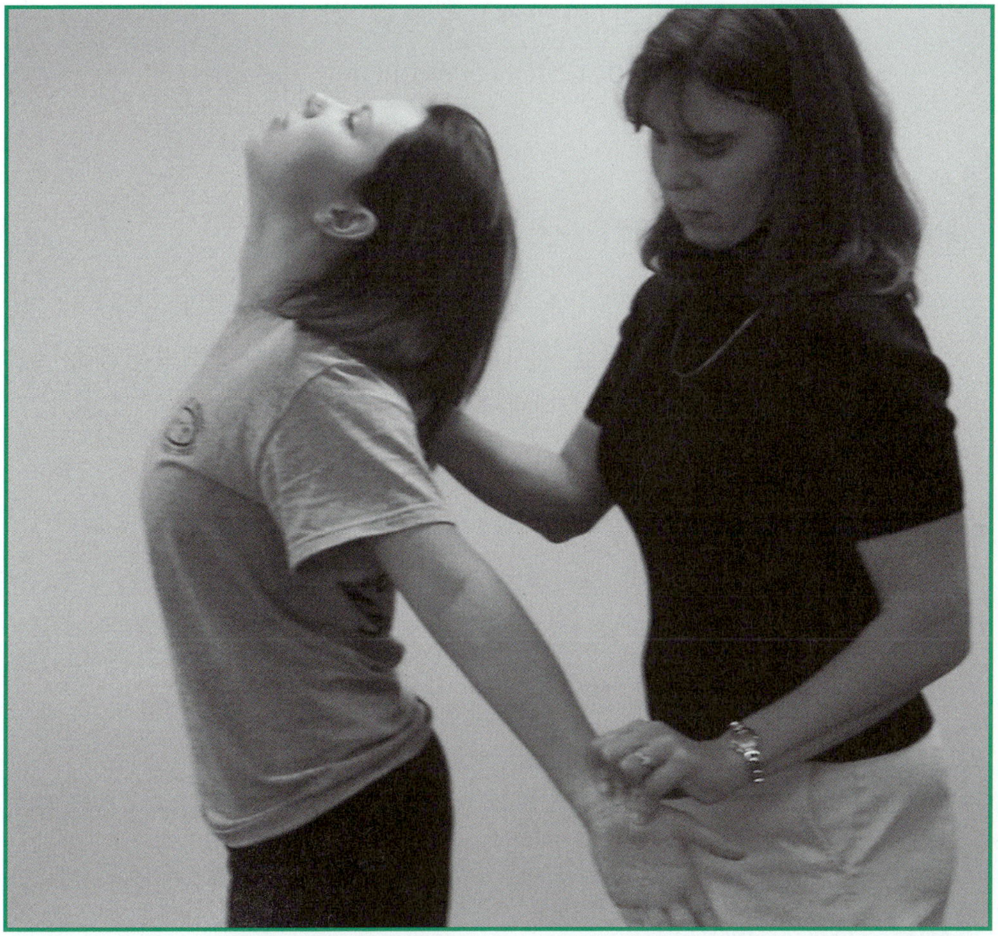

그림 17 - 3

참고문헌 (REFERENCES)

Baker CL, Liu SH. Neurovascular injuries to the shoulder. *J Ortho Sports Physther*. 1993;18(1):360-364.

Lain, TM. The military brace syndrome. A report of sixteen cases of Erb's palsy occurring in military cadets. *J Bone Joint Surg Am*. 1969;51(3):557-560.

Magee DJ. *Orthopedic Physical Assessment*. 4th ed. Philadelphia, PA: W. B. Saunders; 2002.

Piewa MC, Delinger M. The false-positive rate of thoracic outlet syndrome shoulder maneuvers in healthy subjects. *Acad Emerg Med*. 1998;5(4):337-342.

과벌림(과외전) 증후군 검사
HYPERABDUCTION SYNDROME TEST

검사 자세(TEST POSITION)

환자는 앉은 자세나 누운 자세를 취한다.

동작(ACTION)

임상가는 먼쪽 노동맥을 촉진하고, 검사를 수행하는 동안 노동맥 맥박을 계속 촉진한다. 임상가는 어깨를 가쪽돌림한 상태에서 수동으로 180° 까지 벌림한다(그림 17-4에서 그림 17-6).

양성 소견(POSITIVE FINDING)

양성 소견은 노동맥 맥박이 줄어들거나 사라지는 것으로써, 흉곽출구증후군(TOS)이 있음을 의미한다. 검사하는 동안 상지 증상이 나타나면, 흉곽출구증후군으로 진단할 수 있다.

특별한 고려사항(SPECIAL CONSIDERATIONS)

환자에게 심호흡을 하면서, 침범된 팔 쪽으로 목뼈를 펴고 돌리도록 주문할 수도 있다.

역사(HISTORICAL NOTES)

이 검사는 Wright에 의해 개발되었지만, *Allen's maneuver*가 되기 위해 수정되었다.

다른 이름(ALTERNATE NAMES)

이 검사는 *Wright Test* 혹은 *Wright Maneuver*로 불린다.

특이도(SPECIFICITY)

이용할 데이터가 없다.

민감도(SENSITIVITY)

이용할 데이터가 없다.

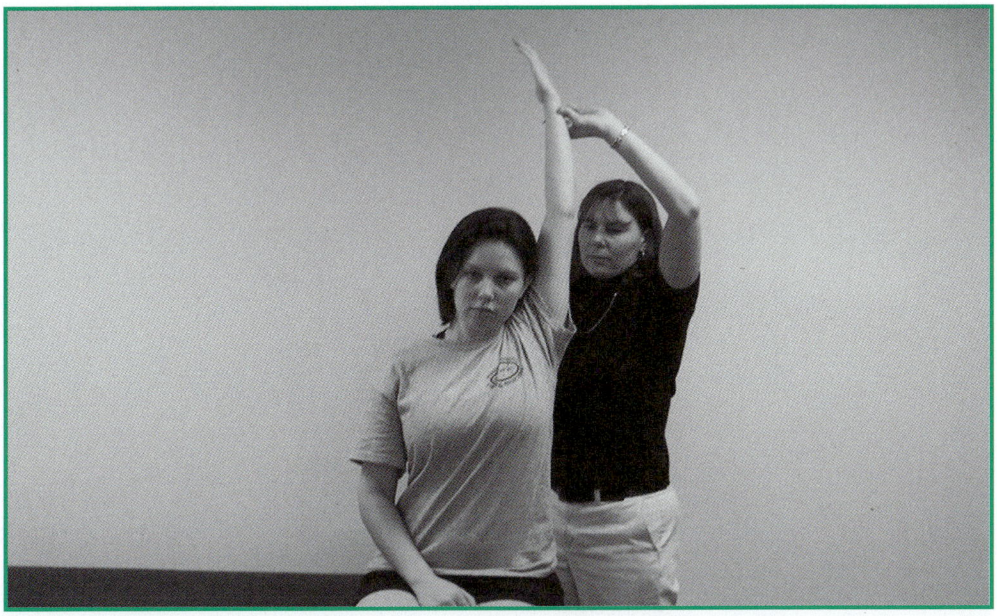

그림 17 - 4

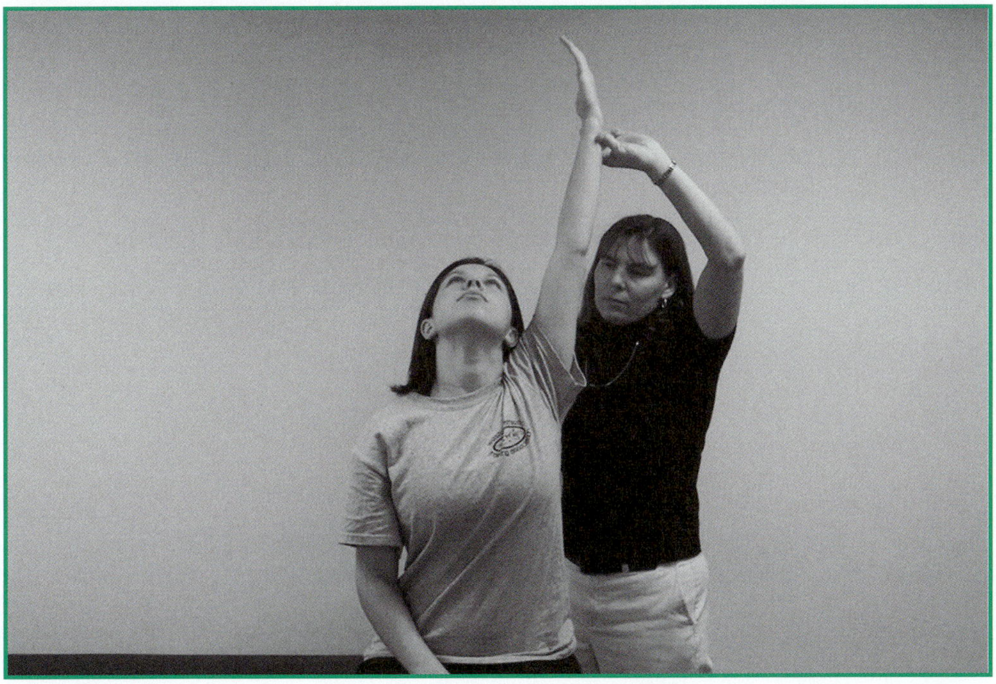

그림 17 - 5

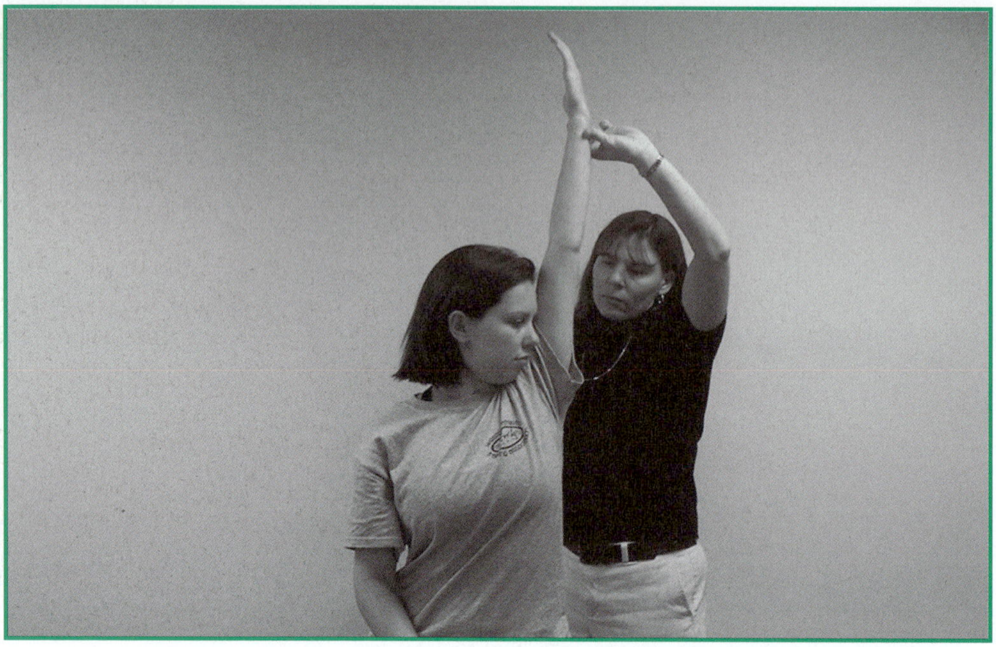

그림 17 - 6

참고문헌(REFERENCES)

Baker CL, Liu SH. Neurovascular injuries to the shoulder. *J Ortho Sports Physther*. 1993;18(1):360-364.

Gagey OJ, Gagey N. The hyperabduction test. *J Bone Joint Surg*. 2001;83(1): 69-74.

Magee DJ. *Orthopedic Physical Assessment*. 4th ed. Philadelphia, PA: W. B. Saunders; 2002.

HALSTEAD 현상
HALSTEAD'S MANEUVER

검사 자세(TEST POSITION)

환자는 앉은 자세나 선 자세를 취한다.

동작(ACTION)

임상가는 먼쪽 노동맥을 촉진하고, 검사를 수행하는 동안 노동맥 맥박을 계속 촉진한다. 임상가는 환자에게 목뼈를 검사쪽과 반대되는 방향으로 돌림하고 폄 하도록 주문하는 동시에, 침범된 상지에 하방 견인을 적용한다(그림 17-7). 이 검사는 검사 소견을 비교하기 위해 좌우 상지 모두에 적용되어야 한다.

양성 소견(POSITIVE FINDING)

양성 소견은 노동맥 맥박이 줄어들거나 사라지는 것으로써, 흉곽출구증후군(TOS)이 있음을 의미한다.

다른 이름(ALTERNATE NAMES)

이 검사는 *Halstead 검사*로 불린다.

특이도(SPECIFICITY)

이용할 데이터가 없다.

민감도(SENSITIVITY)

이용할 데이터가 없다.

참고문헌(REFERENCES)

Magee DJ. *Orthopedic Physical Assessment*. 4th ed. Philadelphia, PA: W. B. Saunders; 2002.

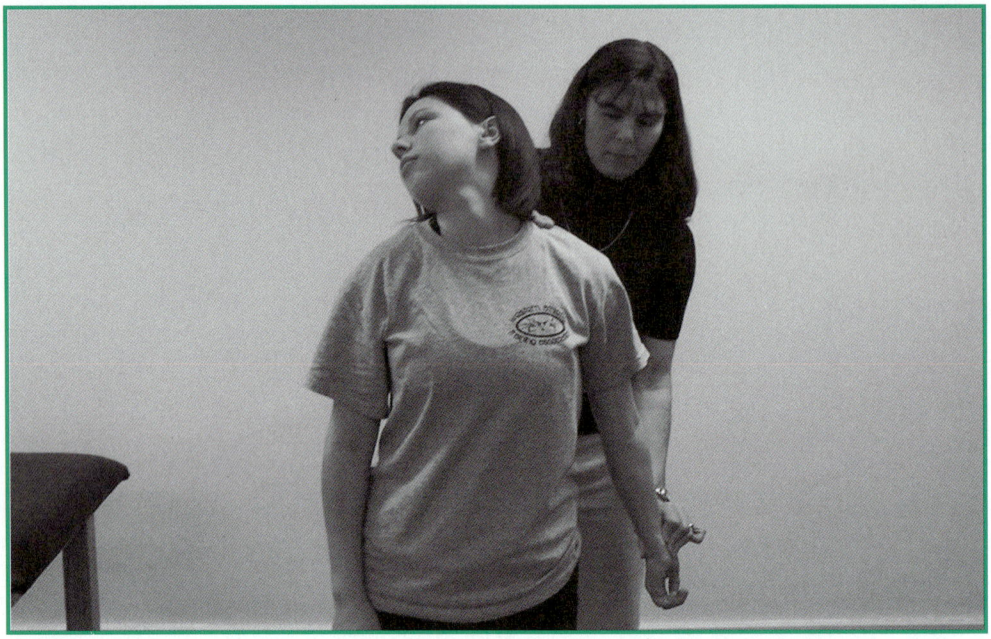

그림 17 - 7

Roo 검사
Roo's Test

검사 자세(Test Position)

환자는 90°의 팔꿈치 굽힘과 90°의 어깨 벌림과 가쪽돌림을 하고, 앉은 자세나 선 자세를 취한다.

동작(Action)

환자에게 약 3분 동안 주먹을 빠르게 쥐었다 펴도록 주문한다(그림 17-8과 그림 17-9).

양성 소견(Positive Finding)

양성 소견은 손의 운동기능 감소, 통증 및 약증, 그리고 상지의 감각 소실 등이다. 양성 검사 결과는 흉곽출구증후군임을 의미한다.

특별한 고려사항(Special Considerations)

이 검사는 신경혈관 구조물의 압박을 평가하기 위해 고안되었다. Roo 검사는 흉곽출구증후군을 평가하는 검사 중에서 가장 정확한 검사로 간주된다. 3분 동안 위의 동작을 수행할 수 없으면, 양성 반응으로 간주할 수 있다.

역사(Historical Notes)

이 검사는 의사인 David B. Roo의 이름에서 유래되었고, 그는 흉곽출구증후군의 원인을 연구하는 도중에 검사법을 고안하게 되었다.

다른 이름(Alternate Names)

이 검사는 *Roo의 스트레스 검사*, *올림된 팔 스트레스 검사(EAST)*, *양성 벌림-가쪽돌림 검사*, 그리고 *Hands-Up 검사*로 불린다.

특이도(Specificity)

이용할 데이터가 없다.

민감도(Sensitivity)

이용할 데이터가 없다.

참고문헌(References)

Konin JG, Wiksten DL, Isear JA, Brader H. *Special Tests for Orthopedic Examination*. 3rd ed. Thorofare, NJ: SLACK Incorporated; 2006.

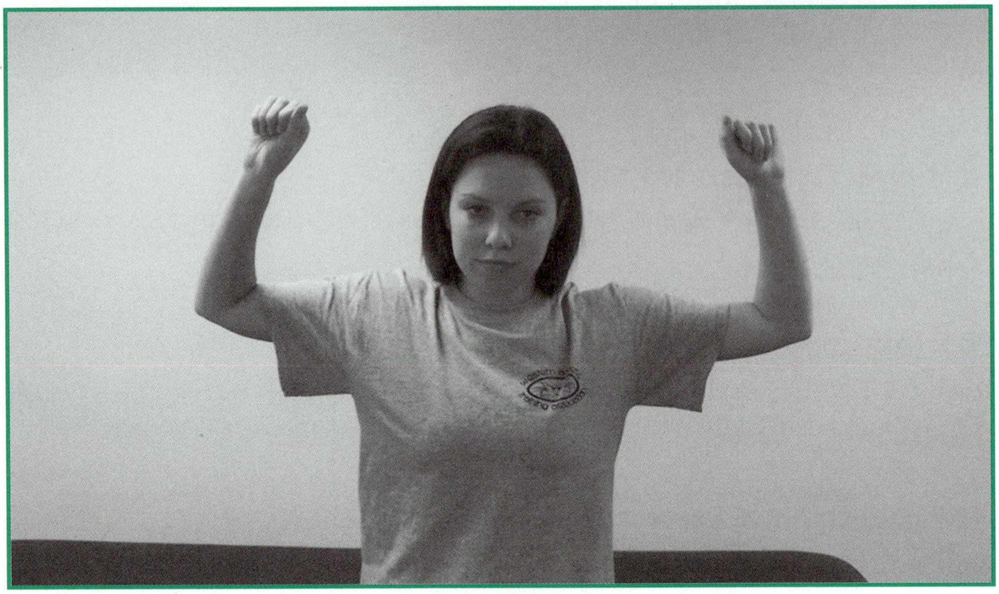

그림 17 - 8

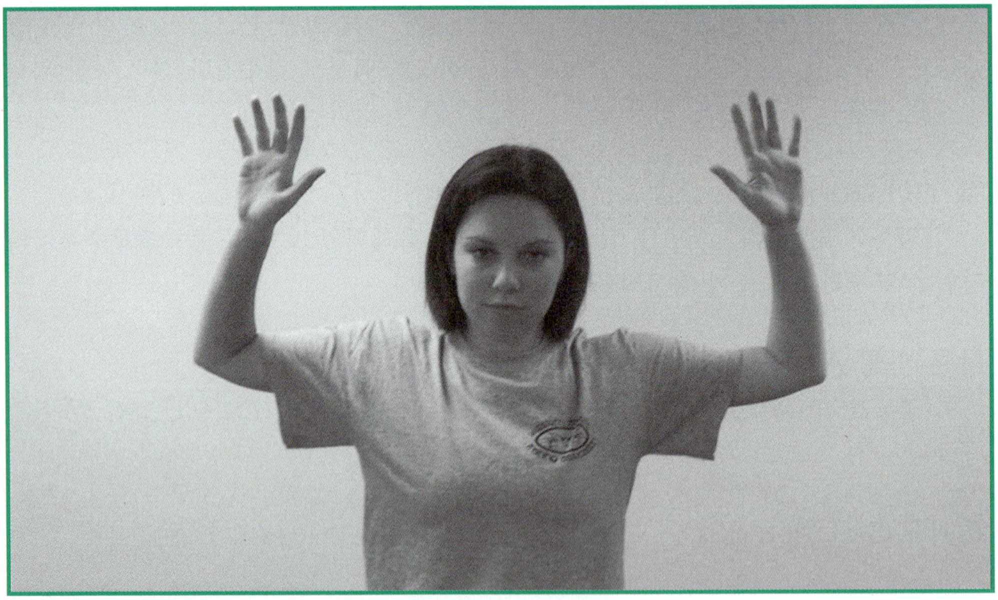

그림 17 - 9

Magee DJ. *Orthopedic Physical Assessment*. 4th ed. Philadelphia, PA: W. B. Saunders; 2002.

Starkey C, Ryan JL. *Evaluation of Orthopedic and Athletic Injuries*. 2nd ed. Philadelphia, PA: F.A. Davis; 2002.

팔꿈치의 Tinel 징후
Tinel's Sign at the Elbow

검사 자세(Test Position)

환자는 팔꿈치를 약간 굽힘하고 앉은 자세를 취한다.

동작(Action)

임상가는 손목을 고정하고, 시지를 이용해 팔꿉터널 안의 자신경을 두드린다(그림 17-10).

양성 소견(Positive Finding)

양성 소견은 자신경의 분포 영역(아래팔과 손의 안쪽)을 따라 저림현상이 일어나는데, 이것은 자신경 병리가 있음을 의미한다.

특별한 고려사항(Special Considerations)

이 검사는 검사 소견을 비교하기 위해 좌우 상지 모두에 적용되어야 한다.

역사(Historical Notes)

이 검사는 1915년에 손상이후의 신경재생과정을 기술하고, 그 신경부위에 압박검사를 처음으로 제시한 Jules Tinel의 이름에서 유래되었다. 그러나 실제로는, 1915년 Paul Hoffmann이 최초로 수근관증후군의 정중신경손상을 평가하는 두드림 검사(tapping test)를 제시했다.

다른 이름(Alternate Names)

이 검사는 *Tinel 검사*로 불린다.

특이도(Specificity)

0.76 - 0.98

민감도(Sensitivity)

0.68 - 0.70

양성 우도비(Positive Likelihood Ratio)

2.8 - 35

음성 우도비(Negative Likelihood Ratio)

0.31 - 0.42

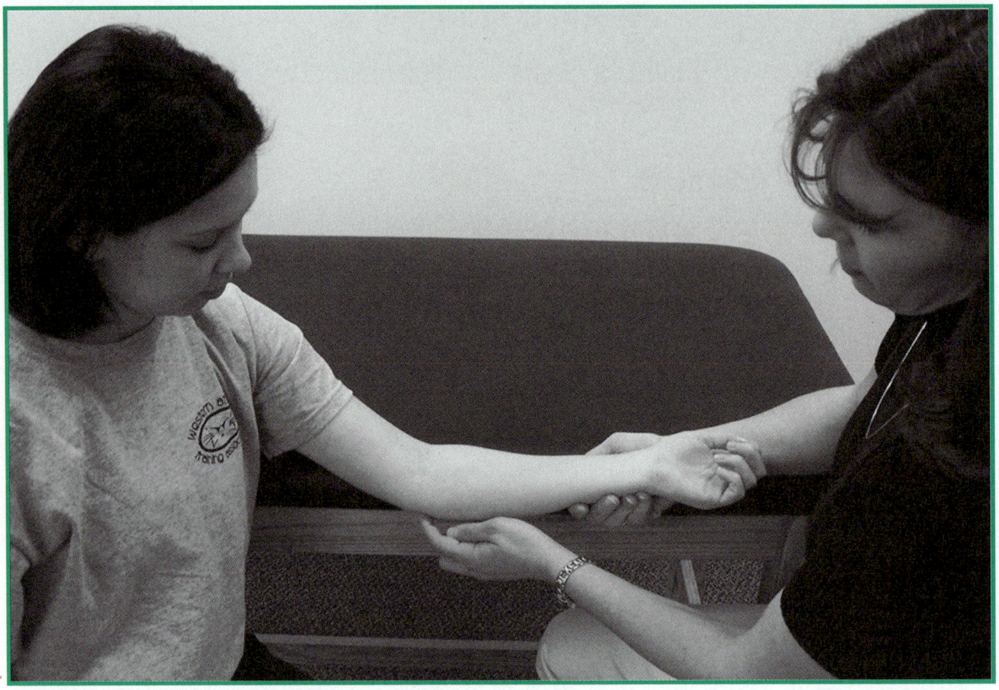

그림 17 - 10

참고문헌(REFERENCES)

Greenwald D, Blum LC, Adams D, Mercantonio C, Moffit M, Cooper B. Effective surgical treatment of cubital tunnel syndrome based on provocative clinical testing with electrodiagnostics. *Plast Reconstr Surg*. 2006;117(5):87-91.

Kingery WS, Park KS, Wu PB, Date ES. Electromyographic motor Tinel's sign in ulnar mononeuropathies at the elbow. *Am J Phys Med Rehab*. 1995;74:419-426.

Konin JG, Wiksten DL, Isear JA, Brader H. *Special Tests for Orthopedic Examination*. 3rd ed. Thorofare, NJ: SLACK Incorporated; 2006.

Magee DJ. *Orthopedic Physical Assessment*. 4th ed. Philadelphia, PA: W. B. Saunders; 2002.

Norkus SA, Meyers NC. Ulnar neuropathy of the elbow. *Sports Medicine*. 1994;17(3):189-199.

Novak CB, Lee GW, Mackinnon SE, Lay L. Provocative testing for cubital tunnel syndrome. *J Hand Surg [Am]*. 1994;19(5):817-820.

팔꿈치 굽힘 검사
ELBOW FLEXION TEST

검사 자세(TEST POSITION)

환자는 앉은 자세나 선 자세를 취한다.

동작(ACTION)

환자는 손목을 완전 굽힘하고 아래팔을 뒤침한 한 상태에서 자신의 양 팔꿈치를 능동적으로 끝범위까지 굽힌다. 환자는 이 자세를 3~5분 동안 유지한다(그림 17-11).

양성 소견(POSITIVE FINDING)

양성 소견은 정중신경의 분포영역(중지와 손바닥 가운데 부위)으로 방사통이 일어나는데, 이것은 팔굽오목 안에서 정중신경이 압박되었음을 의미한다. 두 번째 양성 소견은 자신경 분포영역(아래팔과 손의 안쪽)으로 방사통이 일어나는 것이고, 이것은 자신경이 팔굽터널 안에서 압박되었음을 의미한다.

특별한 고려사항(SPECIAL CONSIDERATIONS)

환자는 손목의 폄, 아래팔의 엎침, 어깨의 내림과 벌림 상태에서 팔꿈치를 끝범위까지 굴곡할 수도 있다(그림 7-12).

특이도(SPECIFICITY)

0.99

민감도(SENSITIVITY)

0.75

양성 우도비(POSITIVE LIKELIHOOD RATIO)

75

음성 우도비(NEGATIVE LIKELIHOOD RATIO)

0.25

참고문헌(REFERENCES)

Konin JG, Wiksten DL, Isear JA, Brader H. *Special Tests for Orthopedic Examination*. 3rd ed. Thorofare, NJ: SLACK Incorporated; 2006.

Magee DJ. *Orthopedic Physical Assessment*. 4th ed. Philadelphia, PA: W. B. Saunders; 2002.

Norkus SA, Meyers NC. Ulnar neuropathy of the elbow. *Sports Medicine*. 1994;17(3):189-199.

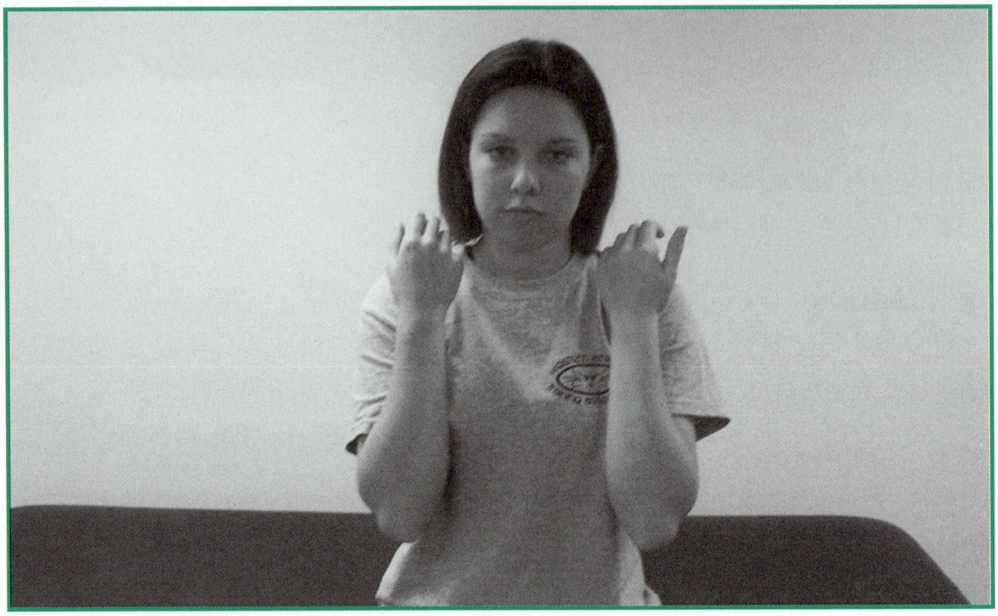

그림 17 - 11

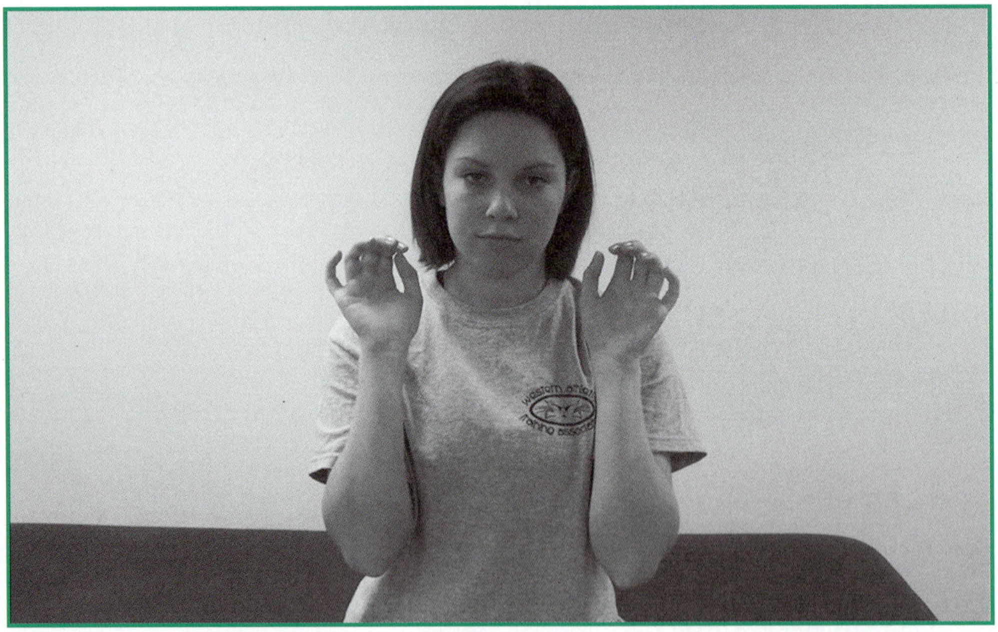

그림 17 - 12

Novak CB, Lee GW, Mackinnon SE, Lay L. Provocative testing for cubital tunnel syndrome. *J Hand Surg [Am]*. 1994;19(5):817-820.

원엎침근 증후군 검사
PRONATOR TERES SYNDROME TEST

검사 자세(TEST POSITION)

환자는 팔꿈치를 90°로 굽힘하고 앉은 자세를 취한다.

동작(ACTION)

임상가는 팔꿈치의 능동적인 폄 동작을 허용하면서, 아래팔의 엎침에 저항을 가한다(그림 17−13에서 그림 17−15까지).

양성 소견(POSITIVE FINDING)

양성 소견은 정중신경의 분포영역(중지와 손의 가운데 부위)에서 감각이상이 일어나는 것으로써, 이것은 원엎침근에 의해 정중신경이 압박되었음을 의미한다.

특이도(SPECIFICITY)

이용할 데이터가 없다.

민감도(SENSITIVITY)

이용할 데이터가 없다.

참고문헌(REFERENCES)

Magee DJ. *Orthopedic Physical Assessment*. 4th ed. Philadelphia, PA: W. B. Saunders; 2002.

Mysiew WJ, Colachis SC. The pronator syndrome: an evaluation of dynamic maneuvers for improving electrodiagnostic sensitivity. *Am J Phys med Rehab*. 1991;70(5):274-277.

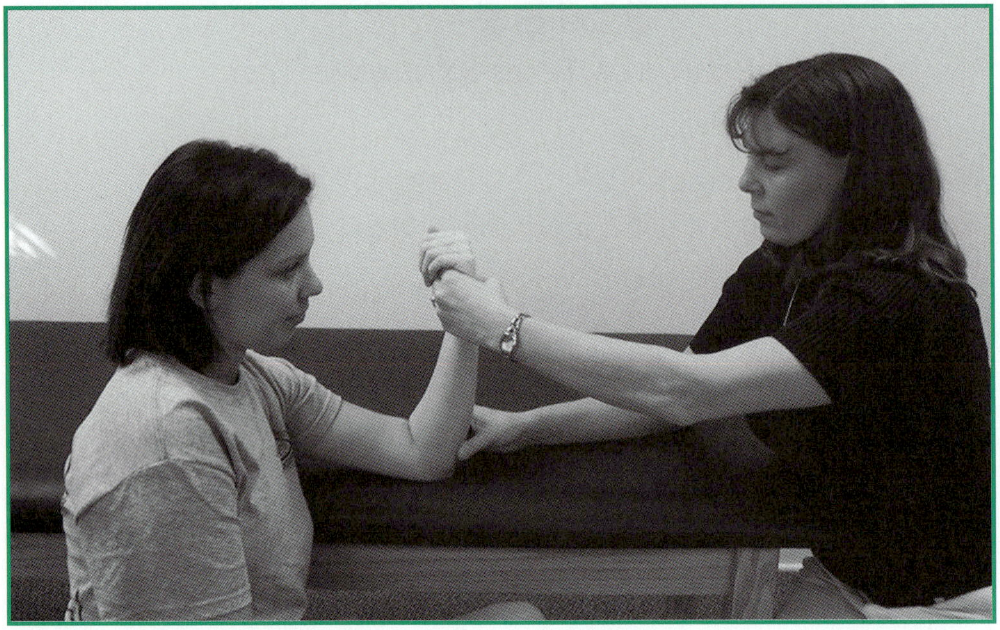

그림 17 - 13

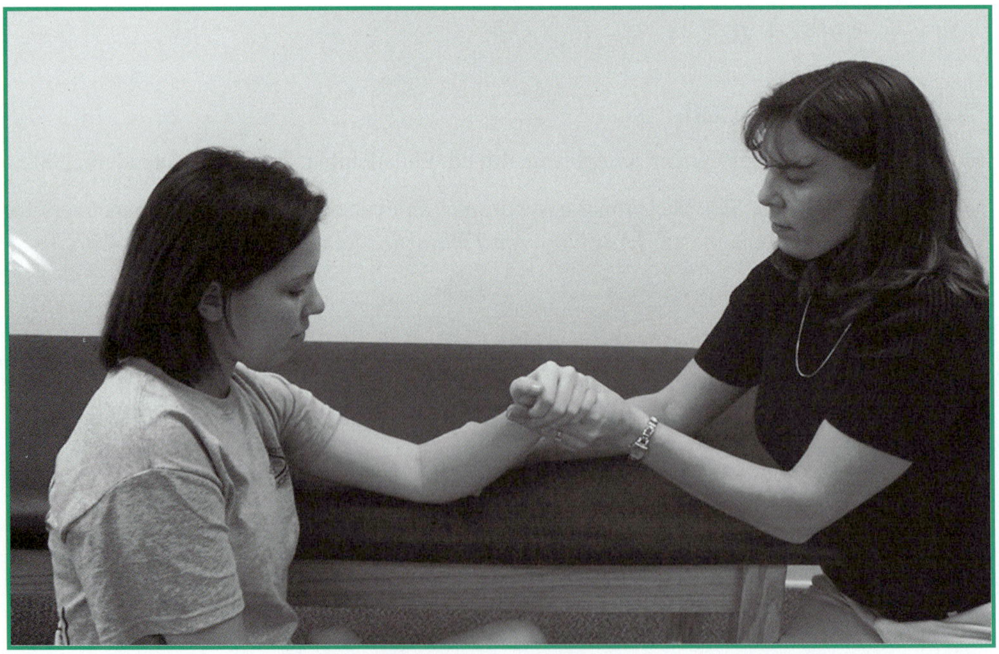

그림 17 - 14

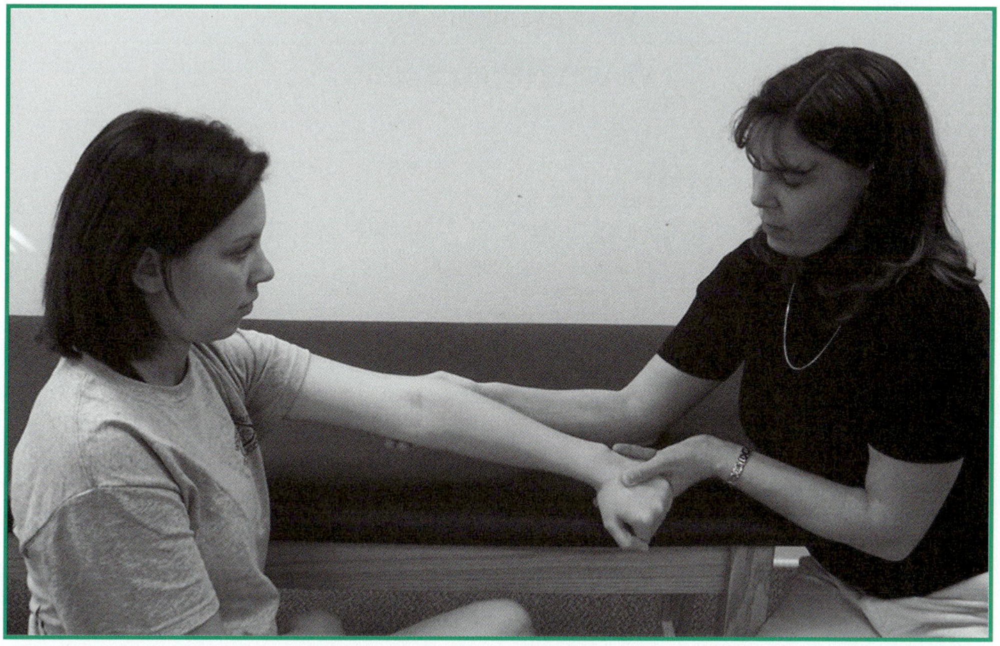

그림 17 - 15

WARTENBERG 징후
WARTENBERG'S SIGN

검사 자세(TEST POSITION)

환자는 손바닥을 테이블 위에 얹어 놓고 앉은 자세를 취한다.

동작(ACTION)

임상가는 수동으로 환자의 손가락을 벌림한다(그림 17-16). 그런 다음 환자에게 손가락을 능동적으로 모음하도록 주문한다(그림 17-17).

양성 소견(POSITIVE FINDING)

양성 소견은 5번째 손가락을 모음(내전)할 수 없는 것이다. 이것은 자신경 병리를 의미한다(그림 17-18).

역사(HISTORICAL NOTES)

이 검사는 1944년에 최초로 자신의 소견을 제시한 신경학자인 Robert Wartenberg의 이름에서 유래되었다.

특이도(SPECIFICITY)

이용할 데이터가 없다.

민감도(SENSITIVITY)

이용할 데이터가 없다.

참고문헌(REFERENCES)

Magee DJ. *Orthopedic Physical Assessment*. 4th ed. Philadelphia, PA: W. B. Saunders; 2002.

Voche P, Merle M. Wartenberg's sign: a new method of surgical correction. J Hand Surg. 1995;20(1):49-52.

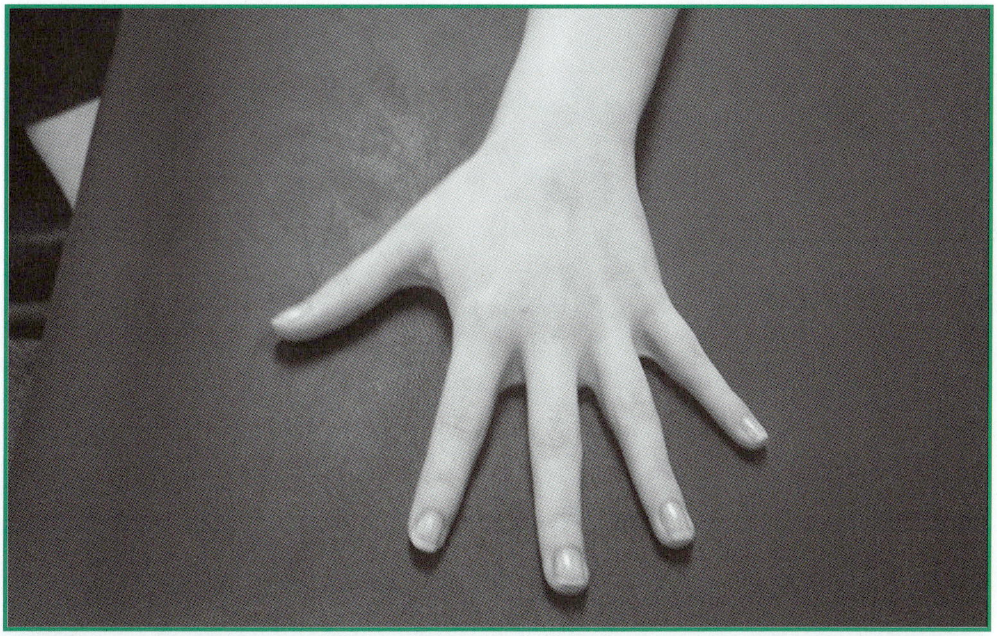

그림 17 - 16

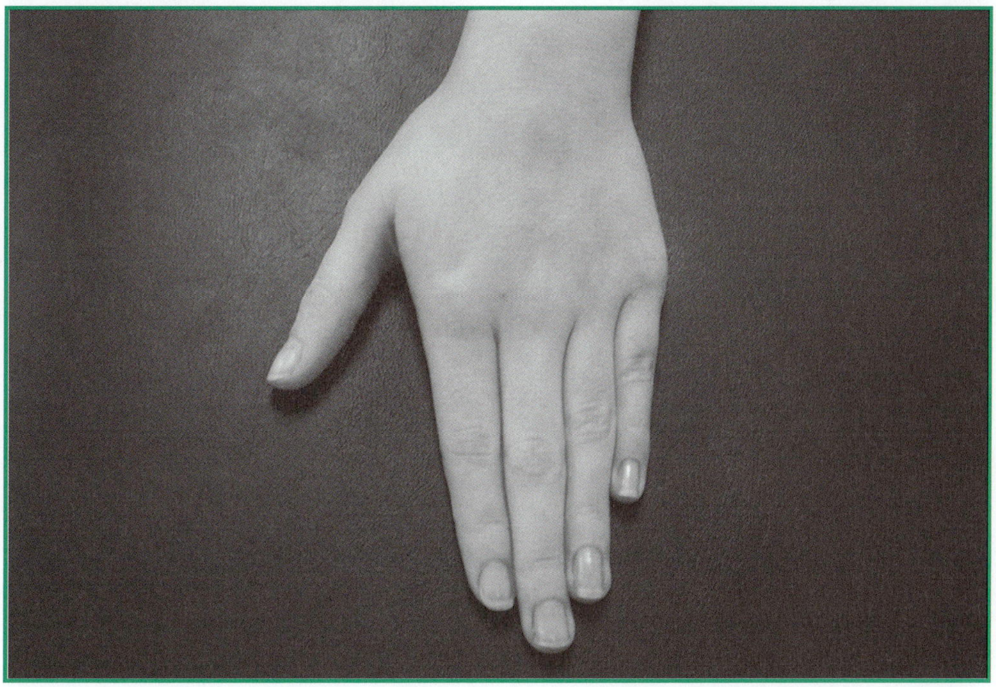

그림 17 - 17

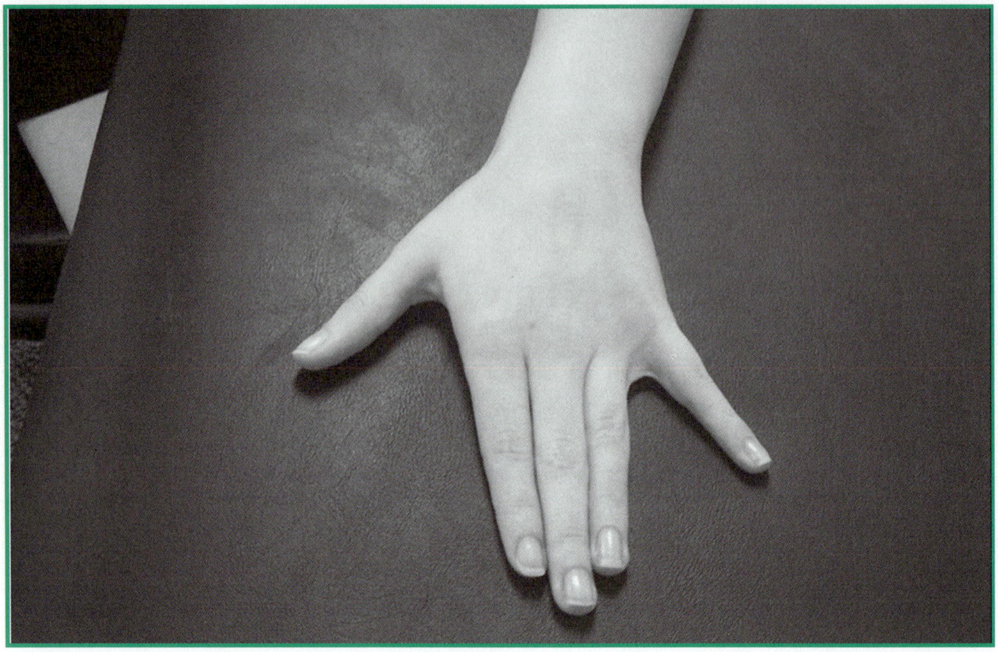

그림 17 - 18

PHALEN 검사
PHALEN'S TEST

검사 자세(TEST POSITION)

환자는 앉은 자세나 선 자세를 취한다.

동작(ACTION)

임상가는 환자에게 양 손목을 굽히고 손등을 서로 맞닿도록 주문한다. 그런 다음, 손목이 최대 굽힘되도록 아래팔을 통해 손목쪽으로 압박을 적용하게 한다. 이 자세를 1분간 유지한다(그림 17−19).

양성 소견(POSITIVE FINDING)

양성 소견으로 정중신경 분포영역(손 가운데와 2-4번 손가락)에서 둔감과 저림현상이 나타나는데, 이것은 정중신경 압박으로 인한 수근관증후군을 의미한다.

특별한 고려사항(SPECIAL CONSIDERATIONS)

이 검사를 수행하는 동안 환자의 아래팔은 어깨와 평행해야 한다. 양성 검사 결과는 환자가 엄지와 시지를 이용해 "O"를 만들 때 더욱 심해질 수도 있다. 신경학적 결손 없이 나타나는 손목 통증은 수근관증후군의 양성 소견이 아니다.

역사(HISTORICAL NOTES)

이 검사는 정형외과의사인 George S. Phalen에 의해 소개되었다.

다른 이름(ALTERNATE NAMES)

이 검사는 *Phalen maneuver, Phalen sign, Phalen position*으로 불린다.

특이도(SPECIFICITY)

0.40 - 1.0

민감도(SENSITIVITY)

0.34 - 0.88

양성 우도비(POSITIVE LIKELIHOOD RATIO)

1.15 - 8.7

음성 우도비(NEGATIVE LIKELIHOOD RATIO)

0.12 - 0.89

신뢰도(RELIABILITY)

95% 신뢰구간에서 κ 값은 0.79 - 0.88이다.

참고문헌(REFERENCES)

Cleland J. *Orthopaedic Clinical Examination: An Evidence-Based Approach for Physical Therapists*. Carlstadt, NJ: Icon Learning Systems; 2005.

Gellman H. Carpal tunnel syndrome: an evaluation of the provocative diagnostic tests. *J Bone Joint Surg*. 1986;68:734-737.

Ghavanini MR, Haghighat M. Carpal tunnel syndrome: reappraisal of five clinical tests. *Electromyogr Clin Neurophysiol*. 1998;38(7):437-441.

Konin JG, Wiksten DL, Isear JA, Brader H. *Special Tests for Orthopedic Examination*. 3rd ed. Thorofare, NJ: SLACK Incorporated; 2006.

Magee DJ. *Orthopedic Physical Assessment*. 4th ed. Philadelphia, PA: W. B. Saunders; 2002.

Marx RG, Hudak PL, Bombardier C, Graham B, Goldsmith C, Wright JG. The reliability of physical examination for carpal tunnel syndrome. *J Hand Surg*. 1998;23(4):499-502.

Starkey C, Ryan JL. *Evaluation of Orthopedic and Athletic Injuries*. 2nd ed. Philadelphia, PA: F.A. Davis; 2002.

Szabo RM, Slater RR, Farver TB, Stanton DB, Sharman WK. The value of diagnostic testing in carpal tunnel syndrome. *J Hand Surg*. 1999;24(4):704-714.

Walters C, Rice V. An evaluation of provocative testing in the diagnosis of carpal tunnel syndrome. *Military Medicine*. 2002;167(8):647-652.

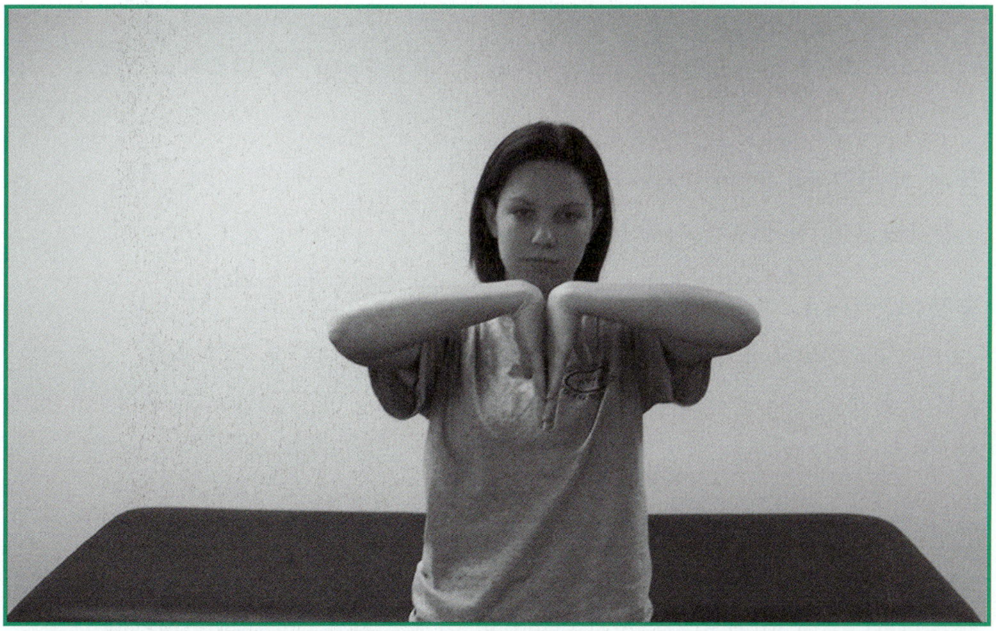

그림 17 - 19

Reverse Phalen 검사
Reverse Phalen's Test

검사 자세(Test Position)

환자는 앉은 자세나 선 자세를 취한다.

동작(Action)

임상가는 환자에게 양 손목을 펴고 손바닥을 서로 맞닿도록 주문한다. 그런 다음, 손목이 최대로 펴지도록 아래팔을 통해 손목쪽으로 압박을 적용하게 한다. 이 자세를 1분간 유지한다(그림 17−20).

양성 소견(Positive Finding)

양성 소견으로 정중신경 분포영역(손 가운데와 2-4번 손가락)에서 둔감과 저림현상이 나타나는데, 이것은 정중신경 압박으로 인한 수근관증후군을 의미한다.

특별한 고려사항(Special Considerations)

이 검사를 수행하는 동안 환자의 아래팔은 어깨와 평행해야 한다. 신경학적 결손 없이 나타나는 손목 통증은 수근관증후군의 양성 소견이 아니다.

역사(Historical Notes)

이 검사는 정형외과의사인 George S. Phalen에 의해 소개되었다.

다른 이름(Alternate Names)

이 검사는 *손목 폄검사*, *Reverse Phalen maneuver*, *Reverse Phalen sign*, *Reverse Phalen position*으로 불린다.

특이도(Specificity)

0.82

민감도(Sensitivity)

0.55

양성 우도비(Positive Likelihood Ratio)

3.06

음성 우도비(Negative Likelihood Ratio)

0.55

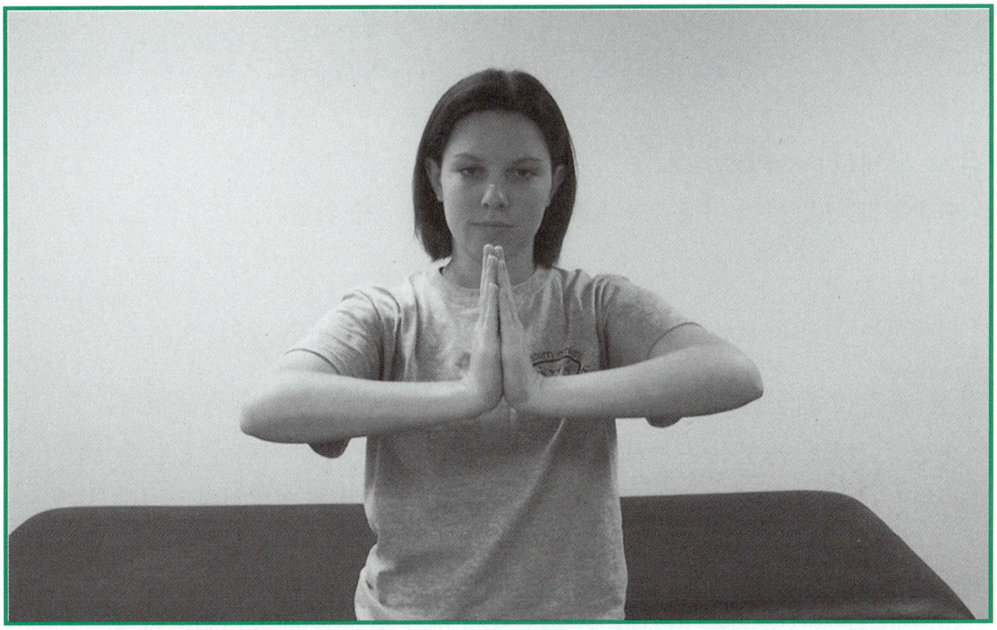

그림 17 - 20

참고문헌 (REFERENCES)

Ghavanini MR, Haghighat M. Carpal tunnel syndrome: reappraisal of five clinical tests. *Electromyogr Clin Neurophysiol*. 1998;38(7):437-441.

Konin JG, Wiksten DL, Isear JA, Brader H. *Special Tests for Orthopedic Examination*. 3rd ed. Thorofare, NJ: SLACK Incorporated; 2006.

Magee DJ. *Orthopedic Physical Assessment*. 4th ed. Philadelphia, PA: W.B. Saunders; 2002.

Mondelli M, Passero S, Giannini F. Provocative tests in different stages of carpal tunnel syndrome. *Clin Neurol Neurosurg*. 2001;103:178-183.

Starkey C, Ryan JL. *Evaluation of Orthopedic and Athletic Injuries*. 2nd ed. Philadelphia, PA: F.A. Davis; 2002.

Werner RA, Bir C, Armstrong TJ. Reverse Phalen's maneuver as an aid in diagnosing carpal tunnel syndrome. *Arch Phys Med Rehab*. 1994;75(7):783-786.

손목의 TINEL 징후
TINEL'S SIGN AT THE WRIST

검사 자세(TEST POSITION)

환자는 테이블 위에 아래팔을 올려 놓고 앉은 자세를 취한다.

동작(ACTION)

임상가는 수근관 부위의 손목 바닥쪽을 두드린다(그림 17−21).

양성 소견(POSITIVE FINDING)

양성 소견으로 정중신경 분포영역(2-4번 손가락)을 따라 저림이나 감각이상이 나타나는데, 이것은 수근관 부위에서 정중신경병리가 있음을 의미한다.

특별한 고려사항(SPECIAL CONSIDERATIONS)

이 검사는 검사 소견을 비교하기 위해 좌우 상지 모두에 적용되어야 한다.

역사(HISTORICAL NOTES)

이 검사는 1915년에 손상이후의 신경재생과정을 기술하고, 그 신경부위에 압박검사를 처음으로 제시한 Jules Tinel의 이름에서 유래되었다. 그러나 실제로는, 1915년 Paul Hoffmann이 최초로 수근관증후군의 정중신경손상을 평가하는 두드림 검사(tapping test)를 제시했다.

다른 이름(ALTERNATE NAMES)

이 검사는 *Tinel 검사*로 불린다.

특이도(SPECIFICITY)

0.56 - 1.0

민감도(SENSITIVITY)

0.23 - 0.74

양성 우도비(POSITIVE LIKELIHOOD RATIO)

0.93 - 8.22

음성 우도비(NEGATIVE LIKELIHOOD RATIO)

0.29 - 1.05

신뢰도(RELIABILITY)

95% 신뢰구간에서 카파(κ)수치는 0.35 - 0.47

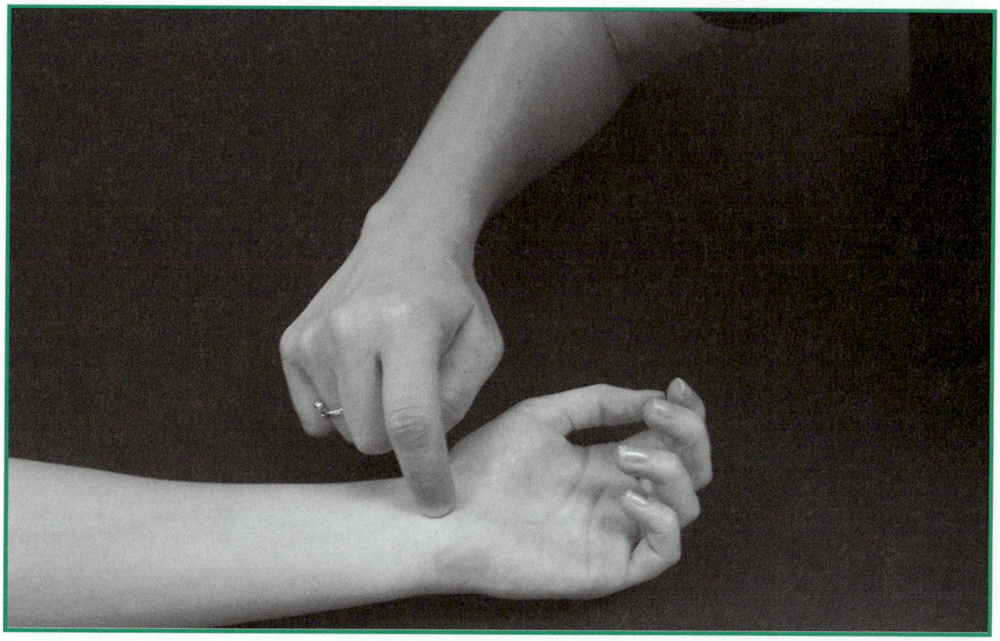

그림 17 - 21

참고문헌 (References)

Cleland J. *Orthopaedic Clinical Examination: An Evidence-Based Approach for Physical Therapists*. Carlstadt, NJ: Icon Learning Systems; 2005.

Konin JG, Wiksten DL, Isear JA, Brader H. *Special Tests for Orthopedic Examination*. 3rd ed. Thorofare, NJ: SLACK Incorporated; 2006.

Magee DJ. *Orthopedic Physical Assessment*. 4th ed. Philadelphia, PA: W.B. Saunders; 2002.

Marx RG, Hudak PL, Bombardier C, Graham B, Goldsmith C, Wright JG. The reliability of physical examination for carpal tunnel syndrome. *J Hand Surg*. 1998;23(4):499-502.

Mondelli m, Passero S, Giannini F. Provocative tests in different stages of carpal tunnel syndrome. *Clin Neurol Neurosurg*. 2001;103:178-183.

Priganc VW, Henry SM. The relationship among five common carpal tunnel syndrome tests and the severity of carpal tunnel syndrome. *J Hand Ther*. 2003;16(3):225-236.

Starkey C, Ryan JL. *Evaluation of Orthopedic and Athletic Injuries*. 2nd ed. Philadelphia, PA: F.A. Davis; 2002.

Szabo RM, Slater RR, Farver TB, Stanton DB, Sharman WK. The value of diagnostic testing in carpal tunnel syndrome. *J Hand Surg*. 1999;24(4):704-714.

Wainner RS, Fritz JM, Irrgang JJ, Delitto A, allison S, Boninger ML. Development of a clinical prediction rule for the diagnosis of carpal tunnel syndrome. *Arch Phys Med Rehab*. 2005;86:609-618.

손목압박 검사
CARPAL COMPRESSION TEST

검사 자세(TEST POSITION)

환자는 테이블 위에 아래팔을 올려 놓고 앉은 자세를 취한다.

동작(ACTION)

임상가는 엄지를 이용해, 수근관 부위의 손목 바닥쪽에 압박을 적용한다(그림 17-22).

양성 소견(POSITIVE FINDING)

양성 소견은 정중신경 분포영역(2-4번 손가락)을 따라 저림이나 감각이상이 나타나는데, 이것은 수근관 부위에서 정중신경병리가 있음을 의미한다.

특별한 고려사항(SPECIAL CONSIDERATIONS)

이 검사는 검사 소견을 비교하기 위해 좌우 상지 모두에 적용되어야 한다.

특이도(SPECIFICITY)

0.30 - 0.95

민감도(SENSITIVITY)

0.28 - 0.89

양성 우도비(POSITIVE LIKELIHOOD RATIO)

0.91 - 17.4

음성 우도비(NEGATIVE LIKELIHOOD RATIO)

0.13 - 1.2

참고문헌(REFERENCES)

Cleland J. *Orthopaedic Clinical Examination: An Evidence-Based Approach for Physical Therapists*. Carlstadt, NJ: Icon Learning Systems; 2005.

Ghavanini MR, Haghighat M. Carpal tunnel syndrome: reappraisal of five clinical tests. *Electromyogr Clin Neurophysiol*. 1998;38(7):437-441.

Gonzalez del Pino J, Delgado-Martinez AD, Gonzalez-Gonzalez I, Lovic A. value of the carpal compression test in the dignosis of carpal tunnel syndrome. *J Hand Surg*.

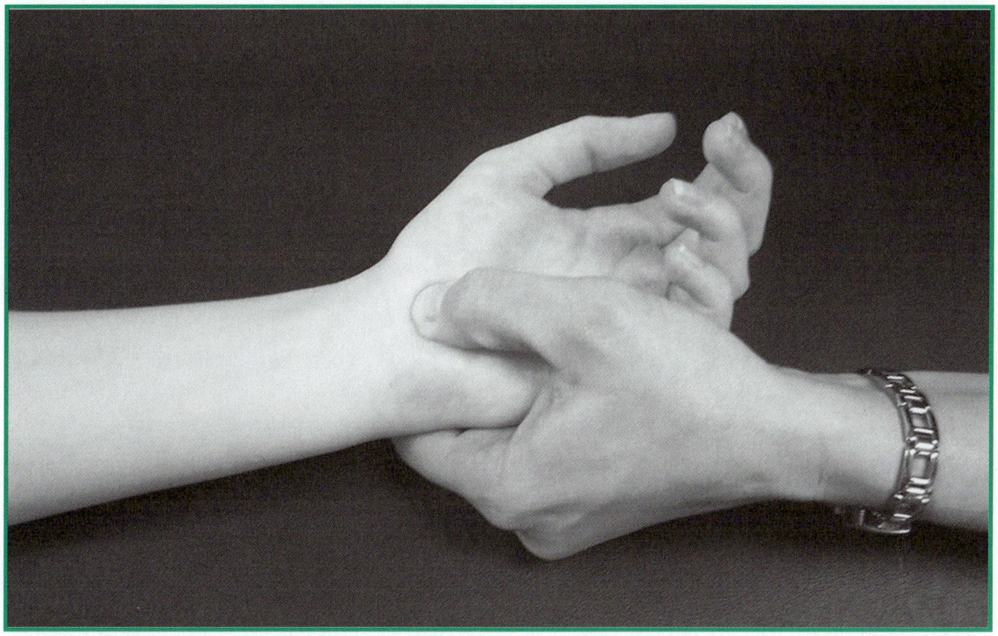

그림 17 - 22

1997;22(1):38-41.

Kaul MP, Pagel KJ, Wheatley MJ, Dryden JD. Carpal compression test and prressure provactive test in veterans with median-distribution parasthesias. *Muscle and Nerve*. 2001;24(1):107-111.

Magee DJ. *Orthopedic Physical Assessment*. 4th ed. Philadelphia, PA: W.B. Saunders; 2002.

Massy-Westropp N, Grimmer K, Bain G. A systematic review of the clinical diagnostic tests for carpal tunnel syndrome. *J Hand Surg*. 2000;25(1):120-127.

Nathan PA, Keniston RC, Meadows KD, Lockwood LS. The value of carpal compression test as an alternative provocative clinical maneuver. *J Hand Surg*. 1997;22(6):823-825.

집게잡기 검사
PINCH GRIP TEST

검사 자세(TEST POSITION)

환자는 앉은 자세나 선 자세를 취한다.

동작(ACTION)

임상가는 환자에게 엄지끝과 시지끝으로 이용해 원을 만들도록 주문한다(그림 17−23).

양성 소견(POSITIVE FINDING)

양성 소견은 환자가 엄지끝과 시지끝을 서로 맞닿을 수 없는 경우이고, 오히려 엄지와 시지의 볼(pad) 부위를 맞닿는다(그림 17−24). 양성 소견은 원엎침근에 의해 정중신경의 앞뼈사이분지가 압박되었음을 의미한다. 그리고 이것은 원엎침근 증후군으로 불린다.

신뢰도(RELIABILITY)

95% 신뢰구간에서 카파(κ)수치 중 검사간 신뢰도는 0.86−0.97이고, 검사자간 신뢰도는 0.84−0.99이다.

참고문헌(REFERENCES)

Cleland J. *Orthopaedic Clinical Examination: An Evidence-Based Approach for Physical Therapists*. Carlstadt, NJ: Icon Learning Systems; 2005.

Magee DJ. *Orthopedic Physical Assessment*. 4th ed. Philadelphia, PA: W.B. Saunders; 2002.

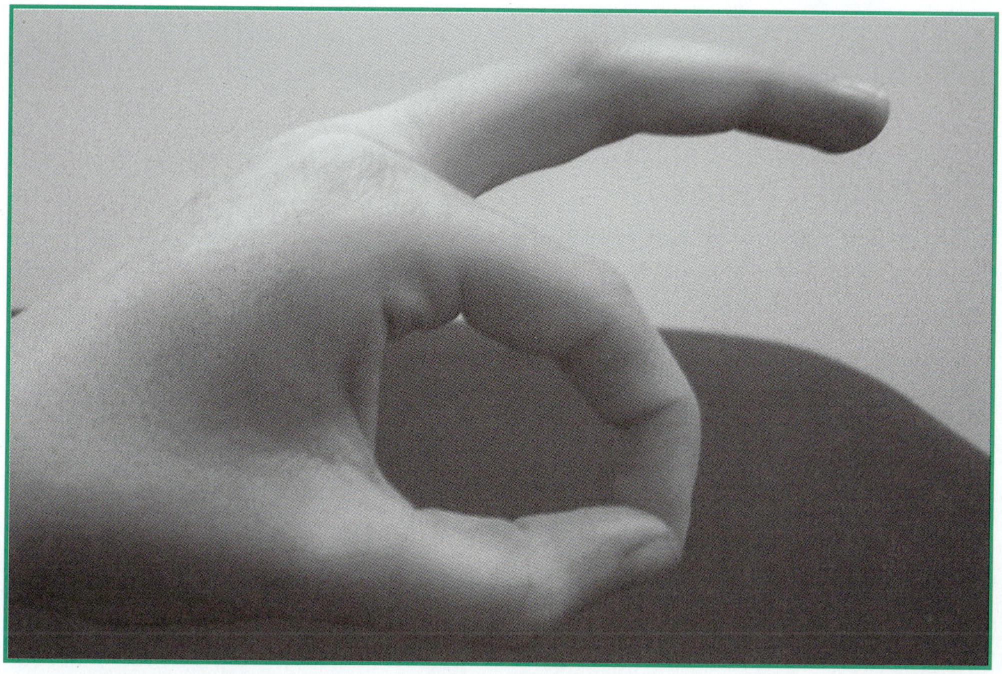

그림 17 - 23

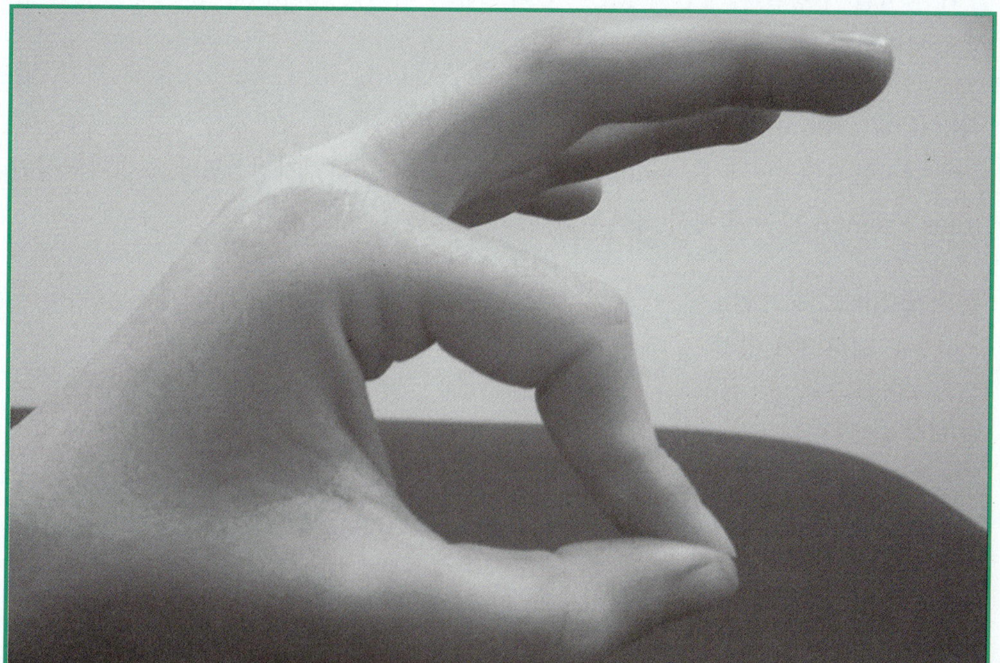

그림 17 - 24

FROMENT 징후
FROMENT'S SIGN

검사 자세(TEST POSITION)

환자는 앉은 자세나 선 자세를 취한다.

동작(ACTION)

임상가는 엄지와 시지를 이용해 열쇠잡기패턴(key grip pattern)으로 놀이카드나 종이 등을 잡도록 주문한다. 그리고 임상가는 환자에게 물체를 꽉 잡도록 주문하고, 그 물체를 빼어 오는 시도를 한다(그림 17-25).

양성 소견(POSITIVE FINDING)

양성 소견은 물체를 잡기 위해 엄지 손가락사이관절의 굽힘이 나타나는 것인데(그림 17-26), 이 소견은 자신경 손상으로 인한 엄지모음근(모지내전근)의 마비가 있음을 의미한다.

특별한 고려사항(SPECIAL CONSIDERATIONS)

이 검사를 수행할 때 1번째 MCP가 과도하게 펴지는, Jeanne 징후도 자신경 손상을 의미한다.

역사(HISTORICAL NOTES)

이 검사는 1904년에 Breeman에 의해 최초로 소개되었지만, 프랑스 내과의사인 Jules Froment의 이름에서 유래되었다.

특이도(SPECIFICITY)

이용할 데이터가 없다.

민감도(SENSITIVITY)

이용할 데이터가 없다.

참고문헌(REFERENCES)

Magee DJ. *Orthopedic Physical Assessment*. 4th ed. Philadelphia, PA: W.B. Saunders; 2002.

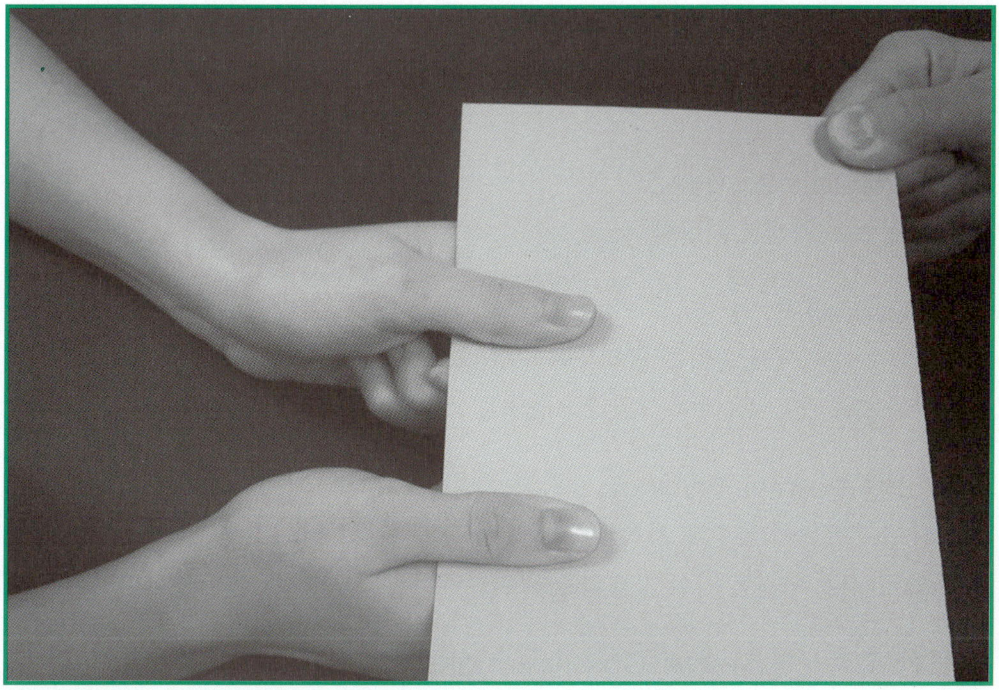

그림 17 - 25

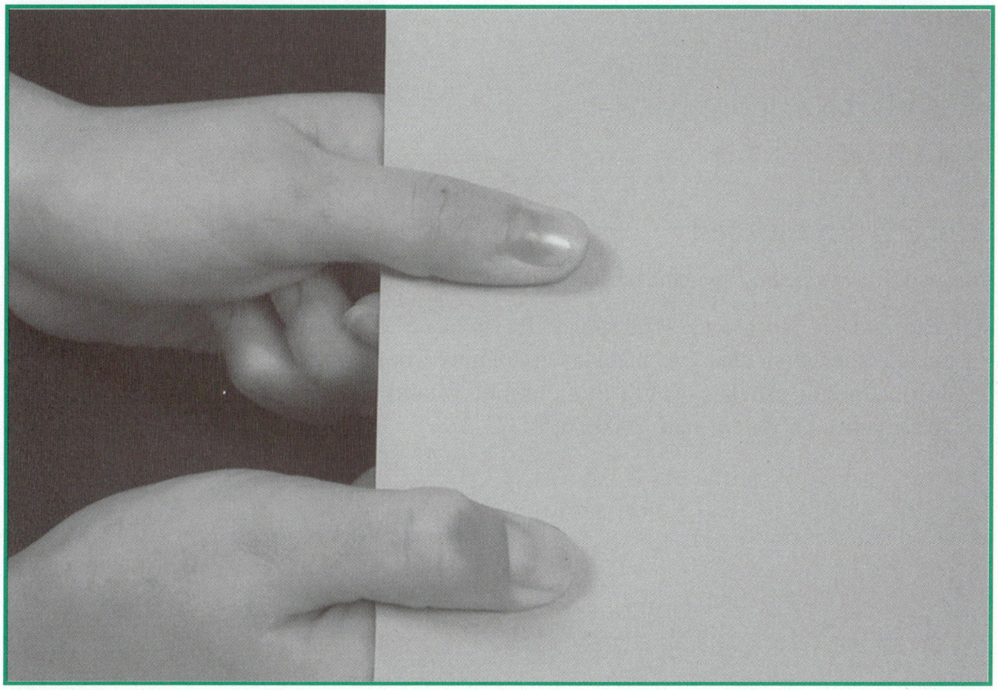

그림 17 - 26

EGAWA 징후
EGAWA'S SIGN

검사 자세(TEST POSITION)

환자는 앉은 자세를 취한다.

동작(ACTION)

임상가는 환자에게 중지를 굽히도록 주문한 후, 노쪽굽힘과 자쪽굽힘을 교대로 실시한다(그림 17−27에서 그림 17−29).

양성 소견(POSITIVE FINDING)

양성 소견은 노쪽굽힘과 자쪽굽힘을 하는 동안 환자가가 중지의 굽힘을 유지하지 못하는 것이다. 이것은 자신경 병리를 의미한다.

특별한 고려사항(SPECIAL CONSIDERATIONS)

자신경 병리가 없는 몇몇 환자들도 이 검사를 수행하지 못한다.

특이도(SPECIFICITY)

이용할 데이터가 없다.

민감도(SENSITIVITY)

이용할 데이터가 없다.

참고문헌(REFERENCES)

Magee DJ. *Orthopedic Physical Assessment*. 4th ed. Philadelphia, PA: W.B. Saunders; 2002.

Schreuders TAR, Roebroeck ME, Jaquet JB, Hovius SER, Stam HJ. Long-term outcome of muscle strength in ulnar and median nerve injury: comparing manual muscle strenght testing, grip and pinch strength dynamometers and a new intrinsic muscle strength dynamometer. *J Rehab Med*. 2004;36(6):273-278.

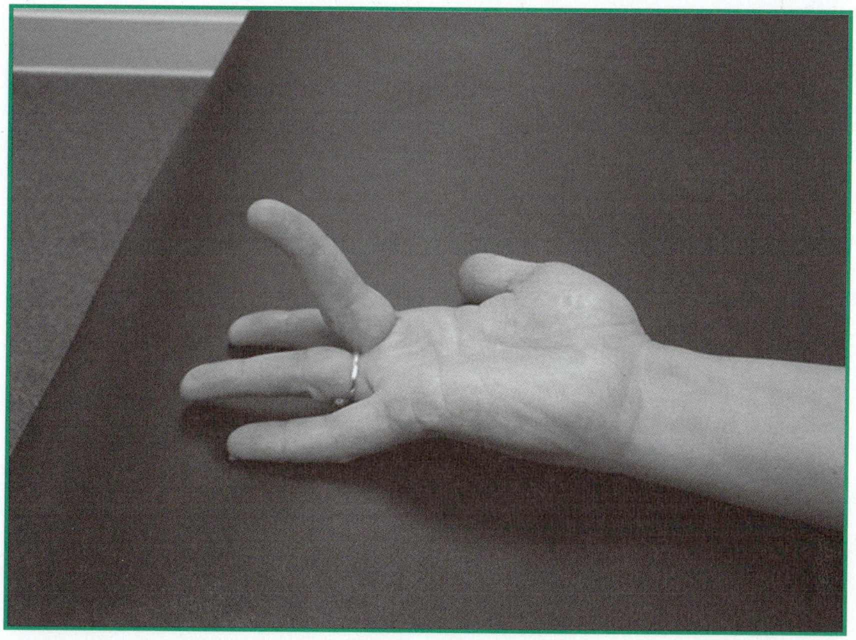

그림 17 - 27

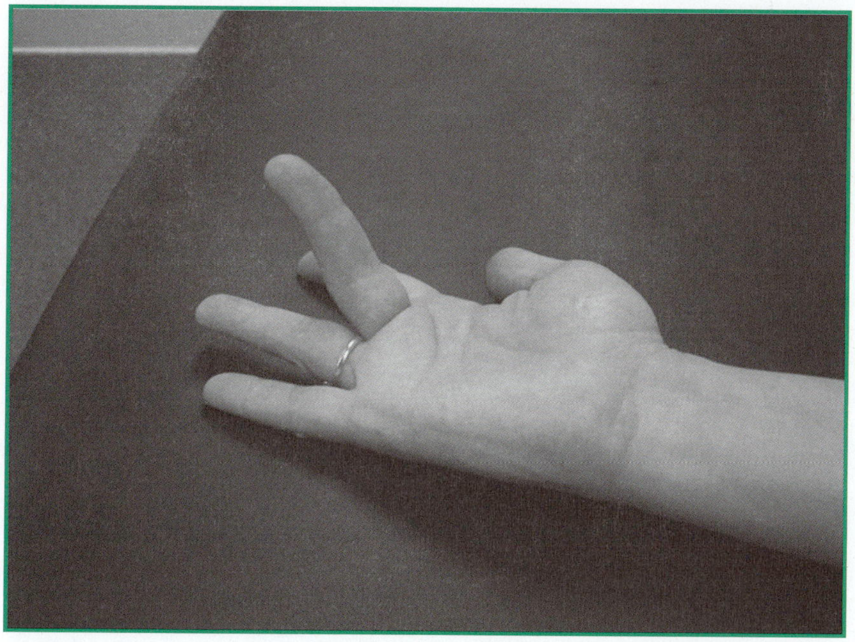

그림 17 - 28

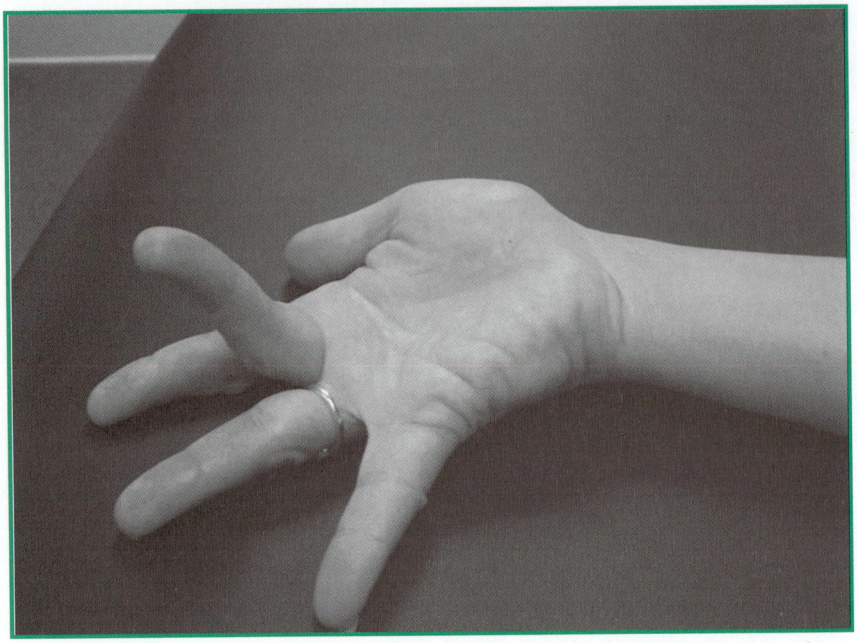

그림 17 - 29

주름 검사
WRINKLE TEST

검사 자세(TEST POSITION)

환자는 테이블 옆에 앉는다.

동작(ACTION)

임상가는 환자에게 약 10분간 따뜻한 물이 들어있는 컵에 손가락을 닿도록 주문한다. 10분 후, 임상가는 그 컵에서 손가락을 떼도록 주문한다. 그리고 손가락의 볼(pulp) 부위에 주름이 있는지를 평가한다(그림 17−30).

양성 소견(POSITIVE FINDING)

양성 소견은 피부 주름이 생기지 않은 경우로서, 이것은 조직의 탈신경을 의미한다.

특별한 고려사항(SPECIAL CONSIDERATIONS)

임상가는 4번째 손가락에 이 검사를 수행하고, 정중신경 침범인지 자신경 침범인지를 구분하기 위해 이 소견을 이용하다. 탈신경이 몇 달 지났을 때는 이 검사의 타당도가 떨어진다.

다른 이름(ALTERNATE NAMES)

이 검사는 *Shrivel 검사*로 불린다.

특이도(SPECIFICITY)

이용할 데이터가 없다.

민감도(SENSITIVITY)

이용할 데이터가 없다.

참고문헌(REFERENCES)

Falanga V. The wrinkle test: Clinical use for detecting early epidermal resurfacing. *Journal of Dermatological Surgery and Oncology*. 1993;19(2):172-173.

Konin JG, Wiksten DL, Isear JA, Brader H. *Special Tests for Orthopedic Examination*. 3rd ed. Thorofare, NJ: SLACK Incorporated; 2006.

Magee DJ. *Orthopedic Physical Assessment*. 4th ed. Philadelphia, PA: W.B. Saunders; 2002.

Vasudevan TM, Van Rij AM, Mukada H, Taylor PK. Skin wrinkling for the assessment of sympathetic function in the limbs. *Aust N Z J Surg*. 2000;70(1):57-59.

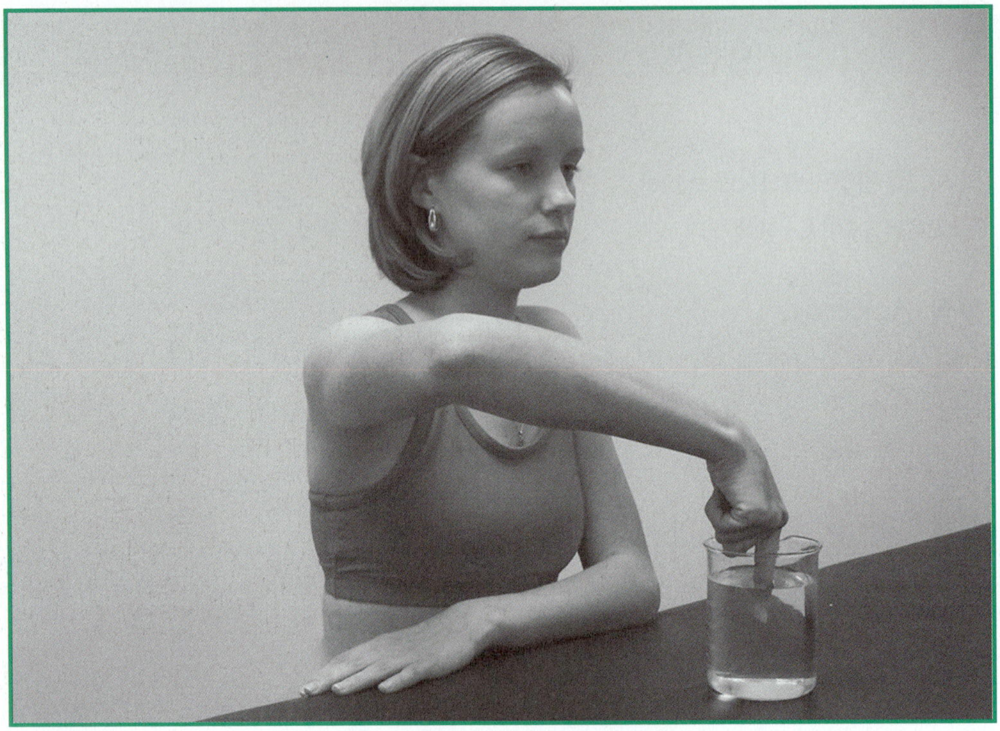

그림 17 - 30

NINHYDRIN 검사
NINHYDRIN TEST

검사 자세(TEST POSITION)

환자는 앉은 자세나 선 자세를 취한다.

동작(ACTION)

임상가는 알콜로 환자의 손가락 끝을 깨끗이 씻어야 한다. 그리고 손가락 끝에 어떤 물체도 닿지 않은 채 5-30분 동안 기다려야 한다고 지시한다. 이런 시간 경과는 땀이 발생하는 시간이다. 그 다음, 환자에게 중등도의 압력으로 질이 좋은 본드지(bond paper)에 손가락 끝을 누르도록 지시한다. 그리고 15초 후에 손가락을 떼고, 그 부위를 연필로 표시한다. 그런 다음, 그 본드지에다 ninhydrin을 뿌리고 24시간 동안 건조시킨다. 건조되면, 땀에 의해 손가락 볼(pulp) 부위의 색깔이 바뀌게 된다.

양성 소견(POSITIVE FINDING)

지문을 채취했을 때 색깔 변화가 일어나지 않는다면, 양성 소견으로서 신경 병변이 있음을 의미한다.

특별한 고려사항(SPECIAL CONSIDERATIONS)

이 검사에는 본드지와 ninhydrin 스트레이가 필요하다.

역사(HISTORICAL NOTES)

이 검사는 본드지에 뿌려지는 화학약품의 이름에서 유래되었다.

다른 이름(ALTERNATE NAMES)

이 검사는 *Ninhydrin Sweat 검사*로 불린다.

특이도(SPECIFICITY)

이용할 데이터가 없다.

민감도(SENSITIVITY)

이용할 데이터가 없다.

참고문헌(REFERENCES)

Magee DJ. *Orthopedic Physical Assessment*. 4th ed. Philadelphia, PA: W.B. Saunders; 2002.

WEBER의 2점 식별검사
WEBER'S TWO-POINT DISCRIMINATION TEST

검사 자세(TEST POSITION)

환자는 테이블 위에 손을 놓고 앉은 자세를 취한다.

동작(ACTION)

임상가는 환자에게 눈을 감도록 주문하고, 환자의 감각 능력(1점인지 2점인지)을 평가한다. 임상가는 환자의 반응에 따라 2점 사이의 거리를 좁혀가면서 이 검사를 반복한다(그림 17-31과 그림 7-32). 환자가 알 수 있는 가장 짧은 2점 사이의 거리는 기록한다. 그리고 좌우 상지의 감각 소실을 비교하기 위해, 양쪽 상지를 모두 검사한다.

양성 소견(POSITIVE FINDING)

가장 짧은 2점 사이의 거리에 변화가 있으면, 감각소실이 있음을 의미한다.

특별한 고려사항(SPECIAL CONSIDERATIONS)

임상가는 이 검사를 수행하기 위해, 2점 식별기, 2점 촉각측정기, 캘리퍼 혹은 깨끗하고 사용하지 않은 종이클립을 가지고 있어야 한다(그림 6-11 참고).

역사(HISTORICAL NOTES)

이 검사는 1846년에 생리학자인 Ernst Weber에 의해 소개되었고, 그의 이름에서 유래되었다.

특이도(SPECIFICITY)

이용할 데이터가 없다.

민감도(SENSITIVITY)

이용할 데이터가 없다.

참고문헌(REFERENCES)

Finnell JT, Knopp R, Johnson P, Holland PC, Schubert W. A calibrated paper clip is a reliable measure of two-point discrimination. *Academy of Emergency Medicine;* 2004;11(6):710-714.

Louis DS, Greene TL, Jacobson KE, Rasmussen C, Kolowich P,Goldstein SA. Evaluation of normal values for stationary and moving two-point discrimination in the hand. *J Hand Surg*. 1984;9(4):552-555.

Magee DJ. *Orthopedic Physical Assessment*. 4th ed. Philadelphia, PA: W.B. Saunders; 2002.

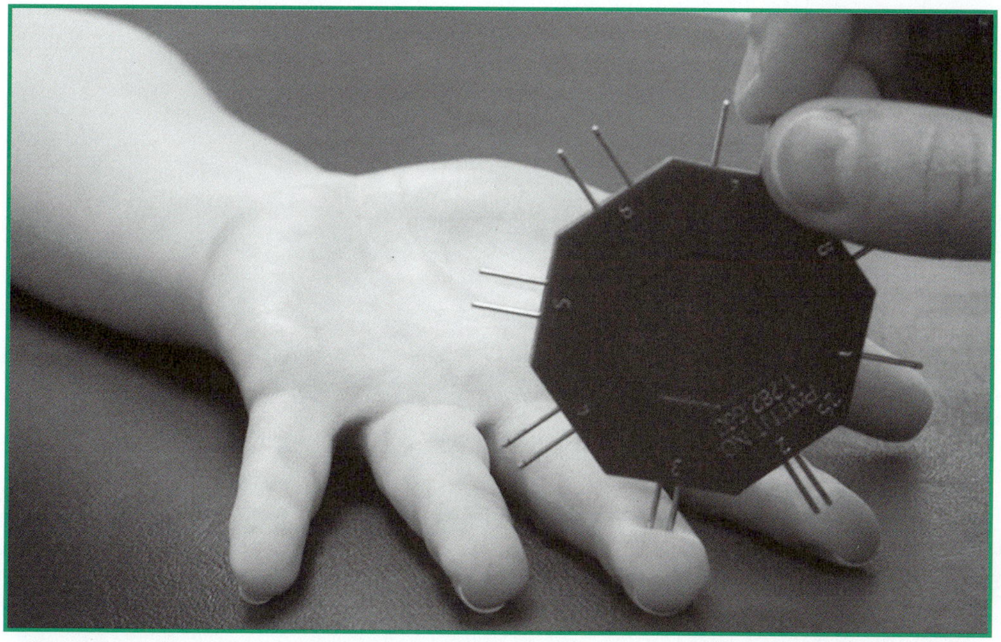

그림 17 - 31

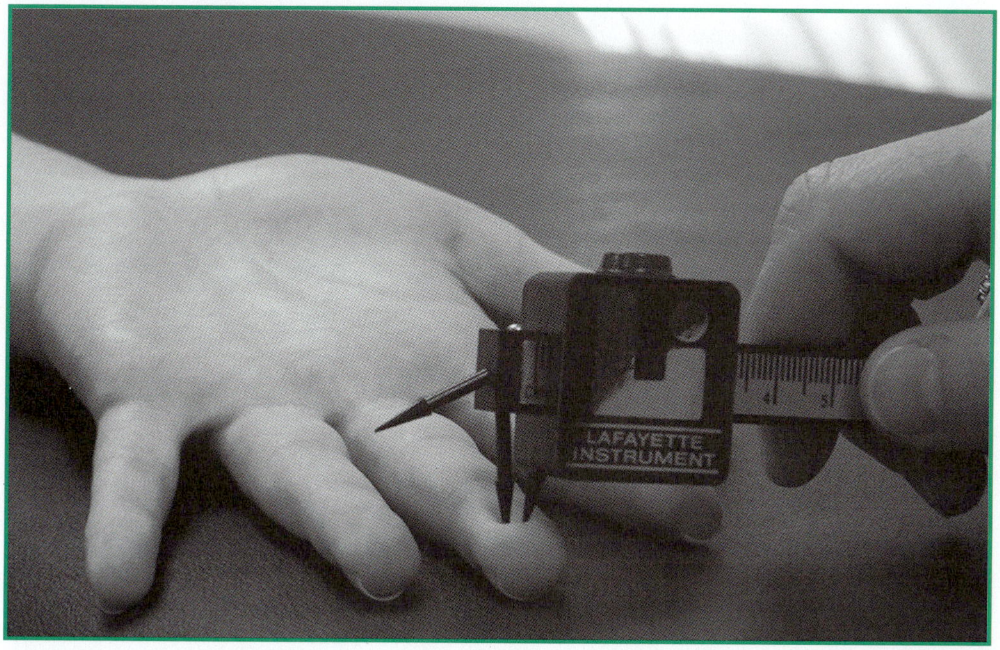

그림 17 - 32

단원

6

하지
Lower Extremity

제 18 장

하지의 말초신경병리

Peripheral nerve Pathology of the Lower Extremity

MORTON 신경종
MORTON'S NEUROMA

기전(MECHANISM)

Morton 신경종의 원인은 발허리뼈머리들 사이에 있는 신경의 비후, 부종, 포획 등이다. 가장 일반적으로 침범되는 구조물은 3번째와 4번째 발허리뼈머리 사이에 있는 발바닥신경의 안쪽 및 가쪽 분지이다. 체중부하활동을 할 때, 이 부위에서 압박과 마찰이 가장 많이 일어난다. 이런 반복적인 외상은 신경 주위에 섬유조직을 형성시킨다.

임상적 소견(CLINICAL FINDINGS)

Morton 신경종에 관련된 가장 일반적인 증상은 체중부하 활동(특히 맨발로 활동할 때)을 하거나 폭이 좁은 신발을 신을 때, 통증이 발생하는 것이다. 또한 환자는 화끈거림, 저림, 둔감 및 방사통과 같은, 신경학적 증상을 호소할 수도 있다.

진단절차(DIAGNOSTIC PROCEDURES)

Morton 신경종을 진단하는데 가장 적절한 특수검사로는, 연필(Pencil) 검사와 발가락사이 신경종검사가 있다(19장 참고).

특별한 고려사항(SPECIAL CONSIDERATIONS)

Morton 신경종은 일반적으로 발바닥 *신경종(plantar neuroma)* 혹은 *발가락사이 신경종(interdigital neuroma)*으로 불린다.

참고문헌(PEFERENCES)

Brukner P, Khan K. *Clinical Sports Medicine*. 3rd ed. Auckland, NZ: McGraw-Hill Book Co; 2006.

Gallaspy J, May JD. *Signs and Symptoms of Athletic Injuries*. Boston, MA: McGraw-Hill; 1996.

Magee DJ. *Orthopedic Physical Assessment*. 4th ed. Philadelphia, PA: W.B. Saunders; 2002.

Starkey C, Ryan JL. *Evaluation of Orthopedic and Athletic Injuries*. 2nd ed. Philadelphia, PA: F.A. Davis; 2002.

공통종아리신경(총비골신경) 손상
COMMON FIBULAR NERVE INJURY

기전(MECHANISM)

공통종아리신경은 몸쪽 종아리뼈의 압박 때문에 빈번하게 손상된다. 일반적인 기전으로는, 몸쪽 종아리뼈에서 일어나는 신경의 직접 외상, 종아리뼈머리 골절이나, 부목, 랩 및, 석고고정으로 인한 과도한 압박 등이 있다. 공통종아리신경은 무릎관절의 뒤가쪽인대 손상과 연합되어 손상될 수도 있다.

임상적 소견(CLINICAL FINDINGS)

공통종아리신경 손상의 결정적인 징후는 발목을 뒤굽힘하고 가쪽번짐(외반)하는 아래다리 근육들의 약증이나 마비이다. 환자가 발목을 중립위로 유지할 수 없기 때문에, 이런 상태를 일반적으로 발목 떨어짐(drop foot)으로 간주한다. 다른 징후와 증상은 몸쪽 종아리뼈 위에 통증과 압통이 있고, 아래다리의 앞가쪽면과 발등에 신경학적 증상도 나타난다.

진단절차(DIAGNOSTIC PROCEDURES)

공통종아리신경마비를 확인할 수 있는 가장 좋은 진단방법은 발목의 뒤굽힘근과 가쪽 번짐근에 대한 도수근력검사이다. 임상가는 공통종아리신경이 지배하는 부위에 감각소실 검사를 실시하기도 하고, 근전도와 신경전도속도검사를 통해 공통종아리신경마비를 확인할 수도 있다.

특별한 고려사항(SPECIAL CONSIDERATIONS)

공통종아리신경(common fibular nerve)은 예전에 common peroneal nerve로 알려져 있다. 공통종아리신경 손상은 무릎관절의 가쪽면이나 아래다리의 가몸쪽면에 적용된 장기간의 얼음과 압박치료의 결과로도 발생할 수 있다. 주의해야 할 것은 종아리뼈머리 부위에서 공통종아리신경을 보호하는 것이다.

참고문헌(PEFERENCES)

Brukner P, Khan K. *Clinical Sports Medicine*. 3rd ed. Auckland, NZ: McGraw-Hill Book Co; 2006.

Gallaspy J, May JD. *Signs and Symptoms of Athletic Injuries*. Boston, MA: McGraw-Hill; 1996.

Magee DJ. *Orthopedic Physical Assessment*. 4th ed. Philadelphia, PA: W.B. Saunders; 2002.

Peterson L, Renstrom L. *Sports Injuries: Their Prevention and Treatment*. Champaign, IL: Human Kinetics; 2001.

Starkey C, Ryan JL. *Evaluation of Orthopedic and Athletic Injuries*. 2nd ed. Philadelphia, PA: F.A. Davis; 2002.

발목터널(TARSAL TUNNEL) 증후군
TARSAL TUNNEL SYNDROME

기전(MECHANISM)

발목터널 증후군은 굽힘근지지띠와 안쪽 복사뼈 사이에 형성된 터널에 뒤정강신경이 압박된 것을 나타내는 용어이다. 뒤정강신경은 발가락굽힘근, 엄지발가락굽힘근, 뒤정강근 등의 힘줄과 함께 발목터널을 가로지른다. 가장 일반적인 원인은 이들 힘줄의 과도한 사용이고, 이로 인해 과도한 엎침(회내)이 일어난다. 이런 증후군은 외상의 결과로도 발생할 수 있다.

임상적 소견(CLINICAL FINDINGS)

일반적으로 관찰되는 징후와 증상은 발목 안쪽의 통증, 감각이상, 종족궁 안쪽의 통증, 발뒤꿈치 안쪽의 통증이다. 발목터널을 촉진할 때 나타나는 압통도 체크한다. 이 증후군은 달리기, 걷기 및 서기와 같은 활동을 할 때 악화된다.

진단절차(DIAGNOSTIC PROCEDURES)

발목터널의 Tinel 징후는 발목터널증후군에 대한 양성 반응이다. 이 증후군은 근전도와 신경전도속도검사를 통해 확인될 수도 있다.

특별한 고려사항(SPECIAL CONSIDERATIONS)

발목터널 증후군은 보행할 때 과도한 엎침을 가진 환자에게서 자주 나타난다. 발목터널 증후군은 족저근막염의 증상과 비슷한 발뒤꿈치 통증을 나타낼 수 있는데, 특히 뒤정강신경의 발바닥신경분지가 침범되었을 때 더욱 그러하다.

참고문헌(PEFERENCES)

Brukner P, Khan K. *Clinical Sports Medicine*. 3rd ed. Auckland, NZ: McGraw-Hill Book Co; 2006.

Gallaspy J, May JD. *Signs and Symptoms of Athletic Injuries*. Boston, MA: McGraw-Hill; 1996.

Magee DJ. *Orthopedic Physical Assessment*. 4th ed. Philadelphia, PA: W.B. Saunders; 2002.

Peterson L, Renstrom L. *Sports Injuries: Their Prevention and Treatment*. Champaign, IL: Human Kinetics; 2001.

Starkey C, Ryan JL. *Evaluation of Orthopedic and Athletic Injuries*. 2nd ed. Philadelphia, PA: F.A. Davis; 2002.

전방 구획 증후군
ANTERIOR COMPARTMENT SYNDROME

기전 (MECHANISM)

전방 구획 증후군은 아래다리의 전방 구획에 가해진 직접적인 외상에 의해 발생할 수 있거나, 전방 구획내의 구조물에 미세한 외상이 반복적으로 가해졌을 때 발생할 수 있다.

임상적 소견(CLINICAL FINDINGS)

전방 구획 증후군의 일반적인 징후는 아래다리의 부종, 전방 구획의 압통, 그리고 1번째와 2번째 발가락의 등쪽 갈퀴(dorsal webspace)의 감각소실 등이다. 환자가 전방 구획 증후군을 가지고 있다면, 발목의 뒤굽힘과 엄지발가락의 폄이 약해진다. 심한 경우에는, 발목 떨어짐이 나타날 수도 있다. 발목의 뒤굽힘을 능동적으로 하거나 저항이 가해졌을 때 환자는 통증을 호소하게 되고, 또 발바닥굽힘의 끝범위까지 발목을 수동으로 움직일 때도 통증을 호소한다. 통증은 달리기와 같은 활동을 할 때 더욱 악화된다.

진단절차 (DIAGNOSTIC PROCEDURES)

전방 구획 증후군의 검사로서, 발등의 감각평가가 포함된다. 부가적인 검사로, 발등동맥(족배동맥)의 맥박측정도 평가해야 한다. 끝으로, 발목 뒤굽힘의 능동운동과 저항운동, 그리고 발바닥굽힘의 수동운동을 수행해야 한다.

참고문헌 (PEFERENCES)

Brukner P, Khan K. *Clinical Sports Medicine*. 3rd ed. Auckland, NZ: McGraw-Hill Book Co; 2006.

Gallaspy J, May JD. *Signs and Symptoms of Athletic Injuries*. Boston, MA: McGraw-Hill; 1996.

Magee DJ. *Orthopedic Physical Assessment*. 4th ed. Philadelphia, PA: W.B. Saunders; 2002.

Peterson L, Renstrom L. *Sports Injuries: Their Prevention and Treatment*. Champaign, IL: Human Kinetics; 2001.

Starkey C, Ryan JL. *Evaluation of Orthopedic and Athletic Injuries*. 2nd ed. Philadelphia, PA: F.A. Davis; 2002.

궁둥구멍근(이상근) 증후군
PIRIFORMIS SYNDROME

기전(MECHANISM)

궁둥신경은 인구의 11%에서 부분적으로, 혹은 전체적으로 궁둥구멍근을 통과하는데, 이런 경우는 궁둥구멍근 증후군의 위험이 증가한다. 이런 사람의 경우는, 궁둥구멍근의 경련, 비대, 혹은 염증 등이 궁둥신경의 압박을 초래할 것이다.

임상적 소견(CLINICAL FINDINGS)

궁둥신경압박의 주된 증상은 궁둥이에서 허벅지 뒤쪽으로, 아래다리의 가쪽으로, 그리고 발의 가쪽으로 내려가는 방사통이다. 화끈거림, 둔감 및 저림현상이 아래다리 통증을 동반할 수 있다. 궁둥구멍근 증후군에 의한 궁둥신경통이 있는 경우에는, 침범된 궁둥구멍근을 수축하거나 신장했을 때 증상이 더욱 악화된다.

진단절차(DIAGNOSTIC PROCEDURES)

궁둥구멍근 검사는 궁둥구멍근 증후군이 있을 때 양성으로 나타난다. 임상가는 몸통을 굽히고 펴는 동작을 반복적으로 했을 때 나타나는 허리뼈병리와 궁둥구멍근 증후군을 구분할 수 있어야 하고, 또 SLR 검사, Well SLR 검사 및 Valsava 현상과 같은 허리뼈의 특수검사와도 구분할 수 있어야 한다. 부가적으로, 긴장 징후와 활시위 검사와 같은 특수검사를 이용해, 궁둥구멍근 증후군과 오금 부위의 궁둥신경압박을 구분할 수 있어야 한다.

특별한 고려사항(SPECIAL CONSIDERATIONS)

궁둥구멍근 증후군은 남성보다는 여성에게서 6배나 많이 나타난다. 허리뼈 척추뼈사이원반 탈출증이나 허리뼈 신경뿌리 압박이 있을 때 궁둥신경성 궁둥구멍근 증후군이 자주 발견된다.

참고문헌(PEFERENCES)

Gallaspy J, May JD. *Signs and Symptoms of Athletic Injuries*. Boston, MA: McGraw-Hill; 1996.

Magee DJ. *Orthopedic Physical Assessment*. 4th ed. Philadelphia, PA: W. B. Saunders; 2002.

Starkey C, Ryan JL. *Evaluation of Orthopedic and Athletic Injuries*. 2nd ed. Philadelphia, PA: F.A. Davis; 2002.

넙다리 감각이상증
MERALGIA PARESTHETICA

기전(MECHANISM)

넙다리 감각이상증은 가쪽넙다리피부신경이 샅고랑인대(서혜인대)의 아래를 통과할 때 압박이나 간힘(포획)의 결과로 나타난다. 원인은 외상, 예로, 자동차사고시 안전벨트를 착용했을 때, 이 신경을 압박할 수 있는 꽉 조이는 옷을 입었을 때, 탈장수술 이후의 후유증 등이다.

임상적 소견(CLINICAL FINDINGS)

가쪽넙다리피부신경이 감각신경만을 가지고 있기 때문에, 환자는 허벅지 가쪽에 감각소실이나 화끈거림을 호소한다.

진단절차(DIAGNOSTIC PROCEDURES)

임상가는 L1과 L2의 피절에 대한 철저한 감각평가를 수행해야 하고, 허벅지 가쪽에 감각소실이 있는지를 찾아 본다.

참고문헌(PEFERENCES)

Brukner P, Khan K. *Clinical Sports Medicine*. 3rd ed. Auckland, NZ: McGraw-Hill Book Co; 2006.

Magee DJ. *Orthopedic Physical Assessment*. 4th ed. Philadelphia, PA: W. B. Saunders; 2002.

Peterson L, Renstrom L. *Sports Injuries: Their Prevention and Treatment*. Champaign, IL: Human Kinetics; 2001.

엉덩샅굴신경(장골서혜신경)의 포획
ILIOINGUINAL NERVE ENTRAPMENT

기전(MECHANISM)

엉덩샅굴신경은 엉덩관절과 사타구니에서 주로 포획된다. 엉덩샅굴신경의 손상은 배가로근의 경련이나 탈장수술 이후의 합병증으로 일어날 수 있다.

임상적 소견(CLINICAL FINDINGS)

증상으로는, 허벅지 앞쪽, 사타구니, 음낭(남성) 및 음순(여성)에 감각 변화나 감각소실이 있다. 동측 엉덩관절을 펴고 몸통을 반대쪽으로 돌렸을 때 통증이 악화된다. 환자는 사타구니와 엉덩관절의 통증과 요통을 호소할 수 있다.

진단절차(DIAGNOSTIC PROCEDURES)

임상가는 L1-L3의 피절에 대한 감각평가를 철저히 수행해야 하고, 허벅지 앞쪽, 사타구니 및 생식기 부위에 감각소실이 있는지를 찾아 본다.

특별한 고려사항(SPECIAL CONSIDERATIONS)

엉덩샅굴신경의 포획은 종종 하키선수 증후군으로 불린다.

참고문헌(PEFERENCES)

Brukner P, Bradshaw C, McCroy P. Obturator neuropathy. *Phys Sportsmed*. 1999;27(5):62-65.

Brukner P, Khan K. *Clinical Sports Medicine*. 3rd ed. Auckland, NZ: McGraw-Hill Book Co; 2006.

Lacroix VJ. A complete approach to groin pain. *Phys Sportsmed*. 2000;28(1):1-17.

Magee DJ. *Orthopedic Physical Assessment*. 4th ed. Philadelphia, PA: W. B. Saunders; 2002.

Peterson L, Renstrom L. *Sports Injuries: Their Prevention and Treatment*. Champaign, IL: Human Kinetics; 2001.

제 19 장

하지를 위한 특수검사

Special Tests for the Lower Extremity

발목터널을 위한 TINEL 징후
TINEL'S SIGN FOR TARSAL TUNNEL

검사 자세(TEST POSITION)

환자는 누운 자세, 길게 앉은 자세, 앉은 자세를 취한다.

동작(ACTION)

임상가는 손가락 하나를 이용해, 뒤정강신경이 가장 얕게 지나가는 부위 즉, 안쪽 복사뼈 바로 뒤쪽을 가볍게 두드린다(그림 19-1).

양성 소견(POSITIVE FINDING)

양성 소견은 뒤정강신경을 따라 통증이나 저림현상이 일어나는데, 이것은 뒤정강신경이 매우 민감해져 있다는 것이다. 그리고 이것을 발목터널증후군이라 부른다.

특별한 고려사항(SPECIAL CONSIDERATIONS)

발목터널 증후군은 뒤정강신경의 압박이나 반응으로부터 발생할 수 있다. 발목터널 증후군이 있을 때는, 통증이 가로고리(종족궁)의 안쪽과 발뒤꿈치쪽 발바닥의 안쪽에 나타날 수 있다.

역사(HISTORICAL NOTES)

이 검사는 1915년에 손상이후의 신경재생과정을 기술하고, 그 신경부위에 압박검사를 처음으로 제시한 Jules Tinel의 이름에서 유래되었다. 그러나 실제로는, 1915년 Paul Hoffmann이 최초로 수근관증후군의 정중신경손상을 평가하는 두드림 검사(tapping test)를 제시했다.

다른 이름(ALTERNATE NAMES)

이 검사는 *Tinel 검사*로 불린다.

특이도(SPECIFICITY)

이용할 데이터가 없다.

민감도(SENSITIVITY)

이용할 데이터가 없다.

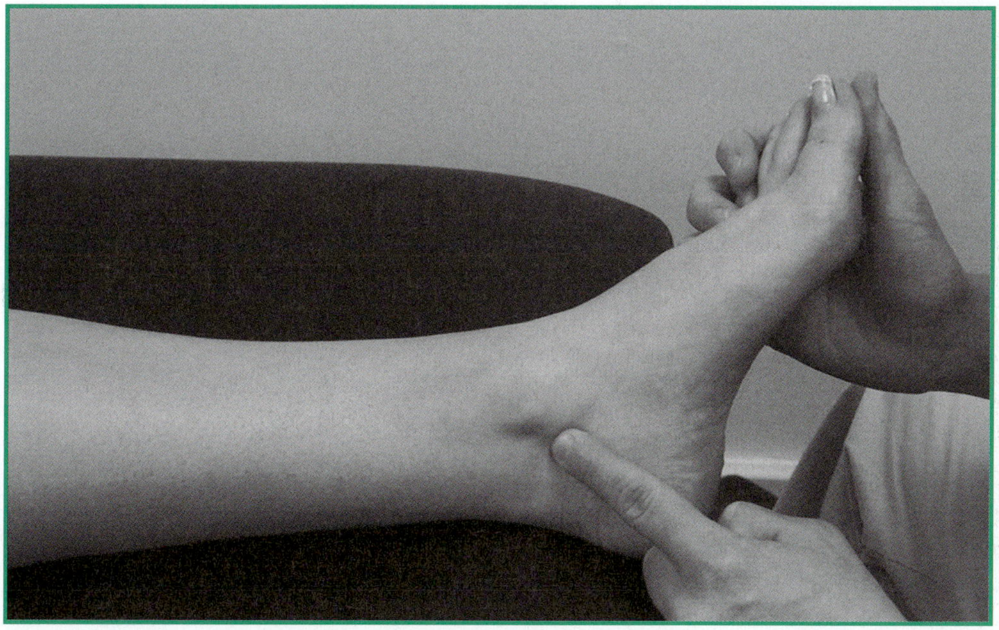

그림 19 - 1

참고문헌 (REFERENCES)

Bailie DS, Kelikian AS. Tarsal tunnel syndrome: diagnosis, surgical technique and functional outcome. *Foot Ankle Int*. 1998;19(2):65-72.

Konin JG, Wiksten DL, Isear JA, Brader H. *Special Tests for Orthopedic Examination*. 3rd ed. Thorofare, NJ: SLACK Incorporated; 2006.

Magee DJ. *Orthopedic Physical Assessment*. 4th ed. Philadelphia, PA: W. B. Saunders; 2002.

Starkey C, Ryan JL. *Evaluation of Orthopedic and Athletic Injuries*. 2nd ed. Philadelphia, PA: F.A. Davis; 2002.

연필 검사
PENCIL TEST

검사 자세(TEST POSITION)

환자는 누운 자세, 길게 앉은 자세, 앉은 자세를 취한다.

동작(ACTION)

임상가는 펜이나 연필지우개를 이용해, 3번째와 4번째 발허리뼈사이공간에 압박을 적용한다(그림 19-2).

양성 소견(POSITIVE FINDING)

양성 소견은 통증이나 신경학적 증상이 유발되는데, 이것은 Morton 신경종이 있음을 의미한다.

특별한 고려사항(SPECIAL CONSIDERATIONS)

Morton 신경종은 3번째와 4번째 발허리뼈 사이에서 가장 많이 발견되지만, 2번째와 3번째 발허리뼈 사이에서도 발견될 수 있다. 그러므로 이 검사법이 2번째와 3번째 발허리뼈 사이공간에도 적용되어야 한다.

다른 이름(ALTERNATE NAMES)

이 검사는 *Intertarsal Neroma 검사*로 불린다.

특이도(SPECIFICITY)

이용할 데이터가 없다.

민감도(SENSITIVITY)

이용할 데이터가 없다.

참고문헌(REFERENCES)

Shultz SJ, Hoglum PA, Perrin DH. *Assessment of Athletic Injuries*. Champaign, IL: Human Kinetics; 2000.

Starkey C, Johnson G. *Athletic Training and sports Medicine*. 4th ed. Boston, MA: Jones and Bartlett; 2005.

Starkey C, Ryan JL. *Evaluation of Orthopedic and Athletic Injuries*. 2nd ed. Philadelphia, PA: F.A. Davis; 2002.

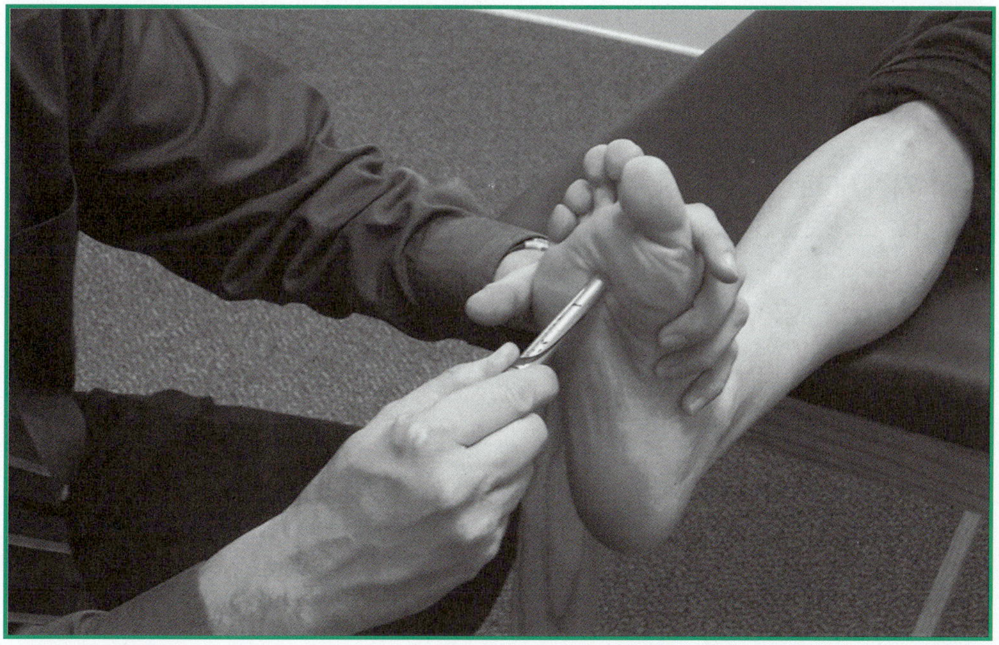

그림 19 - 2

발가락사이 신경종 검사
INTERDIGITAL NEUROMA TEST

검사 자세(TEST POSITION)

환자는 누운 자세, 길게 앉은 자세, 앉은 자세를 취한다.

동작(ACTION)

임상가는 발허리뼈머리 부위를 꽉 쥔 후, 1-2분 동안 유지한다(그림 19−3).

양성 소견(POSITIVE FINDING)

양성 소견은 발이나 발가락에 통증, 둔감 및 저림현상이 나타나고, 쥐었을 때 악화되고, 쥐지 않았을 때 완화된다. 이것은 발가락사이 신경종 혹은 Morton 신경종이 있음을 의미한다.

특별한 고려사항(SPECIAL CONSIDERATIONS)

이 검사는 발허리뼈골절이 있을 때도 양성 통증이 나타날 수 있다.

다른 이름(ALTERNATE NAMES)

이 검사는 *Squeeze test*로 불린다.

특이도(SPECIFICITY)

이용할 데이터가 없다.

민감도(SENSITIVITY)

이용할 데이터가 없다.

참고문헌(REFERENCES)

Giannini S, Bacchini P, Ceccarelli F, Vannini F. Interdigital neuroma: clinical examination and histopathological results in 63 cases treated with excision. *Foot Ankle Int*. 2004;25(2):79-84.

Konin JG, Wiksten DL, Isear JA, Brader H. *Special Tests for Orthopedic Examination*. 3rd ed. Thorofare, NJ: SLACK Incorporated; 2006.

Magee DJ. *Orthopedic Physical Assessment*. 4th ed. Philadelphia, PA: W. B. Saunders; 2002.

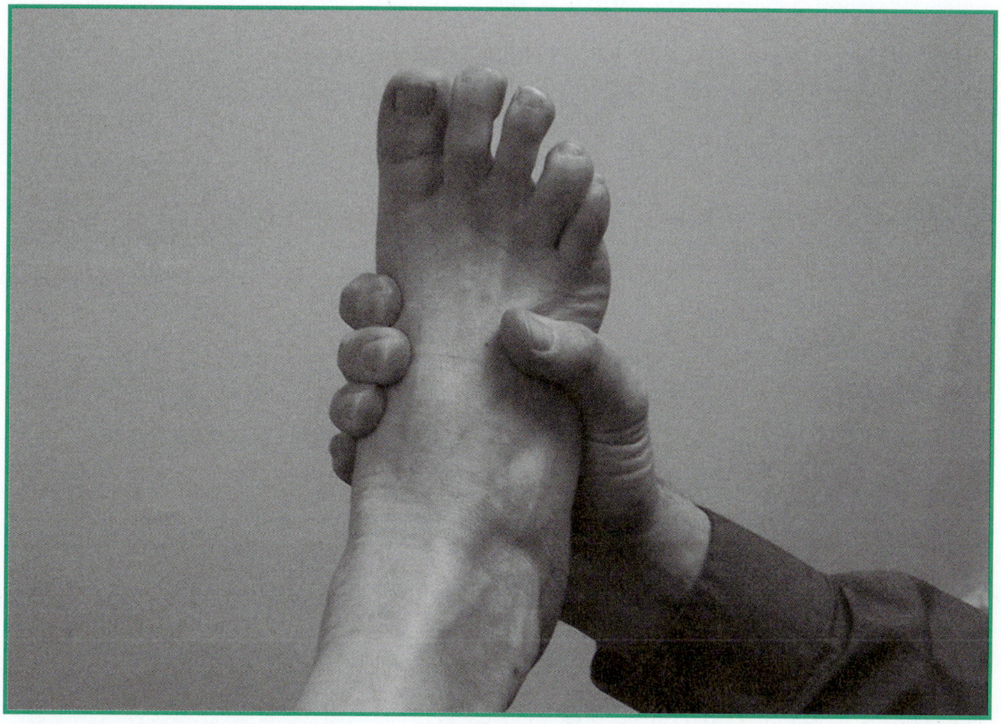

그림 19 - 3

DUCHENNE 검사
DUCHENNE TEST

검사 자세(TEST POSITION)

환자는 무릎을 펴고 누운 자세를 취한다.

동작(ACTION)

임상가는 1번째 발허리뼈의 발바닥쪽에 힘을 적용하여, 강하게 발목을 뒤굽힘한다(그림 19–4). 그런 다음, 환자에게 임상가의 저항을 대항해 발목을 발바닥굽힘하도록 주문한다(그림 19–5).

양성 소견(POSITIVE FINDING)

양성 소견은 발의 가쪽에서만 발바닥굽힘의 근력이 발생하고, 발의 안쪽에서는 발바닥굽힘의 힘이 발생하지 않는 경우이다. 이 소견은 얕은종아리신경의 병변이나 L4, L5, 혹은 S1의 신경뿌리 손상을 의미한다.

특이도(SPECIFICITY)

이용할 데이터가 없다.

민감도(SENSITIVITY)

이용할 데이터가 없다.

참고문헌(REFERENCES)

Magee DJ. *Orthopedic Physical Assessment*. 4th ed. Philadelphia, PA: W. B. Saunders; 2002.

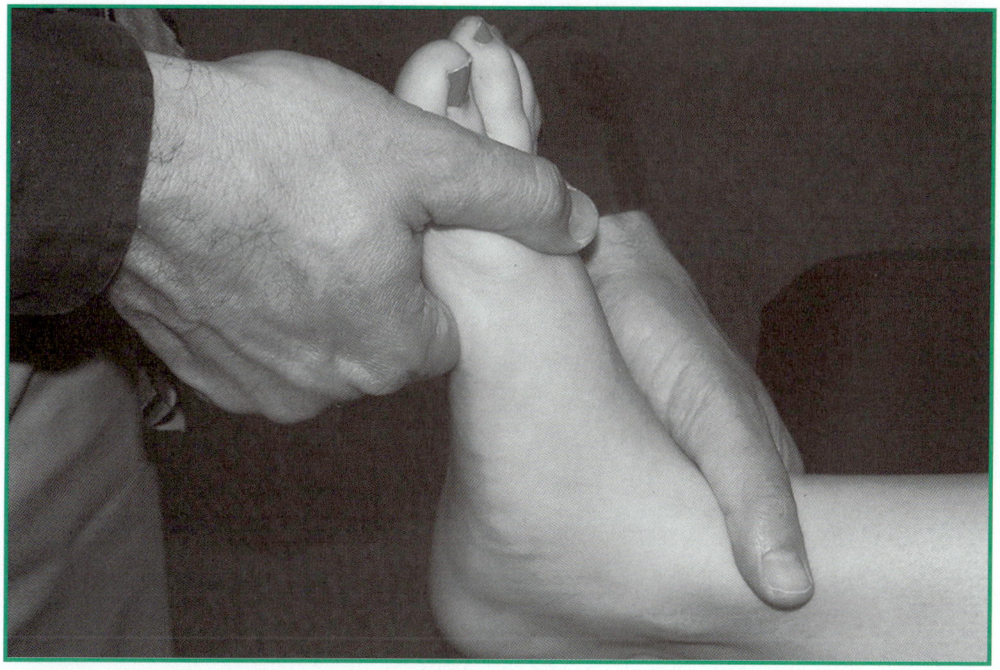

그림 19 - 4

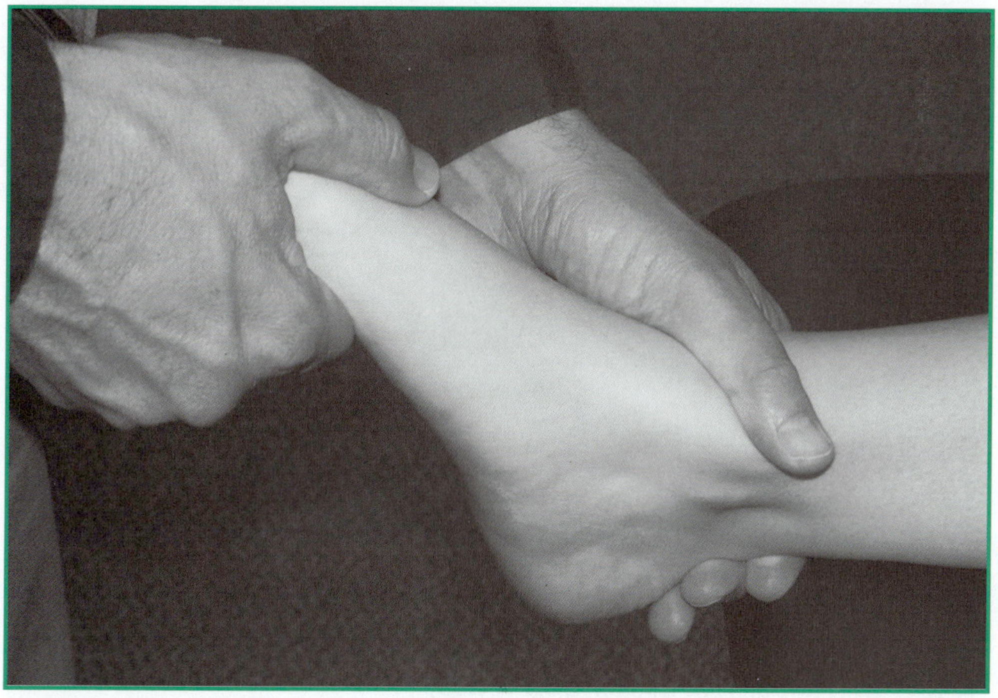

그림 19 - 5

궁둥구멍근 검사
PIRIFORMIS TEST

검사 자세(TEST POSITION)

환자는 침범되지 않은 엉덩이를 아래로 하고 옆으로 누운 자세를 취한다.

동작(ACTION)

임상가는 환자에게 위쪽(침범된 하지) 무릎관절을 60° 정도 굽힘하도록 주문한다. 임상가는 한손으로 위쪽의 엉덩이 부위를 고정하고, 다른 손은 무릎에 놓고 다리를 테이블 쪽으로(아랫방향) 누른다(그림 19−6).

양성 소견(POSITIVE FINDING)

양성 소견으로 궁둥이부위에 통증이 발생하면 궁둥구멍근이 타이트한 것이고, 또 궁둥신경이 지배하는 부위에 통증이 있으면, 궁둥구멍근 증후군(궁둥구멍근의 타이트함 때문에 궁둥신경이 압박됨)이 있음을 의미한다.

특별한 고려사항(SPECIAL CONSIDERATIONS)

궁둥신경은 인구의 11%에서 부분적으로, 혹은 전체적으로 궁둥구멍근을 통과하는데, 이런 경우는 궁둥구멍근 증후군의 위험이 증가한다. 임상가가 환자의 궁둥신경통을 더욱 유발하기 위해 이 검사를 수행할 때는, 환자에게 저항에 대항해 침범된 엉덩관절을 가쪽돌림하도록 주문한다.

다른 이름(ALTERNATE NAMES)

이 검사는 *FAIR 자세*로 불린다.

특이도(SPECIFICITY)

0.88

민감도(SENSITIVITY)

0.83

양성 우도비(POSITIVE LIKELIHOOD RATIO)

5.2

음성 우도비(NEGATIVE LIKELIHOOD RATIO)

1.4

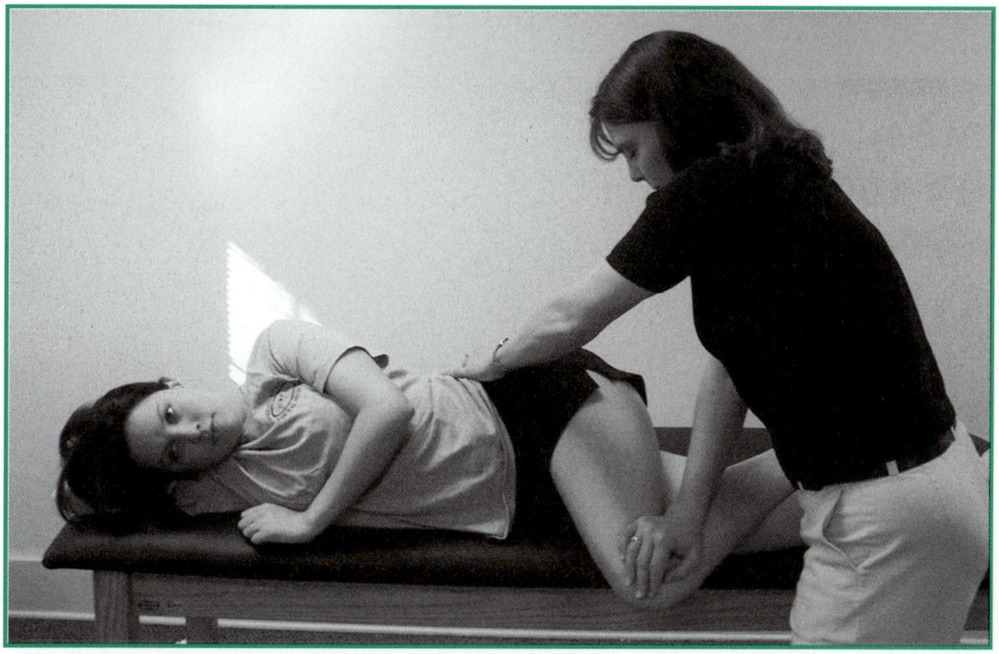

그림 19 - 6

참고문헌 (REFERENCES)

Fishman L, Dombi G, Michaelson C, et al. Piriformis syndrome: diagnosis, treatment and outcome: a 10-year study. *Arch Phys Med Rehab*. 2002;83(5):295-301.

Konin JG, Wiksten DL, Isear JA, Brader H. *Special Tests for Orthopedic Examination*. 3rd ed. Thorofare, NJ: SLACK Incorporated; 2006.

Magee DJ. *Orthopedic Physical Assessment*. 4th ed. Philadelphia, PA: W. B. Saunders; 2002.

YEOMAN 검사
YEOMAN'S TEST

검사 자세(TEST POSITION)

환자는 엎드린 자세를 취한다.

동작(ACTION)

임상가는 침범된 무릎을 90°로 굽힘하고, 동시에 침범된 엉덩관절을 펴 준다(그림 19-7). 그리고 임상가는 이 검사를 수행하는 동안 골반을 고정해야 한다.

양성 소견(POSITIVE FINDING)

양성 소견은 허벅지 안쪽에 감각이상이 나타나는 것으로써, 이것은 넙다리신경의 병리나 타이트함이 있음을 의미한다. 다른 양성 소견으로는, 엉덩이 굽힘근의 타이트에 따른 허벅지 앞쪽 통증이고, 또 엉치엉덩(SI)관절에서 통증이 발생하는데, 이것은 앞엉치엉덩관절인대의 병리를 의미하고, 그리고 허리뼈 통증도 발생하는데 이것은 허리뼈 병리 때문에 발생한다.

특별한 고려사항(SPECIAL CONSIDERATIONS)

엉덩관절과 무릎관절을 편 자세에서 이 검사를 수행할 수 있다(그림 19-8). 허리뼈 통증을 평가할 때 주로 사용된다.

다른 이름(ALTERNATE NAMES)

이 검사는 *Femoral nerve stretch test*로 불린다.

특이도(SPECIFICITY)

이용할 데이터가 없다.

민감도(SENSITIVITY)

이용할 데이터가 없다.

참고문헌(REFERENCES)

Konin JG, Wiksten DL, Isear JA, Brader H. *Special Tests for Orthopedic Examination*. 3rd ed. Thorofare, NJ: SLACK Incorporated; 2006.

Magee DJ. *Orthopedic Physical Assessment*. 4th ed. Philadelphia, PA: W. B. Saunders; 2002.

Starkey C, Ryan JL. *Evaluation of Orthopedic and Athletic Injuries*. 2nd ed. Philadelphia, PA: F.A. Davis; 2002.

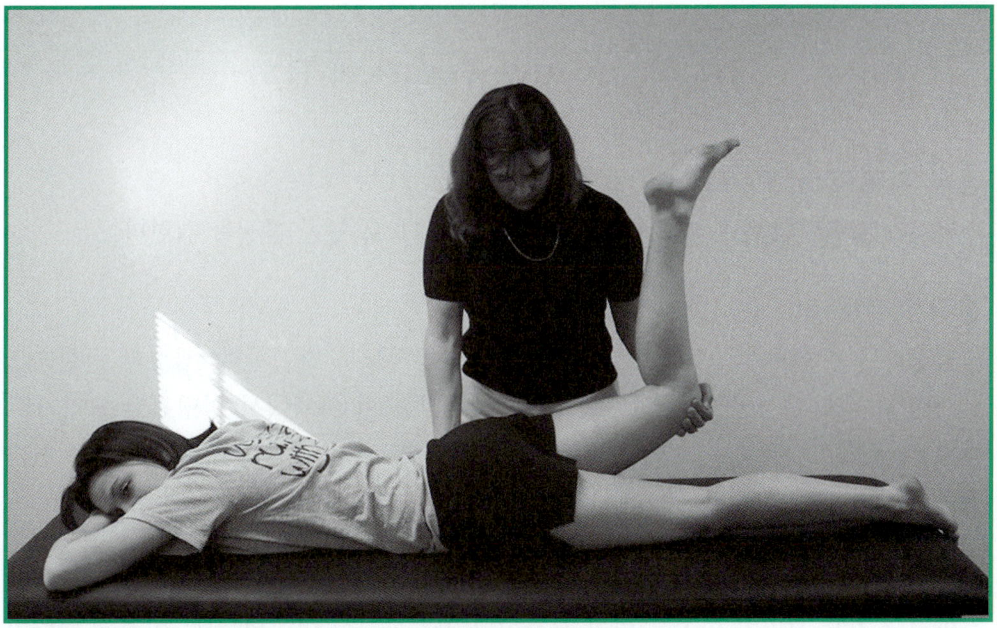

그림 19 - 7

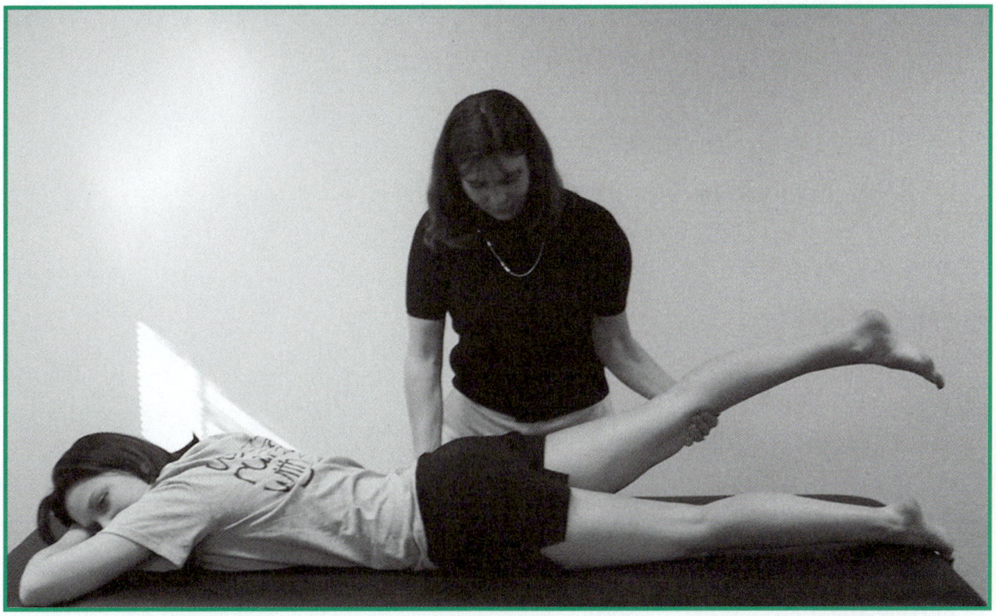

그림 19 - 8

넙다리신경 견인검사
FEMORAL NERVE TRACTION TEST

검사 자세(TEST POSITION)

환자는 침범되지 않은 다리를 아래쪽에 두고 옆으로 누운 자세를 취한다.

동작(ACTION)

임상가는 환자에게 능동적으로 목뼈를 약간 굽히도록 지시한다. 임상가는 한손으로 침범된 다리의 골반을 고정하고, 무릎을 완전히 편 자세에서 엉덩관절을 약 15° 까지 펴 준다. 그런 다음, 임상가는 무릎을 굽힌 후, 환자의 불편함이 있는지를 평가한다(그림 19−9와 그림 19−10).

양성 소견(POSITIVE FINDING)

양성 소견은 허벅지 앞쪽을 따라 통증이나 감각이상이 나타나는데, 이것은 넙다리신경 병리나 넙다리신경의 타이트함이 있음을 의미한다.

특별한 고려사항(SPECIAL CONSIDERATIONS)

환자의 허리뼈를 굽힘/폄의 중립위로 두고 이 검사를 수행해야 한다. 이 검사는 L2-L4 신경뿌리의 병변에도 양성반응을 보일 수 있다.

다른 이름(ALTERNATE NAMES)

이 검사는 *Femoral nerve tension test*로 불린다.

특이도(SPECIFICITY)

이용할 데이터가 없다.

민감도(SENSITIVITY)

이용할 데이터가 없다.

참고문헌(REFERENCES)

Dyck P. The femoral nerve traction test with lumbar disc protrusions. Surg Neurol. 1976;3:163-166.

Konin JG, Wiksten DL, Isear JA, Brader H. *Special Tests for Orthopedic Examination*. 3rd ed. Thorofare, NJ: SLACK Incorporated; 2006.

Magee DJ. *Orthopedic Physical Assessment*. 4th ed. Philadelphia, PA: W. B. Saunders; 2002.

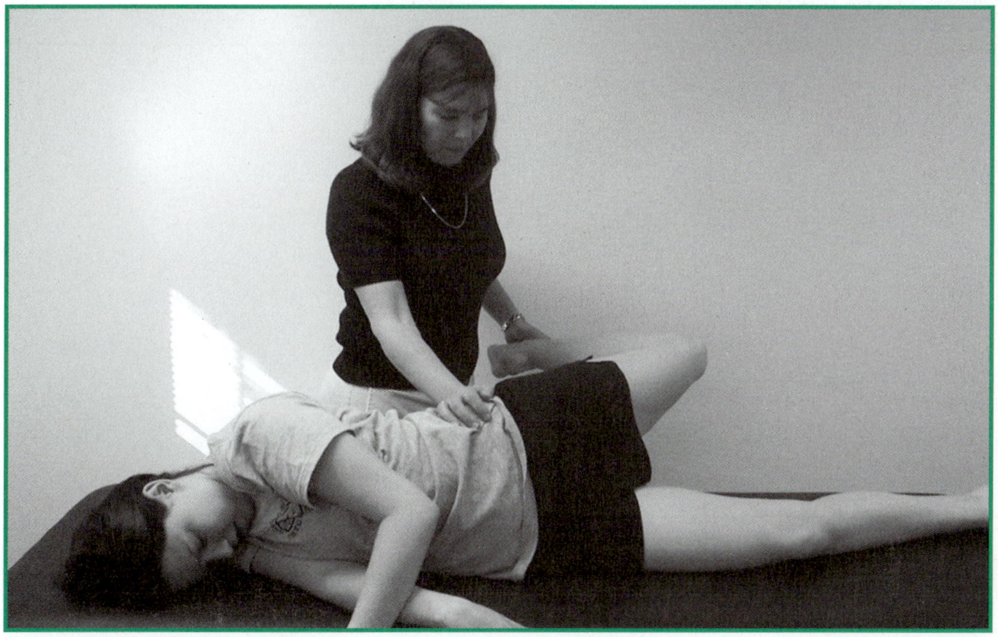

그림 19 - 9

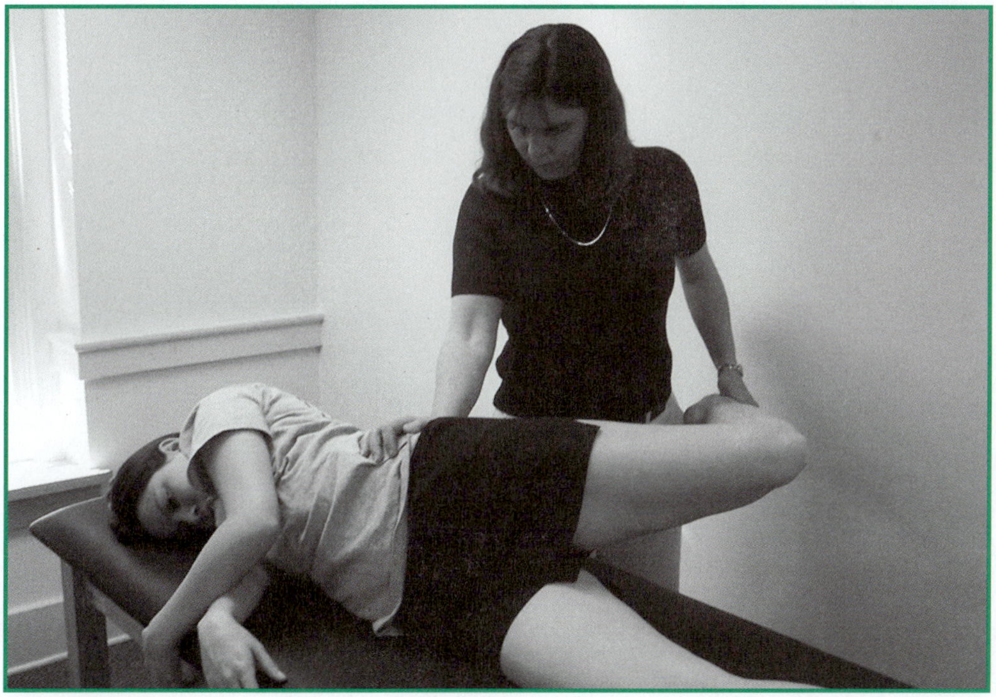

그림 19 - 10

찾아보기
Index